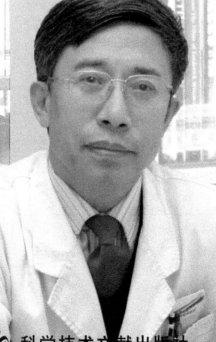

中国医学临床百家

何权瀛 / 著

阻塞性睡眠呼吸暂停低通气综合征

何权瀛 2022 观点

科学技术文献出版社
SCIENTIFIC AND TECHNICAL DOCUMENTATION PRESS
·北京·

图书在版编目（CIP）数据

阻塞性睡眠呼吸暂停低通气综合征何权瀛2022观点 / 何权瀛著. —北京：科学技术文献出版社，2022.7

ISBN 978-7-5189-8770-2

Ⅰ.①阻… Ⅱ.①何… Ⅲ.①睡眠—呼吸暂停—综合征—诊疗 Ⅳ.① R56

中国版本图书馆 CIP 数据核字（2021）第 258397 号

阻塞性睡眠呼吸暂停低通气综合征何权瀛2022观点

策划编辑：李　丹　　责任编辑：李　丹　　责任校对：张吲哚　　责任出版：张志平

出　版　者	科学技术文献出版社	
地　　　址	北京市复兴路15号　　邮编　100038	
编　务　部	（010）58882938，58882087（传真）	
发　行　部	（010）58882868，58882870（传真）	
邮　购　部	（010）58882873	
官方网址	www.stdp.com.cn	
发　行　者	科学技术文献出版社发行　　全国各地新华书店经销	
印　刷　者	北京虎彩文化传播有限公司	
版　　　次	2022年7月第1版　　2022年7月第1次印刷	
开　　　本	710×1000　　1/16	
字　　　数	215千	
印　　　张	17.25	
书　　　号	ISBN 978-7-5189-8770-2	
定　　　价	148.00元	

序

Preface

韩启德

欧洲文艺复兴后，以维萨利发表《人体构造》为标志，现代医学不断发展，特别是从 19 世纪末开始，随着科学技术成果大量应用于医学，现代医学发展日新月异，发生了根本性的变化。

在过去的一个世纪里，我国现代化进程加快，现代医学也急起直追。但由于启程晚，经济社会发展落后，在相当长的时期里，我国的现代医学远远落后于发达国家。记得 20 世纪 50 年代，我虽然生活在上海这个最发达的城市里，但是母亲做子宫切除术还要到全市最高级的医院才能完成；我患猩红热继发严重风湿性心包炎，只在最严重昏迷时用过一点青霉素。20世纪60—70年代，我从上海第一医学院毕业后到陕西农村基层工作，在很多时候还只能靠"一根针，一把草"治病。但是改革开放仅仅40多年，我国现代医学的发展水平已经接近发达国家。可以说，世界上所有先进的诊疗方法，中国的医生都能做，有的还做得更好。更为可喜的是，近年来我国医学界开始取得越来越多的原创性成果，在某些点上已经处于世界领先地位。中国医生已经不再盲从发达国家的疾病诊疗指南，而能根据我们自己的经验和发现，根据我国自己的实际情况制定临床标准和规范。我们越来越有自己的东西了。

要把我们"自己的东西"扩展开来，要获得越来越多"自己的东西"，就必须加强学术交流。我们一直非常重视与国外的学术交流，第一时间掌握国外学术动向，越来越多地参与国际学术会议，有了"自己的东西"也总是要在国外著名刊物去发表。但与此同时，我们更需要重视国内的学术交流，第一时间把自己的创新成果和可贵的经验传播给国内同行，不仅为加强学术互动，促进学术发展，更为学术成果的推广和应用，推动我国医学事业发展。

我国医学发展很不平衡，经济发达地区与落后地区之间差别巨大，先进医疗技术往往只有在大城市、大医院才能开展。在这种情况下，更需要采取有效方式，把现代医学的最新进展以及我国自己的研究成果和先进经验广泛传播开去。

基于以上考虑，科学技术文献出版社精心策划出版《中国医学临床百家》丛书。每本书涵盖一种或一类疾病，由该疾病领域领军专家撰写，重点介绍学术发展历史和最新研究进展，并提供具体临床实践指导。临床疾病上千种，丛书拟以每年百种以上规模持续出版，高时效性地整体展示我国临床研究和实践的最高水平，不能不说是一个重大和艰难的任务。

我浏览了丛书中已经完稿的几本书，感觉都写得很好，既全面阐述了有关疾病的基本知识及其来龙去脉，又介绍了疾病的最新进展，包括笔者本人及其团队的创新性观点和临床经验，学风严谨，内容深入浅出。相信每一本都保持这样质量的书定会受到医学界的欢迎，成为我国又一项成功的优秀出版工程。

　　《中国医学临床百家》丛书出版工程的启动，是我国现代医学百年进步的标志，也必将对我国临床医学发展起到积极的推动作用。衷心希望《中国医学临床百家》丛书的出版取得圆满成功！

　　是为序。

作者简介
Author introduction

何权瀛，1970 年毕业于北京医学院（现北京大学医学部）医疗系，1982 年获得医学硕士学位，1992 年赴日本自治医科大学研修。现任北京大学人民医院呼吸内科教授，主任医师，博士研究生导师，是国内公认的知名呼吸病专家和呼吸病学科带头人。长期致力于支气管哮喘、慢性阻塞性肺疾病、睡眠呼吸暂停疾病的防治研究。

兼任中国医师协会呼吸医师分会顾问、北京医师协会常务理事、北京医师协会呼吸内科专业专家委员会主任委员、美国胸科医师学会（ACCP）资深会员，《中华结核和呼吸杂志》《中国呼吸与危重监护杂志》《医学与哲学》《中国社区医师》杂志顾问、副主编，此外还在《中华全科医师杂志》等 20 余种杂志担任常务编委或编委。

主编医学专著 16 部，参编医学著作 30 余部，医学科普丛书 3 本，发表论文 606 篇。获得国家自然科学基金资助项目 3 项、卫生部科研基金 3 项、高等学校博士学科点专项科研基金 1 项，先后获得卫生部科学技术进步奖二等奖、中华预防医学科技奖三等奖、国家科学技术进步奖二等奖。已培养硕士研究生 11 名，博士研究生 17 名。

前 言
Foreword

回顾数十年临床经历，笔者比较专注的大概只有支气管哮喘、慢性阻塞性肺疾病和睡眠呼吸障碍领域，并非是笔者对其他呼吸系统疾病不感兴趣或一窍不通，如肺癌、肺动脉高压和肺间质性疾病等，笔者也有涉猎，只是由于种种原因，无法在这些疾病上花费更多的精力，未能形成系统理念。

笔者与阻塞性睡眠呼吸暂停的缘分大体可以追溯到20世纪80年代，那时国内刚有人做这方面的工作，如北京协和医院的黄席珍教授，她是我国睡眠呼吸障碍疾病研究的"开山鼻祖"。记得前几年还曾和她聊起开始"创业"时的艰难状况，那时所遇到的困难比我们现在能够想象的大得多。我们大约是在20世纪80年代末开始关注阻塞性睡眠呼吸暂停，那时笔者还在北京大学人民医院的白塔寺老院区工作。呼吸内科病房收治了一位重度阻塞性睡眠呼吸暂停患者，在查房时，笔者向住院医师和进修医师介绍阻塞性睡眠呼吸暂停的发病机制和临床表现，笔者用听诊器在患者胸前不断变动位置听诊时，他竟然鼾声大作，不理睬大家，这给在场的住院医师和进修医师留下了极为深刻的印象。由于那时我们还没有多导睡眠监测仪可用，只好采用最原始的办法进行睡眠呼吸监测，晚上由两名进修医师配合，一人负责上半夜，另一人负责下半夜，将医用棉签前面的棉絮扯下来，做成絮状物，贴在患者的鼻翼两侧，通过鼻翼两旁的棉絮飘动情况，感知患者是否在呼吸，一旦患者出现呼吸暂停，棉絮便停止飘动，用秒表记下每次暂定的时间，就这样两个人合作，监测了一整夜，最后的计算结果显示，这是一位重度阻塞性睡眠呼吸暂停患者。现在说起来有些令人感到难以置信，但我们能做到这些，当时还挺有成就感的。

2000 年，中华医学会呼吸学病分会换届并开始组建睡眠呼吸障碍学组（以下简称睡眠学组），当时笔者担任常务委员，常务委员会讨论学组分工时指派笔者担任第一届睡眠学组组长，笔者很了解自己，在这种疾病领域既缺乏扎实的理论基础，又没有更多的实践经验，但因当时的常务委员中没有更合适的人选，只好应下这份工作，就这样一连干了三届，直到 2012 年卸任。这么多年过去，过往经历仍然鲜活，笔者对阻塞性睡眠呼吸暂停这个领域尽心尽力，也获得了一些成果。在这 12 年中，笔者带领全组同道先后出版了《睡眠呼吸病学》（2009 年，人民卫生出版社）；组织制定了我国第一个"阻塞性睡眠呼吸暂停低通气综合征诊治指南（2002 年）"，后来于 2011 年进行修订和补充；

组织专家制定和编写了《阻塞性睡眠呼吸暂停低通气综合征诊治指南（基层版）》和《物联网在睡眠呼吸疾病诊治中的应用专家共识》。

多年来，我们倡导和支持、协调全国多省市对各省市阻塞性睡眠呼吸暂停发病情况进行流行病学调查，并先后发表了6篇学术论文，但由于各种主客观原因，我们没有完成阻塞性睡眠呼吸暂停在全国范围内的流调工作，这无疑为一件憾事。从2000年起，我们先后在北京、广州、郑州等地召开全国性睡眠呼吸障碍学术研讨会；每逢中华医学会呼吸病学年会和中国医师协会呼吸医师年会，睡眠学组都会协助大会主办方组织睡眠呼吸专场；还组织过多省市巡讲，力图在更大范围内扩展阻塞性睡眠呼吸暂停综合征的诊疗和科研工作。另外，我们在《中华结核和呼吸杂志》《临床内科杂志》等学术刊物上组织睡眠呼吸重点号，向各位同道介绍阻塞性睡眠呼吸暂停的学术进展情况。

睡眠学组成立后不久，笔者和陈宝元教授便觉察到阻塞性睡眠呼吸暂停与多种学科相关，阻塞性睡眠呼吸暂停可以造成全身多脏器损害，是多种慢性疾病的源头疾病，包括心脑血管疾病、糖尿病和恶性肿瘤等。从2009年起，我们便与多个相关分会制定了5种专家共识，并先后到其他分会组织的学术大会（如心血管学术大会、产科学术大会和创伤学术大会等）上宣讲阻塞性睡眠呼吸暂停综合征的诊疗和技术，力图提升影响力，为睡眠学组与其他学组合作创造条件。不过实事求是地说，由于目前国内临床学科分科过细，各学科之间壁垒森严，加之潜在的利益冲突使睡眠学组与其他学科之间的协作和融合远未达到我们预想的状态，对此只能深感遗憾与无奈。

值得一提的是，我们从2007年起应胡大一教授的诚恳邀请，每年均参加在国内外享有盛名的长城心脏病学大会，每年均设睡眠呼吸专场，每次分享7~8个讲题。由于第一年专场名称有误，与会者不到20人，其后每年都是宾客如云、济济一堂，鼎盛时期在会场的过道里、窗台上、讲台前的地面上都坐满了听众，会场入口处人声鼎沸，我们因此还请安保人员前来维持秩序。我们通过开设睡眠呼吸专场的形式使更多的心血管医师了解阻塞性睡眠呼吸暂停与心血管疾病之间的关系，笔者个人认为这十分有意义。遗憾的是，胡大一教授3年前自长城心脏病学大会组委会中卸任，笔者亦卸任睡眠学组组长一职，加之长城心脏病学大会组织者在学术安排上采取的一些新的方案，睡眠学组只好终止了这一项颇有学术意义的活动。

大约在10年前，陈宝元教授提出阻塞性睡眠呼吸暂停综合征所产生的缺氧与慢性阻塞性肺疾病、特发性肺纤维化和哮喘不同，属于慢性间歇性低氧。为此我们组织专家撰写相关论文，申报科研基金，力图深入研究这一课题，甚至设想召开专题学术会议，但由于客观条件所限，此事亦未能如愿。其实这是一个极有意义的课题，值得进一步深刻研究。

2012 年底，笔者正式退出睡眠学组，将这 12 年的工作做了总结，并提出若干建议：

（1）阻塞性睡眠呼吸暂停综合征的标准诊断检查程序是进行多导睡眠监测，而内科最经典的治疗手段为 CPAP。长期以来，PSG 监测和 CPAP 呼吸机的使用都是不能经医保报销的，包括公费医疗和医疗保险。这在很大程度上影响了无数患者的及时诊断和有效治疗，同时也极大地阻碍了我国睡眠呼吸病学的学科发展。此外，阻塞性睡眠呼吸暂停是造成道路交通事故的重要原因。我们曾经通过多种渠道向上级单位反映这些问题，并表达建议，但由于种种原因，这些问题始终未能得到妥善解决。

（2）长期以来，国内阻塞性睡眠呼吸暂停综合征患者一直是因其并发症发作或经少数医师提醒，才到医院就诊，门诊看病后需要预约多导睡眠监测（通常需要等待 1～2 周），患者还必须到医院的睡眠室或睡眠中心住一个晚上，由于睡眠场所的变更，许多人感到不习惯、睡不着，这不同程度地影响到监测结果的准确性，完成睡眠监测后还要等待结果报道，之后再去看专业门诊，专科医师根据检查结果提出综合治疗意见，如果需要佩戴呼吸机，还得再去睡眠中心进行压力滴定，手续十分烦琐，而且绝大部分花费不能经医保报销，致使很多患者得不到及时的诊断和治疗，这种诊疗模式和流程亟需改进。

遗憾的事还有一些。2004 年，我们获悉我国将特设一项有关睡眠呼吸的专项科研基金，于是睡眠学组同道奋战几个昼夜，准备申报此项科研基金的答辩材料。后来在会后才得知，12 名评委中只有 3 人属于呼吸学科。说到底，即使这 3 名教授均投我们一票，最后我们也肯定会被淘汰出局。另外，前几年我们也曾尝试将睡眠学组多年来的成果申报国家科学技术进步奖和中华医学科技奖，最终因为我们缺少高分的 SCI 论文而且笔者个人不善运作而告失败。其实责任在于笔者，每想起此事，便深感有愧于各位同道。

笔者深知睡眠呼吸领域中许多值得研究的问题，包括慢性间歇性低氧，胸膜腔内负压的大幅度波动，阻塞性睡眠呼吸暂停综合征与主动脉夹层、心脏起搏器的使用，阻塞性睡眠呼吸暂停综合征与多囊卵巢综合征、道路交通事故等的关系需要深入研究和妥善处理。多少事，从来急，天地转，光阴迫，一万年太久，只争朝夕。

2016—2020 年，笔者先后撰写了《慢性阻塞性肺疾病何权瀛 2016 观点》《慢性阻塞性肺疾病何权瀛 2019 观点》《支气管哮喘何权瀛 2020 观点》3 本作品。大概是出于兴趣和责任，此外可能也有惯性吧，2019 年 11 月 18 日笔者开始筹备《阻塞性睡眠呼吸暂停低通气综合征何权瀛 2022 观点》。其实，阻塞性睡眠呼吸暂停与心脏病、高血压、脑血管病和 2 型糖尿病等的关系理应认真总结一下，并各写一章，但因为前几年我们已经与相关学科联合编写和发表过相应的诊治专家共识，恐怕也写不出什么新观点，于是决定不另外立题，转而提醒读者阅读相关的 5 份专家共识以拓展思路。此外，有关阻塞性睡眠呼吸暂停与其他少见病的关系也很有意义，如阿尔茨海默病、癫痫、凝血障碍、性功能障碍、尿床、夜间磨牙、秃发、眼袋、眼底出血和视网膜水肿等，由于笔者个人的专业知识有限，加之时间和精力不够，这次只好先行放弃，留待日后再作学习和研究。

本书中部分内容是以前尚未正式发表过的，如阻塞性睡眠呼吸暂停低通气综合征患者的术前管理、阻塞性睡眠呼吸暂停低通气综合征与主动脉夹层、阻塞性睡眠呼吸暂停低通气综合征与多囊卵巢综合征等；部分章节列出了其他作者发表的类似观点，笔者阐明了意见不同之处，如阻塞性睡眠呼吸暂停低通气综合征与呼吸衰竭。在这次写作过程中，有些章节参考了笔者以前发表的文章，大多做了必要的修改和补充，同时在某些章节的写作过程中先后参考了李庆云、曹洁等撰写的文稿，在此谨表谢意。

本书撰稿过程中，正值新型冠状病毒肺炎疫情肆虐，这给笔者的写作也带来一些困难，部分书稿是请李瑞娟、郭启琳、陈希和张平安同学协助录入，对于他们的辛勤劳动在此一并致谢。历经 1 年余的努力，笔者终于完成了《阻塞性睡眠呼吸暂停低通气综合征何权瀛 2022 观点》初稿。草萤有耀终非火，荷露虽团岂是珠，笔者不知在本书中所谓的"观点"有多少是火、多少是珠，但笔者知道，时间会出许多答案，或伪或真，或悲或喜，这些是非功过，亦交予后辈评判。

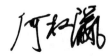

目 录

Contents

亟需深入研究阻塞性睡眠呼吸暂停的流行病学

　　流行病学研究是临床医学和公共卫生学的基础。一种疾病的流行病学研究内容至少应当包括该种疾病的患（发）病率、流行模式、易患因素和危险因素、自然病变、疾病进展规律、预后及影响预后的因素，这是制定疾病防治干预策略的基础和进行相应卫生投资的依据。制定任何一种疾病的防治策略和诊治指南，尤其是患（发）病率较高、危害大、负担重的疾病，必须首先进行流行病学研究。

　　30 多年前，医学文献中才开始出现有关于阻塞性睡眠呼吸暂停（obstructive sleep apnea，OSA）临床特点的描述，其后多年，学者没有给予这种新的疾病以更多的关注，相关技术能力发展缓慢。后来由于流行病学研究结果显示 OSA 与打鼾、心脏病、高血压及其他心血管疾病的关系密切，学者对 OSA 的兴趣大增。若干年之后，以人群为基础的研究报道显示 OSA 的患病率显著增加，形势发生急剧变化，OSA 才逐渐引起健康管理系统的重视。

　　OSA 的诊断主要通过综合完整的夜间睡眠实验室记录和白天的症状来确定，笼统地说，睡眠呼吸障碍（sleep disoreded breathing，SDB）多泛指打鼾、OSA 合并间歇低氧（intermittent hypoxia，IH）、睡眠片段、白天严重嗜睡等各种情况，必须明确每一项研究到底是指综合征中的哪一部分。在评估 OSA 患病率及其后果时采用不同的方法，也会影响相互比较的准确性。如夜间最低脉氧饱和度（SpO_2）的阈值定义为降低 3% 还是降低 4% 作为低通气的标准，会造成呼吸暂停低通气指数（apnea-hypopnea index，AHI）的差异，同时也会影响到对疾病严重程度的判断。认识这些因素有助于我们理解为什么在同样的设计背景下不同的研究结果会有很大的差异。

人群中确有相当数量的重度 OSA 患者需要得到诊断和治疗，但又存在大量轻度 OSA 患者，对其进行诊断和治疗的投资 / 效益比尚不清晰，即是否需要对其进行治疗尚须进一步研究。此外，OSA 疾病谱中的最轻者还应当包括患有十分常见的重度鼾症而没有呼吸暂停和低通气事件者与发作性上气道阻力综合征患者。假如将这些情况都算作 OSA 发作人群，其疾病的负担更加难以估计。

Guilleminault 等证明，即使没有呼吸暂停低通气、SpO_2 下降，甚至有时在不打鼾的情况下，上气道阻力增加即可反复引起睡眠觉醒，这种睡眠觉醒实际上是机体对上气道阻塞引起的用力呼吸的代偿反应，严重打鼾所引起的胸膜腔内压变化可达 –80 cmH_2O（$1 cmH_2O=0.098 kPa$），这远远超出可使正常人觉醒的水平（–10 cmH_2O）。这就意味着目前所有的有关睡眠呼吸暂停和低通气的患病率研究并没有纳入所有的病理事件，包括可引起睡眠觉醒的上气道阻塞和白天嗜睡，而目前研究所记录的只是较为严重的一部分，可能只是冰山一角，即使是最近采用最完备的 PSG 监测所进行的 OSA 患病率研究都没有包括无症状者。

OSA 流行病学的研究范畴应包括 OSA 的危险因素和 OSA 引起的各种后果。

（1）患病率

确定是否存在打鼾所采用的方法中最常用的就是问卷调查。打鼾发生率的高低与其频度等级有关，通常选用的级别为从不打鼾、经常打鼾或 1 周内每晚发生打鼾的次数。笔者统计自 2010 年以来 Medline 上发表的有关打鼾的文献 4155 篇，但仍旧没有一个大家公认的可以客观测量的指标。由于缺少客观测量打鼾的金标准，患者自报打鼾情况的有效性至今仍旧是一个问题，在睡眠诊所内作为睡眠呼吸暂停标志的打鼾独立于年龄和性别。

在有关研究报道中，打鼾的发生率差异很大。根据流调，其发生率在男性中为 9% ～ 50%，女性为 4% ～ 17%，少有多中心研究报道。在 Janson 等完成的一项研究中，在 3 个国家使用相同的问卷，对同一频度级别、年龄和性别配对的人群中打鼾的发生率进行调查，结果非常相似，这说明不同人群中打鼾发生率的差别很大的可能主要是所用的调研方法不同。

为了确定在尚未诊断为 OSA 人群中 OSA 的患病率，常用的方法要分两步走：第一步，在一定数量人群（样本）中进行问卷调查，最好的方法是入户面对面调查有关 OSA 的症状，重点是夜间打鼾与否及其程度和白天嗜睡与否及其程度等；第二步，在此基础上对中、重度打鼾者进行 PSG 监测，最后根据 PSG 监测结果——AHI（≥ 5 次 / 小时），结合白天症状，计算 OSA 的患病率。当然在某些条件不具备的地区也可使用一些简易过筛检测手段，如夜间脉氧饱和度（SpO_2）监测；或在此基础上加上口鼻气流监测等。在普通人群中 OSA 和 OSA 的患病率情况见表 1。

表 1 普通人群中 OSA 的患病率情况

以人群为基础的 OSA 患病率研究结果

第一作者	研究人群	年龄（岁）	样本数大小、性别和入选标准	AHI≥5次/小时		AHI≥15次/小时		OSA		方法学	低通气的定义
				男	女	男	女	男	女		
Young	随机抽样3513名雇员美国	30～60	男350名，女250名，习惯性打鼾355人，非习惯性打鼾随机抽样247名	24	9	9	4	4	2	PSG 监测	可辨认的流速下降和 SpO$_2$ 下降≥4%
Bixler	随机抽样4364名男性，美国	20～100	按年龄分成队列研究，高危危险因素个体741名男性	17		7		3.3		同上	同上
Ip	3074名公务员，香港，中国	30～60	男153名，女106名	18.8	3.7	5.3	1.2	4.1	2.1	同上	同上
Bixler	随机抽样12219名女性，美国	20～100	1000名女性高危个体抽样		5		2		1.2	同上	同上

（续表）

以人群为基础的 OSA 患病率研究结果

第一作者	研究人群	年龄（岁）	样本数大小、性别和入选标准	AHI ≥ 5 次/小时		AHI ≥ 15 次/小时		OSA		方法学	低通气的定义
				男	女	男	女	男	女		
Duran	普通人群抽样，2148人，西班牙	30～70	男325名，女235名，初诊OSA390名，随机抽样170名	26	28	14	7	3.4	3	同上	气流下降50%和SpO$_2$下降≥4%，或脑电图显示觉醒
Udwadia	568名男性参加医院常规健康体检，印度孟买	35～65	男250名，打鼾171名	19.5		8.4		7.5		家庭PSG监测	气流下降50%和SpO$_2$下降≥4%
Kim	居民中进行的人群抽样研究，5020人，韩国首尔	40～69	男309名，女148名，习惯性打鼾抽样	27	16	10.1	4.7	4.5	3.2	家庭或实验室PSG监测	可辨认的流速下降和SpO$_2$下降≥4%
Sharma	2400名居民，印度德里	30～60	男88名，女63名，习惯性打鼾77名，非打鼾74名	19.7	7.4			4.9	2.1	实验室PSG监测	气流下降50%和SpO$_2$下降≥4%
Nakayama-Ashida	466名男性雇员，日本大阪	23～59	男322名	37.4		15.7		17.6		3型家庭便携式监测仪	气流下降50%和SpO$_2$下降≥3%

由于调查中应用的研究方法不同，如采样程序不同、用于检测睡眠的技术不同、定义不同，不同研究结果之间的比较意义有限。尽管按照 AHI ≥ 5 次 / 小时为标准进行判断，睡眠呼吸暂停的患病率的范围也很大。但在不同的人群队列研究中明确的 OSA 的患病率和伴随白天嗜睡的患病率还是相对一致的，但 Nakayama-Ashida 的一项研究结果例外，其研究结果显示，成年男性的 OSA 患病率为 3% ～ 7%，成年女性的 OSA 患病率为 2% ～ 5%，日本男性中 OSA 的患病率要高得多，他们在研究中用压力感受器记录患者的呼吸，以氧减饱和度的下限为 3% 作为低通气的标准。

我国多省市陆续开展了关于 OSA 的流调工作，其调查结果见表 2。

(2) 高危因素

①性别

研究结果反复一致证实，男性中 OSA 的患病率高于女性，一般人群中 OSA 男女性别之差约为 2 ：1（表 1），而打鼾的发生率差别不大。临床群体研究中男性患病的优势通常更大，可能的解释包括激素对上气道肌肉抵抗萎陷能力的影响、体脂分布的性别差异、咽喉部解剖学和功能差异，具体尚未知。资料提示，性激素在 OSA 发病机制中起到重要作用，女性绝经期后 OSA 患病率会升高，然而性激素在 OSA 发病机制中的作用尚不完全明确。

②年龄

已有的关于年龄对 SDB 发病影响的流行病学资料显示打鼾和 OSA 之间的差别。几项以人群为基础的研究报道显示，无论患者的性别是男性还是女性，打鼾的频率都是随着年龄的增加而升高，在 50 ～ 60 岁之后都会下降。存在睡眠呼吸暂停时，随着年龄的增加，OSA 患病率也会明显升高，而这一点并不能用其他危险因素，如肥胖来解释。大部分关于睡眠呼吸暂停患病率的研究，纳入人群的年龄上限多为 60 岁（表 1），当受试者年龄 ≥ 60 岁，OSA 的患病率会逐渐增高，然而这并不能反映出临床上症状显著的 OSA 的真实患病率。在一

表 2 国内关于 OSA 患病率的流调结果

第一作者或通讯作者	发表杂志	发表时间（年）	样本数（应答人数，应答率）	年龄	城乡	抽样方法	调查方法	诊断标准	OSA 患病率	影响因素
黄绍光，李庆云	《中华结核和呼吸杂志》	2003	8081（6826，84.77%）	＞30 岁	城市 4 区 6 个街道	整群抽样	问卷调查，之后对中、重度打鼾者随机抽取 150 人进行整夜 PSG 监测	AHI ≥ 5次/小时，ESS ≥ 9 分	3.62%	年龄、性别、月经、吸烟、饮酒
张庆	《中华结核和呼吸杂志》	2003	1224（1168，95.42%）	＞30 岁	城区居民	随机整群抽样	入户调查，对 ≥ 2 级打鼾者随机抽取 200 人进行 PSG 监测	AHI ≥ 5次/小时，ESS ≥ 9 分	4.63%	年龄、性别、职业（驾驶员），吸烟、饮酒
王蓓	《中华结核和呼吸杂志》	2004	6208（5128，85.11%）	各年龄组	两个城区 4 个小区	随机整群抽样	入户调查打鼾情况对 ESS ＞ 9 分进行 PSG 监测	AHI ≥ 5次/小时，ESS ≥ 9 分	3.5%	年龄、性别、家族史、并发症

（续表）

第一作者或通讯作者	发表杂志	发表时间（年）	样本数（应答人数，应答率）	年龄	城乡	抽样方法	调查方法	诊断标准	OSA患病率	影响因素
李明娴	《中华结核和呼吸杂志》	2005	3960（3648，97.64%）	≥20岁	城区居民	整群分层随机抽样	入户调查，对≥2级打鼾者随机抽取200人进行PSG监测（Sallivan Autoset Plus II睡眠监测仪系统）	AHI≥5次/小时，ESS≥9分	4.81%	年龄、性别、职业（驾驶员最高）
刘建红	《中华流行病学杂志》	2007	11163（10811，96.84%）	≥14岁	2城区3乡村	整群抽样	问卷调查加入户调查，填写问卷，对打鼾者初筛及PSG监测	AHI≥5次/小时	4.3%	年龄、性别、吸烟、饮酒、BMI、睡眠体位、鼻部病变
林其昌	《中华结核和呼吸杂志》	2009	5500（4286，93.28%）	>20岁	城市5个社区	随机整群抽样	入户调查对≥2级打鼾者进行Polysmith监测（初筛）	AHI≥5次/小时，ESS≥9分	4.78%	年龄、吸烟、家族史、颈围、腰围、上气道异常

项按照两个阶段普遍随机取样的研究（$n=4364$，男性）中，Bixler 等发现 OSA 的患病率（AHI ≥ 5 次 / 小时）在 20 ～ 24 岁男性中为 7.9%，在 45 ～ 64 岁男性中为 18.8%，而到了 65 ～ 100 岁的男性中，则增加到 24.8%。在同样的队列研究中，按照睡眠疾病临床诊断标准，OSA 的患病率随着年龄增加而升高，直到 50 ～ 60 岁，其后反而会降低。患者自报的打鼾和临床医师诊断的 OSA 会显示相同的年龄分布规律，即在老年阶段，OSA 的患病率下降，这一点与 OSA 的年龄分布规律形成鲜明对比。还有一些研究报道显示，老年人中 SDB 与病死率的关系不大或无关，这提示与中年人相比，老年人中的睡眠呼吸暂停代表一种特殊的本质。

③肥胖

体重过重对于打鼾和睡眠呼吸暂停是一种主要危险因素，70% 的 OSA 患者都存在超重情况。虽然目前仍旧缺少随机对照研究评估减重的作用，但反复的观察结果是，通过限制热量饮食和外科手术减重都可以降低疾病的严重程度。Peppard 等在 4 年研究期间，在样本数为 690 例的人群研究中（含男性和女性）两次评估人体测量学变量和睡眠呼吸暂停，与同期体重稳定者相比，体重增加 10%，AHI 预计值增加 32%（95% CI：20% ～ 45%），发生中、重度 SDB（AHI ≥ 15 次 / 小时）的 OR 增加 6 倍；而对于减重者，体重减少 10%，AHI 预计值降低 26%（95% CI：18% ～ 34%）。不管调研开始时体重、腰围、年龄或种族，体重增加时男性的 AHI 要比女性增加得更明显，而体重增加时颈部的上气道负荷更重，因此确定肥胖是 OSA 的易感因素。与单独身体质量指数（body mass index，BMI）增加相比，如颈围、腰围等有关体形的特殊测定方法，哪种方法更利于 SDB 测量，这个问题一直存在争议。一项人群样本研究结果表明，作为打鼾的危险因素，颈围增加要比单独 BMI 增加发挥的作用更大。据估计，58% 的中、重度 OSA 可能归因于 BMI ≥ 25 kg/m^2，然而 OSA 与肥胖之间存在更强烈的相关性。并非所有的肥胖或颈围大的人都会罹患睡眠呼吸暂停，有约 1/3 的

OSA 患者并非肥胖所致，可能与口咽结构的不同有关。

④体力活动少

与大量研究探讨肥胖与睡眠呼吸暂停文献形成鲜明对比，很少有研究报道体力活动对睡眠呼吸暂停的作用，仅有少数文献报道体力活动与打鼾之间的关系，但其结果是相互矛盾的。在由 Koskenvuo 等完成的一项横断面研究中，体力活动较少的男性打鼾的发生率较高，而这并不能用年龄和肥胖来解释。Hu 等也有类似的发现，对 73231 名美国护士进行的多变量分析结果显示，体力活动水平与打鼾频度之间呈现负性剂量反应关系。与体力活动较少者相比，大部分积极参加体力活动的女性（34%）很少出现规律性打鼾。与此相反，在 Lindberg 等以人群为基础进行采样的前瞻性研究中，调查了 10 年期间 2668 名受试者发生打鼾的情况，在校正其他因素之后，发现体力活动减少对于打鼾并无显著影响。此外，在瑞典完成的一项人群队列研究中，女性受试者如按 BMI 分层，低水平体力活动与打鼾之间并不存在独立的关系，两者仅在 BMI $\geqslant$ 30 kg/m^2 的肥胖女性中存在相关，因此至今尚不确定体力活动对于 SDB 的作用。

⑤吸烟

几项横断面流行病学研究显示，吸烟与打鼾或睡眠呼吸暂停之间存在显著相关关系。可能的机制包括气道炎症、夜间尼古丁水平降低，两者增加睡眠的不稳定性，与 OSA 相关。在北欧进行的一项多中心研究显示，校正年龄和 BMI 后，自己不吸烟，但每天被动吸烟患者的习惯性打鼾 OR 为 1.6（95% CI：1.2 ~ 2.1）。在瑞典进行的一项长程研究提示，$\leqslant$ 60 岁的男性吸烟者容易打鼾，但老年人并非如此。Wetter 等发现吸烟与 AHI 之间存在剂量反应关系，重度吸烟者的危险性更大，校正各种混杂因素后，先前吸烟者与打鼾、SDB 无关。时至今日，吸烟可否作为 OSA 的明确危险因素仍有争议。

⑥饮酒

饮酒会引起上气道肌肉收缩力降低，口咽部肌肉张力降低，增加睡眠呼吸暂停的频度和呼吸暂停持续时间。Svensson 等发现在 BMI ＜ 20 kg/m² 的女性中，酒精依赖者饮酒后上气道张力降低，对打鼾的影响更大。总之，在流调中分析长期饮酒与打鼾、睡眠呼吸暂停之间关系的研究，结果一直是相互矛盾的。

⑦地理分布和种族差异

不同出生国家或种族的 OSA 患病率差异可能归因于接触的外源性危险因素和基因不同。有关 OSA 患病率，目前被认可的国家之间差别的唯一危险因素就是肥胖。体重不同被认为是瑞典、以色列和英国 OSA 患病率低的一个重要原因，因为在瑞典、以色列和英国的肥胖者要比美国、澳大利亚少。

Ancoli 发现，与高加索人相比较，非裔美国人 AHI ≥ 30 次 / 小时的 OSA 概率为高加索人的 2.5 倍之多。Redline 等采用家族性样本进行研究，结果发现在该家族最年轻的年龄组（3 ～ 25 岁）中，和高加索人一样的 AHI ≥ 5 次 / 小时的患者数量竟然为非裔美国人 2 倍之多。对一组人头面部形态进行测量以研究其与 OSA 的关系，结果提示在高加索人中，骨性组织和软组织参数是 OSA 患病的重要危险因素。对于非裔美国人而言，只有舌头面积、软腭长度才是 OSA 患病的危险因素。一项有关 OSA 与心血管危险因子的大样本多中心流行病学研究提示，不同的民族具有不同的危险因子。

⑧遗传

有关遗传综合征与 OSA 关系的研究甚少。日本的一项研究显示，与正常对照组相比，32 例 OSA 患者中人类白细胞抗原 A_2 的抗原阳性率（81%）显著高于对照组（41%，$P < 0.05$），提示睡眠呼吸暂停具有遗传倾向。

有报道提出，OSA 或 OSA 症状（习惯性打鼾）具有家族聚集倾向。Redline 等应用 PSG 检测 OSA，以 AHI ≥ 15 次 / 小时加上白天嗜睡作为 OSA 患者第一代亲属数目的函数。与没有患 OSA 亲属的受试者相比，家族中有 1 位 OSA 患者的受试者患 OSA 的 OR 为对照组的 1.6 倍，有 2 位 OSA 患者的受试者患 OSA 的 *OR* 为对照组的 2.5 倍，有 3 位 OSA 患者的受试者患 OSA 的 *OR* 为对照组的 4 倍。所有的 *OR* 均经过年龄、性别、种族、BMI、移居等因素校正，部分受试者已去除与种族和肥胖相关的遗传因素，作者得出结论认为，约 40% 的 OSA 的变异可通过家族遗传因素解释。

⑨颜面部形态

头面部骨骼和软组织结构的各种异常变化也是发生 OSA 易感因素，颜面部的危险因素可能属于内源性（先天），也可能属于外源性（后天）。我国与东亚、南亚地区人群的肥胖率不高，但 OSA 患病率不低，可能与人种颌面形态有关。

儿童时期扁桃体和腺样体肥大可能引起下面部和下颌异常增生（腺样体面容），这可能是儿童长大后多发 OSA 的重要易感因素。尽管头面部异常可能是 OSA 的重要危险因素，如 50% 的肢端肥大症患者均患有 OSA，但只占 OSA 发病人群的一小部分。

⑩鼻充血

试验和流调均提示夜间鼻充血，不管是过敏性鼻炎，还是急性上呼吸道感染或解剖学改变，都与 OSA 有关。对季节性过敏性鼻炎患者在接触过敏原出现症状时和出现症状之后发生 OSA 的情况进行研究，发现发生过敏性鼻炎期间 AHI 增高且呼吸暂停时间更长。两项流行病学研究结果显示，慢性鼻腔充血史与打鼾之间呈显著正相关。Wisconsin 睡眠队列研究中观察了 4927 例男女受试者，具有慢性夜间鼻充血的患者发生习惯性夜间打鼾的概率约为没有鼻充血的 2 倍（$P < 0.0001$）。此外，在 911 例经过 PSG 监测的人群中，由过敏原引起鼻充血者中 AHI ≥ 15 次 / 小时是没有鼻充血者的 1.8 倍（$P=0.04$），但没有发现夜间测得的鼻腔阻力与 OSA 之间有关。Stradling、Crosby 在其研究中也发现鼻充血与习惯性夜间打鼾有关，但也没有发现鼻充血与 OSA 有关。

（3）疾病进展及预后

研究 OSA 病情进展需要有基线资料和随访工作，才能明确了解随时间变迁的 OSA 状态变化。发病率指的是对某种疾病具有危险性的特定人群在单位时间内新发生这种疾病的人数，对于 OSA 而言，临床上很难准确地计算出在某个特定单位时间内新发生 OSA 的人数，除非原有患病人数已明确。

Wisconsin 睡眠队列研究经过 4 年和 8 年的随访，女性患者 4 年后 AHI 较基线值平均增加 1，8 年后增加 2.2；而男性 4 年后 AHI 平均增加 1.7，8 年后增加 5。8 年后 AHI ≥ 15 次 / 小时的患病率，男性增加 10%，女性增加 16%；轻度 OSA（AHI ≥ 5 次 / 小时）的患病率男性至少增加 23%，女性至少增加 30%。这些初步资料提示随着时间推移，OSA 有进展倾向，其病情严重程度的加重可能是相关危险因素发展的结果，如体重增加，也可能是开始时就存在的病理生理因素的自然进展。

Lindberg 等报道了 38 例 OSA 患者经过 10 年随访的结果，在没有经过治疗的男性患者中，10 年后平均 AHI 从 2.1 增至 6.8（$P < 0.01$），而 AHI > 5 次 / 小时者所占比例从 14% 增加到 45%。在相对较短的时间内，OSA 的严重度发生显著了变化，提示我们对 OSA 必须进行有效的干预，才能减轻或中止病情进展。此外，有关病情进展与治疗时机，特别是那些开始没有症状的 AHI 水平较低（5 ～ 15 次 / 小时）者，随着时间进展病情加重到什么程度时需要开始治疗，值得进一步研究。

（4）后果

①嗜睡

白天嗜睡（excessive daytime sleepiness, EDS）是 OSA 的主要症状。多项研究证实，与对照组相比，临床确诊的 OSA 患者经过持续正压（continuous positive airway pressure, CPAP）通气治疗后白天嗜睡症状明显改善。此外，普通人群研究中也有证据表明 OSA 与打鼾是白天嗜睡的重要原因。Wisconsin 睡眠队列研究显示，AHI ≥ 5 次 / 小时的女性中约有 23% 患有 EDS，而不打鼾的女性中只有 10% 出现白天嗜睡。男性中 AHI ≥ 5 次 / 小时者 EDS 的发生率为 16%，而非打鼾者白天嗜睡只占 3%。睡眠心脏健康研究（sleep heart health study，SHHS）应用 Epworth 嗜睡量表（the epworth sleeping scale，ESS）为根据，也有同样的发现。当 ESS 评分从平均 7.2 进展到 9.3，AHI 从 < 5 次 / 小时进展到 AHI ≥ 30 次 / 小时，白天嗜睡显著增加。无论是老年人还是青年人，AHI 和白天嗜睡水平之间显著相关都是相同的，都独立于性别、年龄和 BMI 之外。然而，目前我们尚未完全了解 OSA 与 EDS 的关系，通常认为 EDS 是由于夜间反复发生呼吸暂停和低通气，导致睡眠片段，然而学者试图寻找觉醒次数与嗜睡严重程度之间关系的努力屡屡失败。此外，在患有其他呼吸疾病的患者中也未能发现 OSA 与嗜睡之间的关系，如慢性充血性心力衰竭患者，不管是否存在 OSA，都会存在 EDS。相反，其他慢性疾病如终末期肾病（end stage renal disease，ESRD）或老年人，尽管不存在 OSA，嗜睡却很常见。因此在这些患者中，嗜睡并不是可以提示 OSA 诊断的有用症状。当考虑到对白天嗜睡的作用时，越来越多的证据提示，在不存在呼吸暂停和低通气的情况下，打鼾也与白天嗜睡相关。Young 等报道，与不打鼾的对照组相比，习惯性打鼾但 AHI < 5 次 / 小时者自己报道的过度嗜睡症状更为常见。Young 等还发现，AHI < 5 次 / 小时的习惯性打鼾者经历机动车事故风险与 AHI > 5 次 / 小时的人相同。Gottlieb 等报道，打鼾与 ESS ≥ 11 分相关。各种类型的呼吸障碍指数与年龄、性别、种族或 BMI 无关。Stradling 等报道，随机抽取的 850 名男性受试者，对嗜睡所有问题做出肯定答复者均与自报打鼾呈正相关。虽然睡眠呼吸暂停的严重程度（夜间 SpO_2 下降 4% 的频度）与嗜睡的 3 个问题回答显著相关，但并不认为打鼾是可以提示嗜睡重要程度的预测指标。校正睡眠呼吸暂停后，自报打鼾者驾车时由于嗜睡发生交通事故的概率增加 5 倍。Svensson 等有相同的报道，研究纳入一组来自瑞典、年龄为 20 ～ 70 岁的女性群体，通过问卷调查和 PSG 监测，来了解睡眠呼吸暂停症状是否与

AHI 相关，而与打鼾无关。在校正了 AHI、年龄、BMI、吸烟、睡眠总时间和慢波睡眠、REM 睡眠所占比例后，习惯性打鼾者与 EDS 的几项测量指标均显著相关。AHI 为 5 ～ 15 次 / 小时与白天任何症状不独立相关，而 AHI > 15 次 / 小时仅与清醒时的口干相关，故到目前为止，打鼾与睡眠之间的相关机制还不是十分清楚。

总之，越来越多的证据表明，在不存在 OSA 的情况下，打鼾也可以引起白天嗜睡，然而目前尚缺少标准化的、可以普遍接受的用于测量打鼾的手段，这仍是一个问题。

②高血压

SDB 和高血压很常见，许多人同时患有这两种疾病。一些大型人群横断面研究也显示，当控制多种潜在的混杂因素后，两者之间仍存在独立相关关系。一些长期纵向研究探索了 SDB 对高血压的影响，结果显示男性和女性自报的打鼾可以作为发生高血压的预测因子。Peppard 等报道了在为期 4 年的 Wisconsion 队列研究随访过程中 709 例中年参加者发生高血压的 *OR*，全部受试者开始时均接受 PSG 监测，与非 OSA 相比，校正后在轻度 OSA（AHI 为 5.0 ～ 14.9 次 / 小时）中发生高血压的 *OR* 为 2.03（95% *CI*：1.29 ～ 3.70），而在中到重度 OSA（AHI ≥ 15 次 / 小时）中 *OR* 为 2.89（95% *CI*：1.46 ～ 5.64）。亚组研究对 OSA 患者进行 7.2 年的随访，同时进行 24 小时动态血压监测，考虑到混杂因素，包括基线血压和睡眠呼吸暂停的进展，基线睡眠呼吸暂停严重程度与发生收缩期构型高血压的危险性之间仍存在显著的剂量反应关系。一项来自人群的抽样样本结果提示，与正常体重者相比，超重和肥胖人群中打鼾和 OSA 对高血压的作用还是不甚明确。进一步分析显示，在青年人和中年人中，上述关系是相对独立的；而在老年人中，打鼾或 OSA 对高血压的作用则不明确。在一项包括 6120 名加拿大人的 SHHS 研究中，对 < 60 岁的人群而言，AHI ≥ 15 次 / 小时是发生高血压的独立相关因素，校正后的 *OR* 为 2.38（95% *CI*：1.30 ～ 4.38）。而在大于上述年龄的受试者中，睡眠呼吸暂停与发

生高血压之间并没有显示出显著相关关系。鉴于上述一致的阳性研究结果，我们认为 OSA 可以预测高血压的发生，建议 OSA 可作为发生高血压的独立危险因素。尽管观察性的研究提示，上述两种疾病彼此之间具有因果关系，但治疗 OSA 对降低血压作用的有效性还不是很清楚。应用 CPAP 进行干预后产生一些不同的结果，究其原因，至少部分是因为研究设计不同、随访时间长短不同。如果已经升高的血压是由每天晚上反复发生且持续多年的呼吸暂停和 IH 引起，那么其血管的损害完全可能是持续、永久的，不可能依靠短时间消除呼吸暂停而获得治愈。

③冠状动脉粥样硬化性心脏病

在心血管疾病患者中常常同时存在尚未诊断的 OSA。横断面研究显示，OSA 与冠心病，包括心肌梗死和（或）心绞痛的患病率强烈相关，然而在已发表的研究报道中，睡眠呼吸暂停都是在冠状动脉粥样硬化性心脏病（即冠心病，coronary artery disease，CAD）确诊后才进行评估的，因此，有关两者因果关系的结论仍有一定局限性。尽管在可信程度上要比病例对照研究差一些，一些横断面流行病学研究患者自报的 CAD 与打鼾或客观检查证实的 OSA，表明两者之间呈正相关。Shahard 等在一项 SHHS 研究中纳入 6424 人，受试者在家中接受 PSG 监测，结果证实在校正了几种相关的混杂因素，包括高血压之后，AHI ≥ 11 次 / 小时的受试者自报的 CAD 与 OSA 之间的校正 *OR* 为 1.27。一项前瞻性研究在为期 7 年的随访过程中，中年 OSA 患者中 CAD 的发生率（16.2%）显著高于非 OSA 打鼾者（5.4%）。与初级预防或二级预防相比，应用 CPAP 有效治疗可以显著降低不良心血管事件的发生率。然而到目前为止，尚缺少以人群为基础的前瞻性研究，包括用客观手段测定 OSA 和 CAD 的发生率。

④心律失常

由 OSA 引起的反复发作性间歇性低氧（intermittent hypoxia，IH）和交感神经系统活性增强，加上胸膜腔内压波动的机械性作用机制，都可能成为心律失常发作的内在环境因素。在一组 OSA 患者中，即使一次很小的血氧饱和度降低都与夜间窦性心动过缓、室上性心动过速有关。Garrigue 等连续应用 PSG 监测一组安装心脏起搏器的患者，发现不少于 21.4% 的患者患有重度 OSA（AHI > 30 次 / 小时），因此推测用心律失常可以解释文献中报道的严重 OSA 与夜间致命性心血管事件之间的关系。日本的一项研究报道显示，OSA 患者经过 CPAP 治疗后，房颤、室性期前收缩、窦性心动过缓和窦性停搏均显著减少。临床研究结果提示 OSA 与房颤显著相关，电转复后随访结果发现没有接受治疗的 OSA 患者房颤复发率高于对照组（82% ：42%，$P=0.013$）。在一项样本数为 3542 例的队列研究中，全部受试者年龄 < 65 岁，评估其 OSA 水平，发现在平均 4.7 年的随访期间内，肥胖和夜间氧减饱和度是发生房颤的独立危险因素，而年龄 > 65 岁、心力衰竭、肥胖和 OSA 都不能预示房颤的发作。Mehra 等进行了一项大样本研究（$n=2911$），受试者均居住于社区、年龄 ≥ 65 岁、男性，随着 SDB 严重程度增加，夜间发生房颤或房扑和复杂性室性异位搏动（complicated ventricular escape，CVE）的 *OR* 逐渐升高，在这个年龄段的研究中只有 CVE 与阻塞性 OSA 低通气相关，而夜间房颤或房扑与中枢性睡眠低通气相关最显著。研究者据此提示，在老年人中，睡眠相关作用可能会影响到房颤和室性异位搏动的发生。一项以社区为基础进行抽样的横断面研究分析了 SDB 与夜间心律失常之间的关系，与对照组 [呼吸紊乱指数（respiratory disturbance index，RDI）< 5] 相比，RDI 高（≥ 30）者，心律失常发生率明显升高。严重 SDB 患者发生复杂性心律失常的概率是非 OSA 患者的 2 ～ 4 倍，即使校正了年龄、性别、BMI 和冠心病患病率之后仍旧如此，发生房颤、非持续性室性心动过速和 CVE 的 *OR* 更高，分别为 4.02（95% *CI*：1.03 ～ 15.74）、3.4（95% *CI*：1.03 ～ 11.29）和 1.74（95% *CI*：1.11 ～ 2.74），在青年人中，OSA 与年龄呈显著相关，但 OSA 与 CVE 的相关性更强。

⑤卒中

两个大样本前瞻性流行病学研究显示，自报打鼾与卒中发病之间存在独立相关关系，来自临床队列研究的资料也支持 SDB 与卒中发病之间存在重要的相关关系。Spriggs 等对最近发生卒中的患者进行随访，时间为 6 个月或至其死亡为止，结果发现只有既往发生的卒中和规律性打鼾两项指标对死亡产生不良后果。Valham 等发现，即使校正各种潜在的混杂因素后，冠心病患者基线 AHI 和 10 年随访期间发生卒中之间也存在明显的剂量依赖关系。此外，卒中幸存者中 OSA 的发生率（非中枢性 OSA）还是早期死亡的重要提示因素。似乎有理由假设 OSA 患者中卒中发生率的重要危险因素之一是 OSA 引发的高血压，但是夜间脑缺血和动脉粥样硬化风险增加也可能起到重要作用。老年人 OSA 与卒中相关，在一项以人群（年龄 70 ～ 100 岁）为基础的队列研究中，Munoz 等进行了长达 6 年的长期随访，基线 AHI ≥ 30 次 / 小时的重度 OSA 患者发生缺血性卒中的危险性明显增加，校正后 *HR* 风险为 2.52（95% *CI*：1.04 ～ 6.01）。

⑥糖尿病

SDB 和糖尿病两者均有若干共同的危险因素，横断面研究结果显示普通人群中打鼾或 OSA 与胰岛素抵抗（insulin resistance，IR）和（或）2 型糖尿病相关，且独立于肥胖和其他混杂因素之外。此外，无论男性还是女性自报的打鼾与糖尿病患病之间均存在独立相关关系。然而长期研究结果显示，目前仍缺少证据表明基线状态下 OSA 与发生糖尿病之间呈现独立相关关系，在 Wisconsin 睡眠队列研究中，纳入 1387 名 AHI ≥ 15 次 / 小时的患者，在校正年龄、性别和体质因素后，与 AHI ＜ 5 次 / 小时相比，AHI ≥ 15 次 / 小时者 4 年期间发生糖尿病的风险轻度增加（*OR*：1.62，95% *CI*：0.7 ～ 3.6）。在波士顿健康研究中也有类似的报道，即校正各种混杂因素后，4 年随访期间基线 OSA 与糖尿病的发病并无显著相关关系。

⑦病死率

某些以诊所为基础的研究结果提示，OSA 患者具有很高的死亡风险，而气管切开或者 CPAP 治疗可以降低这种风险。心血管疾病患者如伴有 OSA，发生预后不良的风险也会增加，包括病死率增加，由于目前尚缺乏随机对照性干预研究，因而会影响各种证据的可信水平，其中包括治疗依从性和治疗措施的选择，以及伴随疾病等因素。然而在一项旨在探讨 OSA 病死率的研究中，其结果截然不同，某些论文报道病死率并无增加，对老年人进行前瞻性研究，结果并没有发现 OSA/低通气指标与病死率相关，而另一项研究只在女性中发现两者显著相关，此外，Lavie 等在一项前瞻性研究中发现，OSA 指数可以作为其后第 4 个或第 5 个 10 年额外死亡的预测因子，但在老年男性中并非如此。与此相一致的是来自瑞典 Uppsala 的以人群为基础的研究，纳入年龄为30 ~ 69 岁的男性，接受问卷调查后随访 10 年，结果显示打鼾的男性EDS 者病死率明显增加，但在校正年龄后，随着年龄增加，相应的危险因素降低，超过 50 岁之后这种相关关系就不再存在，在任何年龄组单独打鼾对病死率并无影响（表 3）。

在 Wisconsin 研究和 SHHS 人群队列研究中，对于 OSA 对病死率的影响进行分析，结果显示随着 OSA 严重程度的增加，存活率下降（表3），校正各种潜在混杂因素，包括人体测量参数合并症之后，与 AHI < 5 次 / 小时的对照组相比，AHI ≥ 30 次 / 小时者校正后，全因病死率的 *HR* 为 3（95% *CI*：1.4 ~ 6.3），在这两项研究中 AHI 与心血管疾病病死率之间的相关性也证实了类似结果，但针对 OSA 进行治疗并未改变患者的预后和结局。SHHS 研究将 6441 例受试者按照年龄和性别进行分层，仅在 < 70 岁的男性中发现重度 OSA 患者校正后的 *HR* 仍有显著性，而在 > 70 岁的人群中则没有出现额外死亡，在 < 70 岁的女性中、重度 OSA 患者减少，校正后的病死率 *HR* 也未达到统计学显著水平（*HR*：1.76，95% *CI*：0.77 ~ 3.95），除了 AHI 之外睡眠相关低通气（不包括觉醒指数）也与额外死亡显著相关。

表 3 有关 SDB 和死亡率之间的关系以人群为基础的研究结果

第一作者	抽样人群	随访时间(年)	样本量(例)	年龄(岁)	混杂因素	SDB 的标志	校正的 HR(95% CI)	全因死亡率
Lindberg	男性 Uppsala Sweden	10	3100	30～69	年龄、BMI、高血压、心脏病、糖尿病	非打鼾或 EDS 打鼾非 EDS EDS 非打鼾 打鼾和 EDS	1.1(0.8～1.5) 1.1(0.6～1.9) 1.8(1.2～2.5)	分层分析结果仅在＜60 岁的男性组中有意义
Young	Wisconsin 睡眠队列研究	18	1522	30～60	年龄、BMI、性别	AHI 0～5 次/小时 AHI 5～15 次/小时 AHI 15～30 次/小时 AHI≥30 次/小时	1.6(0.9～2.8) 1.4(0.6～3.3) 3(1.4～6.3)	与年龄、性别或 EDS 之间没有显著性相关
Punjab	SHHS 研究	8.2	6441	平均年龄(62.9±11.0)	年龄、BMI、性别、种族、吸烟、糖尿病、血压、心血管疾病	AHI 0～5 次/小时 AHI 5～15 次/小时 AHI 15～30 次/小时 AHI≥30 次/小时	0.93(0.80～1.08) 1.17(0.97～1.42) 1.46(1.14～1.86)	分层分析结果显示校正后 HR 仅在＜70 岁的男性中显著相关

⑧总体卫生经济负担

由于大多数 OSA 多处于尚未诊断状态，流行病学资料提示其总体卫生经济负担可能巨大，此外还涉及一个 AHI 虽明显超标但临床没有症状的人要不要进行治疗的问题，这是一个很大的挑战。同时 OSA 引起的多种合并症，如心脑血管病也是引起死亡的重要原因。毫无疑问，3% ～ 7% 的男性和 2% ～ 5% 的女性符合 OSA 的诊断标准，为了改善其生活质量，避免各种不良后果，应当给予治疗。然而，有如上述数量约 4 倍的人群属于无症状但 AHI > 5 次 / 小时的情况。已有的流行病学资料提示，不管其白天是否有症状，AHI > 30 次 / 小时的人在随访过程中都被发现病死率明显增加的情况，应当给予治疗。如按发生高血压风险而言，界值可能低得多，在白天无症状的中年人中，男性中 4%、女性中 3% 的人 AHI > 15 次 / 小时，这些人并非打鼾者。而在非睡眠习惯性打鼾者中，AHI > 5 次 / 小时在男女中分别为 9% 和 38%，这些人是否需要治疗都是需要进一步探讨的问题。

睡眠结构和效率的改变对人体的危害极大

OSA患者睡眠过程中发生OSA，必然会引起睡眠状态的改变，包括发生微觉醒和觉醒，从而干扰正常睡眠的延续。一整个夜晚的睡眠过程包括几个周期，每个周期又分为浅睡眠和深睡眠、非快眼动睡眠（non-rapid eye movement sleep，NREM）和快眼动睡眠（rapid eye movement，REM）。如果睡眠过程中反复发生觉醒和微觉醒，患者的深睡眠必然减少，觉醒、微觉醒和浅睡眠必然增多。从表面上看OSA患者似乎睡得很深，鼾声如雷，然而由于其正常睡眠结构遭到破坏，实际有效睡眠减少，睡眠效率明显降低，这一系列改变对于机体的影响是强烈的和持久的。

由于患者夜间睡眠效率降低，有效睡眠减少，势必引起白天嗜睡，有时甚至是不可遏制的嗜睡，无法集中注意力，记忆力也会下降，从而影响学习和工作效率。如果OSA患者是驾驶员，则很容易出现疲劳驾驶和交通事故，如果OSA患者从事精密性工作，如开飞机、开机床及操作电脑，同样也可以引发事故。由于夜间反复发生低氧，患者睡眠效率降低，会造成各种不同程度的认知障碍，甚至发展为阿尔茨海默病。睡眠结构的改变加上低氧可以引起或加重多种脑血管疾病。儿童如果罹患 OSA，睡眠片段化不仅易导致学习成绩下降（甚至留级、退学），而且由于生长激素主要在夜间分泌，夜间睡眠时间减少会使生长激素分泌水平下降，从而影响儿童的身高、体重发育，使之成为"小胖墩"。

正常睡眠过程有利于免疫功能的恢复和增强，如果长时间剥夺睡眠就会干扰人体免疫力，从而引起一系列继发性改变，包括引起感染和发生恶性肿瘤。

睡眠对维系生存至关重要。人类和各种动物每天都要在大量的时间里放弃众多其他生命活动换取睡眠，睡眠占据了生命中的大量时间，睡眠是必不可少的。大量动物试验充分证明，长期被剥夺睡眠的动物无一例外地走向死亡。多年来，许多人试图用不同的方法从不同的方面去回答"我们为什么需要睡眠"这个问题。

（1）睡眠可能促进生长和发育

睡眠，尤其是快眼动睡眠在发育期间占据支配地位，这一现象令大多数人相信睡眠促进生长和发育。快眼动睡眠的时间与脑组织发育程度的关系十分密切，与机体发育程度有关。快眼动睡眠能够促进脑的发育是一个被广为接受的观点，一些试验研究也证实，在发育期间剥夺快眼动睡眠可以妨碍脑的发育。例如，剥夺新生大鼠的睡眠可以永久性地妨碍单胺能神经元的发育，并导致类似抑郁症的行为改变。又如，在发育期间剥夺单侧视觉输入会影响外侧膝状体神经元的发育，被剥夺视觉输入的神经元体积缩小，而仍接受视觉输入的神经元体积增大。剥夺快眼动睡眠会进一步增加这种区别，而损毁脑干的 PGO-ON 神经元通路也会产生类似快眼动睡眠剥夺的作用，这说明快眼动睡眠对视觉神经元发育的影响依赖睡眠过程中的自发性电活动。

睡眠对儿童身体发育和智力发育具有极其重要的意义。一方面，非快眼动睡眠也与生长发育有关。慢波睡眠在儿童发育期最多，而生长激素主要在慢波睡眠时分泌，提示慢波睡眠对人体发育起重要作用。另一方面，脑电慢波活动本身与脑的发育有密切关系，在出生后的发育过程中，前额叶的脑电慢波活动、前额叶脑组织的代谢率和前额叶皮质突触密度呈现平行改变均在 3 岁达到高峰。而枕叶的慢波活动则依赖于视觉输入。如果在视觉皮质发育的敏感期剥夺视觉输入，视觉皮质的慢波活动将大为减弱。

（2）睡眠可能保存机体的能量

睡眠时机体的能量消耗明显低于清醒时。一方面，睡眠可以降低机体代谢率；另一方面，睡眠时体温降低和体表面积缩小（由于蜷曲身体）可以减少能量释放。

（3）睡眠可能恢复脑糖原的储备

葡萄糖几乎是脑组织"唯一"的能量来源，而脑内的主要能量储备是脑糖原。Benington 和 Heller 提出觉醒时脑的高代谢水平使脑糖原的储备逐渐降低，进而导致脑细胞内 ATP 水平下降和细胞外腺苷水平升高，细胞外腺苷水平的升高则引起非快眼动睡眠，而非快眼动睡眠的基本功能就在于恢复脑糖原的水平，这样就可以将睡眠功能和睡眠稳态调节通过脑糖原和腺苷代谢巧妙地联系起来。有不少试验证明脑糖原的水平随睡眠剥夺而降低，随睡眠恢复而增高。此外，脑糖原储备水平很低，仅能维持 4 ～ 5 分钟的脑功能活动。因此，通过睡眠来提高脑糖原储备来满足觉醒时的能量需求是非常低效的，不足以说明睡眠的基本功能。

（4）睡眠可能促进记忆的巩固

睡眠在记忆巩固过程中的作用一直是睡眠功能研究中最活跃的领域。记忆可分为陈述性记忆和非陈述性记忆。研究反复证实，一些非陈述性记忆，如视觉质感分辨和手指敲击运动序列工作在学习活动后会随时间的推移而增强，这种增强依赖于学习后的睡眠。如果在学习后剥夺睡眠，这种记忆增强现象就完全消失。剥夺睡眠也可以影响陈述性记忆的巩固。例如，学习后剥夺睡眠可以妨碍词配对联想和空间记忆。研究得出结论，剥夺非快眼动睡眠主要影响陈述性记忆，而剥夺快眼动睡眠主要影响非陈述性记忆。然而这种区别只是相对的，试验表明，有些种类的记忆，如视觉质感分辨和空间记忆受到非快眼动睡眠和快眼动睡眠两者的影响。大量动物试验也证明，剥夺全部睡眠或选择性地剥夺快眼动睡眠都可以妨碍空间记忆。

睡眠促进记忆巩固的机制尚不明了，然而一些重要发现极具提示意义。在空间学习过程中，海马神经元之间形成新的相关性放电，一些神经元由不同步放电改为同步放电。在随后的睡眠过程中，这种新的相关性放电会回放出来。类似的回放在大脑皮质也可以见到，而且会随回放时间的增加而增强。这些回放现象主要见于非快眼动睡眠可能参与将海马的不稳定记忆转化为皮质的稳定记忆的过程。但这还不足以说明记忆的巩固化过程。长时记忆的形成和巩固需要通过细胞内信号传导、基因表达、蛋白质合成和突触形态改变等过程，将最初的突触电活动转化为突触连接上的稳定改变。剥夺睡眠不仅妨碍记忆，也可以影响形成长时记忆所必需的信号传导过程。在觉醒时诱发海马突触长时强化，可以导致与突触可塑性改变有关的基因表达。这种基因表达最初见于海马，然后逐渐扩展到皮质，这种基因表达的改变依赖于快眼动睡眠。Ribeiro 等提出，睡眠通过两个阶段促进记忆的巩固，非快眼动睡眠时记忆痕迹的反复激活导致记忆回放的逐渐增强，而快眼动睡眠时基因表达则进一步导致记忆的巩固。

以上的研究从不同侧面揭示了睡眠的功能。值得一提的是，上述的所有功能都与脑和机体的自我建造有关，都离不开合成代谢。保存能量和储存脑糖原都有利于合成代谢，而生长发育和记忆的巩固也都依赖于合成代谢。睡眠对维持生命的重要意义是毋庸置疑的。

（5）睡眠结构破坏对免疫功能产生影响

睡眠剥夺可以严重影响人体免疫功能，主要可能与睡眠结构遭到破坏与慢性间歇性缺氧（chronic intermittent hypoxia，CIH）有关。然而到目前为止，我们对于睡眠的意义仍旧是肤浅和不完整的。

1. 正常睡眠结构和周期

根据脑电图、眼电图和肌电图可将人体夜间睡眠分为非快速眼动睡眠（NREM）和快速眼动睡眠（REM）。NREM 睡眠又称为慢波睡眠或同步睡眠，REM 睡眠又称为快波睡眠或非同步睡眠。在整夜睡眠过程中，NREM 睡眠和 REM 睡眠是以 90～100 分钟间歇交替出现，这种周期性变化称之为睡眠周期。人们入睡后首先进入 NREM 期，之后按照以下顺序递进。

低波幅，快波低于觉醒时（5%～10%）

⬇

出现 0.5～1.0 秒纺锤波（12～15 Hz）（30%～40%）

⬇

出现高辐（δ）波（15%～20%）

⬇

出现高辐（δ）波（15%～20%）

接着进入 REM 睡眠（20%～25%）。完成第一个睡眠周期大约共持续 90 分钟，整夜睡眠过程中可出现 6～7 个睡眠周期。通常每次 NREM 睡眠持续 60～100 分钟后出现第一次 REM 睡眠，每次 REM 睡眠大约持续 20 分钟，在整夜睡眠过程中出现 6～7 次 REM 睡眠。

2. 多导睡眠图中有关睡眠的检测指标

（1）总记录时间

总记录时间指在睡眠实验室做总记录的时间，即从关灯开始记录到开灯停止记录的这段时间。

（2）实际睡眠的总时间

实际睡眠的总时间，指经 PSG 监测显示的实际睡眠时间，即从开始入睡到睡眠结束，并扣除中间醒来的时间。在正常情况下，实际睡眠的总时间常与生活环境、年龄和个体差异有关。

（3）睡眠潜伏期

睡眠潜伏期指从记录开始到出现持续 3 分钟实际睡眠的时间，正常为 10 ～ 30 分钟。睡眠潜伏期超过 30 分钟，提示入睡困难。

（4）觉醒反应

觉醒反应指在睡眠脑电活动期间，突然发生脑电波频率的变化，出现 3 ～ 14 Hz 的脑电波，但不包括睡眠纺锤波。在出现觉醒反应之前，必须至少存在连续 10 秒的睡眠脑电波（任何睡眠期），这种觉醒反应变化持续时间为 3 秒或 3 秒以上。在 NREM 睡眠期，觉醒反应可以不伴有下颌肌电活动幅度的增加。而在 REM 睡眠期觉醒反应必须伴有下颌肌电活动幅度的增加，否则不能定义为觉醒反应。无论在 NREM 睡眠期或 REM 睡眠期，不伴有脑电波变化的下颌肌电活动幅度的增加，均不能认为是觉醒反应；同样，单独出现的短暂 δ 波（不伴有其他变化）也不能认为是觉醒反应。通常整夜每小时觉醒反应不超过 20 次。在正常情况下，觉醒反应主要出现在 NREM 睡眠的浅睡期，深睡中极少出现。

（5）觉醒次数与时间

觉醒的标准是在睡眠分期的一个时段（20 秒或 30 秒）中，觉醒脑电活动出现时间超过 50%，且伴随肌电活动的增加。在正常情况下，持续时间大于 5 分钟的觉醒次数应小于 2 次，觉醒总时间不超过 40 分钟。

（6）觉醒比

觉醒比即睡眠中总觉醒时间与总睡眠时间之比。

（7）睡眠维持率

睡眠维持率即总睡眠时间与入睡开始到晨间觉醒之间时间的百分比。正常参考标准为≥ 90%。

（8）睡眠效率

睡眠效率指总睡眠时间占总记录时间的百分比。一般以＞ 80% 作为正常参考标准。青少年的睡眠效率应≥ 90%，而中老年则应≥ 65%。

3. 阻塞性睡眠呼吸暂停低通气综合征患者的睡眠结构改变

OSA 患者睡眠结构紊乱，浅睡眠增多，深睡眠减少，觉醒时间增多，睡眠效率降低，因此患者主诉常有白天嗜睡、困倦乏力、头痛、记忆力下降、注意力不集中、精神萎靡等，通过 PSG 监测发现 OSA 患者有明显的睡眠结构紊乱、各期睡眠所占比例严重失调、睡眠周期不全。浅睡眠（1 期）占整夜睡眠时间的 65.18%±17.72%；深睡眠（3 期 +4 期）时间明显缩短，仅占 0.38%±0.89%，觉醒时间明显增加，从而导致大脑学习记忆功能受损。OSA 患者的记忆障碍是大脑广泛性损害的后果，这种病理生理变化是由夜间反复发生的间歇性低氧血症和睡眠剥夺引起对缺氧敏感的海马杏仁核等结构受到损害导致。同时，OSA 患者食欲旺盛、白天嗜睡、精神萎靡、记忆力明显减退与海马杏仁核因缺氧而受损关系密切，而以上症状又加重 OSA 患者的肥胖，使病情进一步加重。

OSA 患者睡眠时微觉醒明显增多，同时伴有较多的腿动、呼吸紊乱、鼾声和氧减事件。OSA 比单纯鼾症患者微觉醒明显增多，说明 OSA 患者的睡眠是一种极不稳定的睡眠，患者频繁觉醒，睡眠进程不断被打乱。据报道，OSA 患者 REM 睡眠仅占 11.37%±9.17%，可见在 OSA 患者中有明显的 REM 睡眠剥夺现象。有人认为 REM 睡眠时相是脑组织处理代谢产物的最佳时期，强力胸腹运动对上气道机械感受器的刺激也是患者觉醒的重要机制，频繁觉醒打乱了患者睡眠的自然过程，使患者无法进入深度睡眠。

睡眠具有其他生理活动不能代替的功能，充足的睡眠有助于促进个体恢复精力和体力、增强个体免疫功能、促进儿童和青少年生长发育、加速清除日间沉积的代谢废物和毒物、提高认知功能和大脑处理加工信息的效率等。睡眠医学领域的学者围绕睡眠的生理功能展开了大量的探索，重要发现如下：①波士顿大学的研究者通过脑电图结合磁共振成像技术发现，在 NREM 期睡眠过程中，伴随着有节律的慢波脑电信号的出现，血液会周期性大量流出大脑，脑脊液进而涌入对大脑进行"清洗"，以清除大脑中的代谢废物，故良好的睡眠有助于清除脑内堆积的毒素和代谢废物。②华盛顿大学医学院的研究者发现经过整夜的睡眠剥夺，受试者脑脊液中 tau 蛋白水平增加了近 50%，β-淀粉样蛋白也增加了 30%，随后研究者在动物模型上进一步探索睡眠剥夺对 tau 蛋白扩散的影响，结果显示睡眠剥夺会促进小鼠脑中的病理性 tau 蛋白转移到多个脑区，这说明睡眠在记忆巩固和遗忘中发挥重要作用。以往研究认为 δ 波期间大脑皮层处于沉默状态，但一项来自法国的研究发现，δ 波期间大脑皮层并不完全沉默，少数皮层神经元仍保持活动以促进长期记忆的形成；另一项来自加利福尼亚大学旧金山分校的研究显示，睡眠时存在两种功能相反的脑电波——慢振荡和 δ 波，慢振荡能够强化记忆，而 δ 波能够削弱记忆。

睡眠还与机体的免疫功能密切相关。德国图宾根大学的研究者发现整夜睡眠剥夺后机体 T 细胞的工作效率显著降低，这可能是由睡眠剥夺后 T 细胞整合素的黏性蛋白水平降低和肾上腺素等水平增高导致的；另一项来自美国宾夕法尼亚大学的研究发现果蝇体内能够分泌一种抗菌肽 NEMURI，NEMURI 不仅能够抗感染，还能促进睡眠功能，揭示了生病时机体昏昏欲睡这一现象的生物学机制。这一系列研究不仅有助于了解不同睡眠时相的特征和生理功能，也为全面解析睡眠时的脑功能奠定了基础。

慢性间歇性缺氧是一种奇特的低氧

只要氧分压低于正常标准，即可称为低氧。根据低氧发生的原因和表现特点可分为急性低氧和慢性低氧。根据低氧发生的规律，又可分为持续性低氧和 IH。许多呼吸病，尤其是慢性呼吸病均可以引起低氧，但多为慢性持续低氧，包括慢性阻塞性肺疾病（chronic obstructive pulmonary disease，COPD）、特发性肺间质纤维化（idiopathic pulmonary fibrosis，IPF）、重症哮喘和慢性充血性心力衰竭，上述疾病引起的低氧均具有持续性，短期内很难恢复到正常水平，在急性加重期或夜间，其低氧水平会进一步加重，甚至达到呼吸衰竭的标准。唯有 OSA 引发的低氧十分独特：一方面，在临床未治愈之前，低氧可以长期存在；另一方面，低氧多发生于夜间睡眠过程中，故可被称为睡眠依赖性低氧。此外，最重要的特点是这种低氧多变且不稳定，具体表现为以下 3 个方面。

（1）频度不断变化

OSA 患者在一天晚上可发生几十次甚至几百次呼吸暂停和低通气，相应血氧分压（PaO_2）/SpO_2 均会发生不同程度的下降。病情程度不同的 OSA 患者，甚至同一患者在夜间不同时间低氧发生的频率 / 频度都在不断变化，无规律可循。

（2）幅度不同

不同患者或同一患者在不同时间节点上，由于上呼吸道狭窄程度不同、呼吸中枢兴奋性不同，发生呼吸暂停或低通气时引起的血氧下降幅度也各异，总的规律是呼吸暂停时血氧下降幅度大于低通气，结果呈现不同的 PaO_2/SpO_2 下降曲线交织在一起，十分复杂。

（3）斜度（坡度）不同

在夜间睡眠过程中，每发生一次呼吸暂停后总会发生努力呼吸，以恢复正常呼吸，相应每次出现 PaO_2/SpO_2 下降，不管幅度多大，其后必然会出现复升，可能复原到基线水平，也可能达不到基线水平，但总会复升（图1）。这样就会出现复升坡度不同的问题，夜间睡眠过程中的不同时刻发生呼吸暂停后血氧复升的斜度不尽相同。

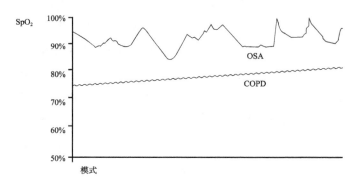

图1　不同模式的低氧

同一名 OSA 患者，尤其是中、重度 OSA 患者，夜间 SpO_2 曲线呈现一种十分杂乱，有时甚至看不出任何规律的改变。目前临床上用以反映 OSA 患者夜间低氧的参数只有以下 4 种：最低 SpO_2、平均 SpO_2、氧减饱和度指数（oxygen desaturation index，ODI）、SpO_2 小于90% 的时间占总睡眠时间的百分比。很显然，即使将这 4 种参数结合在一起也无法全面、准确地反映和概括 OSA 患者夜间发生低氧的复杂性。从这一点来看，目前我们对 OSA 患者夜间低氧的认识还是比较肤浅和不全面。曾有学者把 OSA 患者的 IH 比作急性心梗患者心肌梗死后发生的缺血再灌注，其实这种比喻并不十分恰当。冠脉的缺血再灌注发生相对缓慢，起码要几个小时，甚至经历几天，而且多为一次性（心梗复发不在此列），而 OSA 引发的低氧不同，这种缺氧－复氧过程历时数秒钟，很少超过 1 分钟，而且一个晚上会发生几十次、上百次。机体内环境的稳定对于保证机体各项生理功能稳定以至生命稳定都是十分重要的，包括体温、酸碱度、渗透压、PaO_2/SpO_2、二氧化碳分压（PCO_2）等，像 OSA 患者夜间睡眠过程中发生的血氧、CO_2 和酸碱度反复强烈震荡，对于机体各项功能的损害无法估量。

CIH 是 OSA 的重要生理病理特征之一，是引起全身靶器官损害的关键环节，建立 CIH 动物与细胞模型是研究 OSA 靶器官损害机制的基础。

4. 慢性间歇性缺氧动物模型的建立与评价

（1）间歇吸入低氧气体模型

1992 年，Fletcher 等首创间歇吸入低氧混合气体的大鼠模型，利用特殊装置使试验动物交替吸入低氧与常氧气体，实现周期性 SpO_2 降低（通常 < 80%）与恢复，从而模拟 OSA 患者夜间反复发生的缺氧再氧合过程。该模型优点为可方便快速地调节低氧程度、低氧持续时间与 IH 频率等参数，从而满足不同程度 IH 研究的需求。该模型具有操作简单、无须限制动物饮食与活动、可同时进行较大样本量研究等优点。缺点是 IH 模式单一，不能完全模拟 OSA 患者复杂多变的 IH 状态；也不能模拟 OSA 患者气道阻塞引起胸膜腔内负压增加与反复微觉醒等过程；气体交换过程可能引起试验舱内 O_2 浓度分布不均匀，导致动物缺氧程度不均衡，从而影响试验结果；气体脉冲引起的噪音也可能干扰动物睡眠。

（2）自发性 IH 模型

①天然动物模型

如英国斗牛犬软腭较长、口咽部狭窄，可引起睡眠期间上气道反复阻塞与 IH。肥胖的尤卡坦猪存在睡眠期上气道阻塞导致 IH。新西兰肥胖小鼠睡眠期可自发地反复发生吸气相气流受限与呼吸活动增强，与 OSA 患者的睡眠期呼吸事件相类似。这类模型模拟 OSA 发病过程，主要用于发病机制研究。不过，由于动物成本昂贵，不同个体间 CIH 程度存在较大差异，难以进行较大规模研究。

②诱导类似体位相关的睡眠呼吸暂停低通气

该模型以猫为对象，可引发呼吸努力增加、胸膜腔内负压增加与觉醒增多、睡眠期改变等与 OSA 相似的生理病理过程。然而，该模型具有装置较复杂、试验前还需进行睡眠剥夺、试验期间需限制猫的体位等缺陷，此外，该模型引起的氧合下降频率与程度多为轻度，很难用于研究重度 CIH 对机体的影响。

③向上气道内注射胶原诱发间歇上气道阻塞模型

每 2 周向猴子腭垂、舌体与咽侧壁注射 1 mL 液态胶原诱发睡眠期上气道阻塞。该模型可模拟上气道结构异常引起的间歇低通气与相关觉醒、胸膜腔内负压增高与睡眠分期改变等 OSA 相关病理生理改变。

（3）间歇通气阻断模型

间歇通气阻断模型在引起 IH 的同时可造成胸膜腔内负压增加与睡眠片段化，便于同时研究多种机制的影响。

①间歇通气阻塞模型

20 世纪 80—90 年代的研究中将犬、羊、牛与猪等较大型哺乳动物麻醉后进行气管切开，并置入人工管道或球囊，当脑电与肌电监测到动物处于睡眠状态时，间歇关闭或打开气道内的人工管道或球囊，实现间歇通气阻塞，从而模拟 OSA。之后，有研究将麻醉大鼠气管切开后置入并固定末端封闭的中空硅胶管，硅胶管外侧端与压力监测和供给系统连接。该类模型不限制动物活动，可快速有效地调节呼吸暂停低通气持续的时间、频率等参数，缺点是操作复杂、需特殊装置、难以同时进行较大规模研究。

②特殊面罩通气阻断模型

将麻醉 SD 大鼠戴上配备两条通气管道的特殊面罩，其中一条与大气相通；另一条可供给空气流以避免重复呼吸。通过自动调节电子阀门调节通气，两条管道均开放时大鼠可吸入空气，当两条管道皆关闭时能模拟上气道阻塞。该模型无须对大鼠行有创操作，可同时对较多动物进行研究。但该试验中大鼠处于麻醉状态，会对部分研究造成干扰，且难以进行较长时间的 IH 研究。

③头部密闭通气阻断模型

将 SD 大鼠头部置于与其大小相适应的圆锥形试验舱内，舱壁上装有压力与 CO_2 传感器，并设有时间依赖性调节的空气入口。空气进入时，舱顶部的阀门打开，以保证气体流通和舱内压力的平衡。通气阻断时，入口自动阻断气体供应并关闭舱顶部的阀门，使头部处于完全密闭的舱内。利用该模型建立单次阻塞 5 秒、60 次 / 小时的 IH，可引起 CO_2 水平显著增加、SpO_2 周期性降低至 85% ± 1%。该类模型中大鼠无须麻醉与有创操作，但须限制其饮食与活动。

④上气道弹性膜通气阻断模型

将 SD 大鼠置于空气流通的试验舱内，在其上气道易塌陷部位置入特殊装置，并与电脑控制系统和压力供给系统连接。程序指令给予压力时，可使上气道特殊装置内的弹性膜突出以阻塞气道，停止给予气流压力后，弹性膜回到初始状态即解除对上气道的阻塞。利用该模型建立单次阻塞 15 秒、60 次 / 小时的 IH，能周期性引起呼吸努力增加 3 倍左右，以及 SpO_2 周期性下降。目前该类 IH 模型仅用于研究 IH 对内皮功能的影响与机制。该类模型装置复杂，须对大鼠进行侵袭性操作。

⑤口鼻气囊通气阻断模型

将小鼠麻醉后仰卧位固定于特殊装置上，口鼻部正对弹性气囊，充气时气囊可紧贴小鼠口鼻部以造成通气阻断，放气时解除阻塞。控制系统周期性给予气囊正负压，使其充气与放气，造成小鼠间歇性通气阻断。该系统配备多个弹性气囊，可对多只小鼠同时进行 IH。单次阻塞 6 秒、120 次 / 小时的 IH，可以引起胸膜腔内负压的周期性增加（10.0 ± 2.2）cmH_2O、SpO_2 周期性降低至 86.4% ± 1.9%，而单次阻塞 10 秒可使 SpO_2 降低至 76.6% ± 2.0%。但是，单次阻塞 8 秒或 10 秒可造成某些小鼠由于缺氧在试验过程中死亡或在 6 小时试验结束之后 SpO_2 不能恢复至正常水平。此模型不仅能引起 IH，还能模拟上气道阻塞引起的呼吸努力增加与 CO_2 水平增加等过程，更接近 OSA 病理生理过程。该模型尚存在一定缺点，如头部密闭、特殊面罩与口鼻气囊通气阻断模型的阻塞部位为人工外气道，而非 OSA 患者上气道；大部分研究须对试验动物进行麻醉与有创操作；动物活动与饮食受到限制，成本较高；试验设备要求较高与操作较复杂，不能进行睡眠监测与难以模拟长期的 CIH 等。

总之，间歇给予低氧气体的动物模型虽然不能模拟 OSA 患者胸膜腔内负压增加与睡眠片段化等重要的病理生理改变，但目前应用最为广泛。自发性睡眠期 IH 模型是较理想的模型，但动物成本高，IH 程度难以控制，部分模型操作复杂且有创，难以进行大样本研究。间歇通气阻断模型能模拟上气道阻塞引起机体 IH 与胸膜腔内负压等 OSA 特征，但大多存在需要麻醉、操作较复杂且有创、需要特殊装置、限制动物饮食与活动等缺点。

5. 慢性间歇性缺氧细胞模型建立与评估

细胞代谢与存活均需要氧，但并不是所有细胞都具有氧感应能力。只有氧感应细胞才能感知氧分压的变化，提高氧运输到组织的能力，以维持氧的内稳态，保证细胞的基本代谢与基因转录。

（1）细胞类型

用于 IH 试验的细胞通常来自克隆的细胞系、人或动物组织细胞，模拟体内氧感应细胞在 IH 时的状态是研究 OSA 多系统损伤机制的基础。常用细胞系有 PC12 细胞、海拉细胞、内皮细胞、血管平滑肌细胞、单核细胞、脂肪细胞等。克隆细胞通常在含有 5% ～ 20% 胎牛血清、1% 青霉素 / 链霉素的培养基中培养 1 ～ 3 周，每 2 ～ 3 天更换一次培养基。IH 细胞试验通常将要研究的细胞经消化后铺在多孔细胞板中，调整细胞浓度至 $5 \times 10^4 \sim 1 \times 10^7$/孔，将细胞板放在培养箱内进行 IH 试验。

（2）细胞造模方法

① IH 细胞培养舱

IH 细胞试验一般采用特制低氧培养舱，通过编写程序，控制两个混合气体钢瓶处出口阀门开闭，从而使培养舱产生 IH 的暴露环境。舱体容积通常在 16.5 ～ 3.2 L，采用温控器、加热湿化器与微孔滤膜来保证培养舱的温度为 37 ℃、湿度在 45% ～ 70%，CO_2 浓度控制在 5% 或 10%，培养舱中要求无菌环境，试验同时应用 O_2 分析仪、CO_2 监测器监测培养舱中的 O_2 与 CO_2。IH 的气体模式通常采用常氧气体与低氧气体交替，造成低氧 / 再氧合的循环模式。以低氧气体洗脱培养舱中的气体，即 IH 时段，之后以常氧气体洗脱低氧气体，即再氧合时段，反复循环。洗脱时应注意气体流速，气体流速与舱体容积有关。

不同试验 IH 的频率设置和低氧气体的氧气浓度不同。低氧气体的 O_2 浓度通常为 0 ～ 10%，每次低氧时间在 15 秒 ～ 24 小时之间，复氧浓度在 20% ～ 21%，每次复氧时间在 45 秒 ～ 24 小时之间，试验持续时间在 45 分钟 ～ 7 天。目前细胞试验的 IH 模式大体分为 3 种：A. 一次低氧时间通常为 15 ～ 30 秒，一次复氧时间通常为 15 秒 ～ 10 分钟；B. 一次低氧时间为 2 ～ 30 分钟，一次复氧时间为 3 分钟 ～ 1 小时；C. 一次低氧时间为 1 ～ 24 小时，一次复氧时间为 1 ～ 24 小时。目前较为常用的 IH 模式为第一种模式与第二种模式，第三种模式多用于肿瘤细胞研究。

②IH 细胞培养基

由于氧气在水中的溶解率较低，采用培养环境内短时间缺氧 / 复氧模式，培养液内氧浓度的同步波动较困难。此外，培养环境缺氧 / 复氧模式，单位时间内间歇性缺氧 / 复氧循环次数较少，难以模拟中、重度 OSA 的 IH 周期（AHI > 30 次 / 小时）。因此，有学者提出直接针对培养基内氧浓度波动的 IH 造模方法，建立迅速、准确、高频率的缺氧 / 复氧模型。2012 年，Tsapikouni 等设计了一种生物反应器，可获得高频 IH 细胞模型，以模拟重度 OSA 的间歇性缺氧过程。该模型包括 3 个部分：A. 培养基预处理系统。通气管置于容器的底部，释放不同浓度的气体，预平衡培养基，形成缺氧或常氧培养基。B. 特殊液体流动系统。管道底部装有两个转向相反的微型"泵"，分别连接预平衡的培养基。C. 特殊细胞培养器。细胞接种于厚 18 mm 玻片后置于有孔的细胞培养皿上。交替开启微型"泵"后，缺氧或常氧培养基即可迅速充满培养细胞周围。研究者发现，培养基内氧浓度由 20% 降至 5% 仅需 10 秒，且可通过调节微型"泵"的运转速度，实现不同的缺氧 / 复氧循环次数，最大可达 60 次 / 小时。

③培养细胞的缺氧 / 复氧模式

虽然第二种方法中不同浓度气体预平衡培养基的模式可以直接改变细胞生存环境内氧浓度，但是长期高频率的液流波动将产生流体剪切应力，造成培养细胞的机械性损伤。因此 Campillo 等提出直接针对细胞的缺氧 / 复氧模型，包括 3 个部分：A. 透气的生物膜。一般为聚二甲硅氧烷，氧扩散速度为 $3.5 \times （10 \sim 5）$ cm^2/s，高于 O_2 在水中扩散速度。B. 胶原或明胶包被聚二甲硅氧烷膜，有利于细胞贴壁于聚二甲硅氧烷膜。C. 细胞底部的气体流通系统，周期性供应不同浓度的氧气，实现细胞的缺氧与复氧。

④模型评估

理想的 IH 细胞模型建立成功与否的评估方案是监测培养基中的氧分压。目前模型仍存在一些不足：A. 气体流动加重培养基蒸发情况，导致培养基厚度改变，可使溶氧时间等细胞环境发生变化。B. 细胞试验培养基缺乏红细胞的高携氧能力，氧浓度低于人体与动物试验，无法完全模拟 OSA 效应。C. 长时间 IH 试验需要更换细胞培养基，易导致 pH 等指标改变，而对溶氧电极监测溶氧产生影响。

6. 慢性间歇性缺氧的损伤机制研究

CIH 是 OSA 引起多系统功能异常的重要病理生理机制，目前认为 CIH 引发全身多系统损害的机制主要包括以下几个方面。

（1）CIH 导致交感神经兴奋性增高

睡眠中反复发生呼吸暂停和低通气，造成 IH，直接导致交感神经兴奋性增强，收缩血管作用增强，而舒张血管作用减弱。而交感神经异常兴奋是 OSA 合并高血压、心律失常的主要病理生理学机制之一。CIH 可通过影响外周化学感受器活性与中枢神经系统的调控导致交感神经兴奋性增高。CIH 增加颈动脉体对低氧的敏感性，使交感系统异常兴奋，这可能与 CIH 增强低氧对颈动脉体球细胞 TASK 样钾通道的抑制作用而促进球细胞去极化相关。动物研究表明，CIH 暴露的大鼠在每次急性低氧刺激后颈动脉体感受器活性逐渐上升，且在终止低氧刺激后 60 分钟内颈动脉体感受器活性仍高于基线水平，提示 CIH 暴露下颈动脉体的化学反射性存在长时程易化，这或许能解释 OSA 患者在白天低氧解除情况下仍存在异常交感兴奋。CIH 致颈动脉体化学反射性增强的分子机制可能与颈动脉体线粒体呼吸链复合体 I 活性下降、氧自由基生成增加、内皮素 –1（ET–1）释放增加、ETA 受体表达增加、肾素 – 血管紧张素系统激活和还原性辅酶 2（NADPH）氧化酶激活相关。

此外，CIH 可降低下丘脑室旁核神经型一氧化氮合酶（nNOS）

水平，减少一氧化氮合成而增强交感活性。CIH 还可促进下丘脑室旁核中 NADPH 氧化酶表达，增加氧自由基水平，诱导氧化应激与炎症反应并增加局部神经元活性，而脑室内注射超氧阴离子清除剂四甲基哌啶可逆转上述改变并降低 CIH 暴露大鼠交感活性。这些结果提示 CIH 可通过作用于中枢神经系统的多个区域而增强交感活性。

（2）氧化应激和炎症反应

OSA 患者睡眠中反复出现 IH 和再氧合可产生类似于缺血 – 再灌注的损伤，促使白细胞活化，导致白细胞内活性氧持续过量生成，产生过多的超氧化物自由基等，直接损害内皮细胞，引起各种炎症因子的释放，诱导白细胞向血管内皮细胞游走、聚集，触发动脉粥样硬化等一系列病理生理过程。近年研究发现 OSA 主要能引起 4 类血浆炎症细胞因子的升高：细胞间黏附分子 –1（ICAM–1），血管细胞黏附分子–1，P-选择素，炎症介质及细胞因子，如白介素–1（IL–1）、白介素–6（IL–6）、肿瘤坏死因子 -α（TNF-α）、C- 反应蛋白（C-reactive protein，CRP）和金属蛋白酶等。这些细胞因子参与内皮损伤，促进粥样斑块的形成和发展。

（3）CIH 与血管内皮功能障碍

由于 IH 和复氧引起的氧化应激和炎症反应可引起内皮功能失调，NO 水平下降，ET 分泌增加，NO/ET 比值下降。NO 下降可引起血小板聚集，白细胞黏附，组织细胞抗氧化作用减弱，自由基生成增多，血管平滑肌细胞增生，移行，血管通透性增加及脂蛋白进入内皮细胞，促使内膜斑块增厚，动脉粥样化硬块形成等。ET–1 升高可促使心肌收缩，血管收缩，血管阻力增加，冠状动脉痉挛，此外 OSA 患者内皮细胞生长因子水平升高，可以促进血管平滑肌细胞增生，引起血管重构，管腔狭窄，并可引起动脉粥样硬化斑块的破坏，进一步引发白细胞黏附等，加快动脉粥样硬化及急性冠脉综合征的发生。

CIH 可致内皮源性收缩血管因子 ET–1 与舒张血管因子 NO 表达失衡，进而影响血管舒缩张功能。CIH 通过激活 RhoA/Rho 激酶 2/ 活化 T 细胞核因子 c3 通路诱发内皮细胞损伤，增加 ET–1 水平，降低内皮型一氧化氮合酶表达与 NO 水平，进而减弱乙酰胆碱诱发的血管舒张反应。CIH 还可增加内皮素受体 A 表达而增加血管对 ET–1 反应性，并降低内皮素受体 B 表达而减少 ET–1 清除与 NO 生成从而抑制血管舒张。CIH 可诱导血管内皮细胞凋亡，其可能机制包括抑制 Trx–1/Txnip 信号通路、激活线粒体凋亡通路、抑制内皮细胞自噬与激活 AngII-PLC-IP3 通路诱导的内质网应激反应等。CIH 亦可通过诱导氧化应激与炎症反应而致血管内皮损伤。CIH 暴露小鼠主动脉组织氧化应激丙二醛水平升高而抗氧化酶超氧化物歧化酶活性降低。CIH 还可通过激活细胞外信号调节激酶信号通路与核转录因子信号通路上调主动脉周围脂肪组织白介素 –6 与单核细胞趋化蛋白 1 表达，应用 IH 暴露后脂肪细胞上清液刺激内皮细胞可增加其 NF-κB p65 核内移并上调 MCP–1 表达，提示 CIH 可诱导血管周围脂肪组织的炎症反应，进而促进炎症因子释放而导致血管内皮损伤。

（4）血液的高黏、高凝状态和纤溶系统异常

OSA 患者慢性低氧刺激肾球旁细胞产生更多促红细胞生成素，使红细胞生成增多。另外，交感神经兴奋，应激增加，出汗多。肾系血管紧张素 – 醛固酮系统作用加强，夜尿明显增多。打鼾、张口呼吸使呼吸道水分蒸发增多，这些原因均使血浆容量减少，红细胞增多，致使血液黏度增加，红细胞压积增高。血流缓慢，微循环滞缓，容易形成血栓。许多研究发现 OSA 患者处于血栓前状态，血液呈不同程度的高浓、高盐、高凝、高聚状态，主要表现在：血小板黏附和聚集功能增强，血浆纤维蛋白原浓度升高，纤溶系统活性减弱。这些因素相互作用，促进血栓的形成和动脉粥样硬化的发展。

（5）CIH 与糖代谢异常

① CIH 与胰岛细胞功能障碍

CIH 暴露小鼠的胰岛细胞线粒体 ROS 水平升高，激素原转化酶 1 表达降低，导致前胰岛素原向胰岛素转化受抑制而降低胰岛中胰岛素水平；同时，胰腺细胞变形，萎缩且凋亡增加，胰腺组织中丝裂原活化蛋白激酶信号通路激活，且其下游 IL–6、TNF-α 与白介素 –1b 等炎症因子水平明显升高，提示 CIH 诱导的氧化应激与炎症损伤是导致胰岛细胞功能障碍的机制之一。另外，糖尿病小鼠模型研究显示 CIH 可通过诱导胰腺脂肪酸代谢紊乱，游离脂肪酸水平升高并促进长链脂肪酸生成而对胰腺产生毒性作用。

② CIH 与胰岛素抵抗

交感活性增强可通过促进糖原分解、糖异生与脂肪组织脂解作用，并抑制骨骼肌葡萄糖摄取，诱发胰岛素抵抗。CIH 是否通过增强交感活性来诱导胰岛素抵抗目前尚无定论。CIH 可升高空腹血糖，增加胰岛素抵抗指数，促进基础肝糖原输出，上调糖异生过程中的关键酶——磷酸烯醇丙酮酸羧化激酶与葡萄糖 –6- 磷酸酶表达，增加肝脏血管平滑肌的交感神经纤维数量，同时还抑制骨骼肌中胰岛素诱导的蛋白激酶 B 磷酸化。

内脏脂肪组织的氧化应激反应、炎症反应与内分泌功能在胰岛素抵抗的发生、发展中起到重要作用。CIH 诱导脂肪组织中巨噬细胞线粒体呼吸链功能紊乱而加速 ROS 生成，并促进巨噬细胞向 M_1 型促炎巨噬细胞极化，而 M_1 型巨噬细胞数与胰岛素抵抗程度相关。CIH 暴露小鼠 HOMA-IR 指数与胰岛素耐受试验中血糖水平均高于对照组，CIH 上调内脏白色脂肪组织中真核起始因子 2a 磷酸化与激活转录因子 4 表达，激活内质网应激反应，减少白色脂肪组织中调节性 T 细胞水平并增加巨噬细胞浸润，而生长停滞与 DNA 损伤诱导蛋白 45 与蛋白激酶 RNA 样 ER 激酶单基因或双基因敲除可逆转 CIH 所致的损伤，提示 CIH 可通过激活白色脂肪组织内质网应激反应而诱导白色脂肪组织炎症反应与胰岛素抵抗。另外，研究还显示，CIH 可下调血浆与脂肪组织中脂联素水平，上调瘦素、抵抗素与丝氨酸蛋白酶抑制剂水平，提示脂肪组织内分泌功能紊乱也可能介导 CIH 所致的胰岛素抵抗。

此外，骨骼肌与肝脏也是发生胰岛素抵抗的重要器官，CIH 可诱导骨骼肌与肝脏中胰岛素抵抗，且与低氧诱导因子（hypoxia inducible factor，HIF）通路和胰岛素信号通路调控异常相关。

（6）CIH 与认知功能障碍

① CIH 与神经元细胞凋亡

研究显示，CIH 暴露动物模型中大脑皮层与海马区 ROS 生成增多，NADPH 氧化酶系统活化，硫氧还蛋白水平下调、环氧化酶 2/ 前列腺素 2 通路激活，内质网应激反应增强，CRP、TNF-α 与 IL–6 等炎症因子水平上调，同时神经元细胞凋亡显著增加，提示 CIH 可诱导大脑皮层与海马区等低氧敏感区域氧化应激与炎症反应而促进神经元细胞损伤与凋亡。

② CIH 与突触可塑性受损

大脑皮层与海马区突触传递效率异常也是 CIH 致认知功能障碍的机制之一。海马区长时程增强是学习记忆的重要神经生物学基础，兴奋性谷氨酸受体 N– 甲基 –D– 门冬氨酸与长时强化密切相关。CIH 可减弱海马 CA1 区神经元群峰电位的诱导与维持，抑制海马区齿状回兴奋性突触后电位，其机制可能与 CIH 诱导海马 CA1 区 N– 甲基 –D– 门冬氨酸 NR1 受体阳性的神经元凋亡与抑制齿状回颗粒细胞下层神经生成相关。也有研究显示，CIH 导致海马 CA1 区神经元突触前膜兴奋性传递增多，突触后膜谷氨酸受体表达增加，异常兴奋的 NMDA 受体可介导细胞内钙超载等产生兴奋性毒性作用，改变下游信号通路活性，抑制记忆相关蛋白脑源性神经营养因子表达，进而诱导神经元凋亡。

（7）CIH 与恶性肿瘤

Almendo 等首次在黑色素瘤动物模型中发现 IH 可促进肿瘤增生与

转移，随后多个研究亦证实 OSA 样 IH 模式可促进肿瘤恶性行为。目前 IH 促肿瘤的相关机制可能包括 IH 诱发氧化应激损伤、免疫系统调节异常与促肿瘤血管生成等。

① CIH 与 DNA 损伤

反复低氧复氧可诱导大量 ROS 生成，进而直接损伤 DNA，同时抑制抑癌基因表达与 DNA 损伤修复通路而导致 DNA 异常复制。大量 ROS 还可损伤 NF-κB、AP-1 等信号转导因子功能而影响多个抗氧化应激与抗感染通路，进而加重氧化应激损伤。由于微环境血供不稳定等因素，肿瘤组织可长期暴露于 IH 中，合并 OSA 可进一步加重肿瘤组织氧供的不稳定性进而加重肿瘤组织中 ROS 所致的 DNA 损伤而加速肿瘤进展。

② CIH 与免疫系统调节异常

免疫系统调节异常在肿瘤进展中起到重要作用。CIH 可诱导小鼠肺上皮 TC1 肿瘤周围脂肪组织中肿瘤相关巨噬细胞极化为 M_2 型巨噬细胞并向肿瘤组织浸润。CIH 还可促进调节性 T 细胞与髓源抑制性细胞被招募至肿瘤组织，降低肿瘤中 $CD8^+$ T 细胞，抑制细胞毒 T 细胞活性，从而抑制机体抗肿瘤免疫反应。在 CIH 暴露的 Lewis 肺腺癌模型中，COX-2 抑制剂塞来昔布可降低巨噬细胞与 LLC1 肿瘤细胞中 PGE2 表达，抑制肿瘤相关巨噬细胞（tumor-associated macrophage，TAM）向 M_2 型极化，减少肿瘤组织调节性 T 细胞与髓源抑制性细胞浸润，并抑制肿瘤增生，提示 CIH 可能通过激活 COX-2/PGE2 通路来影响肿瘤微环境中的免疫调节而促进肿瘤增生与侵袭。另外，OSA 患者中循环恒定自然杀伤细胞水平低下，且与 AHI、氧减指数与血氧饱和度低于 90% 的总时间成负相关，体外试验进一步证实低氧可诱导 iNKT 凋亡，提示 IH 可能导致 iNKT 功能异常而抑制其抗肿瘤作用。这些结果均提示 IH 可致机体免疫调节功能异常，改变肿瘤微环境而促进肿瘤进展。

③ CIH 与肿瘤血管生成

血管生长因子通路是肿瘤新生血管形成的主要调控机制之一。临床研究证实 OSA 患者中血清血管生长因子水平升高，且与夜间低氧相关。在黑色素瘤小鼠模型与肾癌小鼠模型中，CIH 可升高血浆血管内皮生长因子水平，且与肿瘤组织血管密度与肿瘤间质血管内皮细胞密度呈正相关。研究还指出 IH 可诱导巨噬细胞血管生长因子表达，但不能显著升高肿瘤细胞与血管内皮细胞中血管生长因子表达水平，提示 IH 可能通过促进肿瘤间质细胞，如巨噬细胞等表达血管生长因子来促肿瘤血管生成，而非直接作用于肿瘤细胞或血管内皮细胞本身。血管生长因子受上游缺氧诱导因子 1 调控。缺氧诱导因子 1a 是缺氧诱导因子 1 的活性亚基。皮肤黑色素瘤组织缺氧诱导因子 1a 表达水平与夜间氧减指数相关。在 HCT-116 肠癌细胞中，IH 暴露显著增加缺氧诱导因子 1a 表达水平，同时可促进其下游糖酵解、细胞外基质重塑与血管生成相关基因的表达。

④ CIH 与外泌体传递

CIH 暴露小鼠中提取的血浆外泌体可促进 TC1 肿瘤细胞增生与迁移，并破坏血管内皮细胞屏障。外泌体 miRNA 与 TC1 肿瘤细胞 mRNA 表达谱的整合分析提示 IH 可致外泌体中 11 种 miRNA 表达变化而影响肿瘤细胞中相关信号通路，如腺苷酸激活蛋白激酶通路与 Hippo 通路的活性，进而改变肿瘤与周围组织的信息转导而促进肿瘤进展。

⑤ CIH 诱导正常细胞癌变

CIH 本身是否能诱导正常细胞癌变目前尚不明确。Teresa 等将 18 月龄的 Swiss CD1 小鼠暴露于 IH 3 个月后发现其重度 IH 组肿瘤发生率（皮肤、肝脏与肺中至少有一个器官发生恶性肿瘤）显著高于轻度 IH 与常氧组，其中肺癌发生率显著增加，但皮肤癌发生率并无差异，提示 IH 可增加衰老过程中肿瘤发生且不同组织器官对损伤的敏感性不同。

应重视睡眠呼吸暂停过程中产生的胸膜腔内负压大幅度波动对人体的危害

正常人在吸气时由于吸气肌收缩，胸膜腔内压可降为 –10 cm-H_2O，对人体无害，而 OSA 患者在发生睡眠呼吸暂停时必然要重新恢复呼吸，这时胸部、颈部吸气相关肌肉必须大力收缩，方能克服呼吸暂停时已经关闭的上气道的抵抗重复，恢复呼吸。据测量，这时胸膜腔内负压可达到 –80 ～ –60 cmH_2O。胸膜腔内负压降到如此水平，而且常常反复发生胸膜腔内负压的大幅度波动，必然会引起以下一系列改变，从而对人体产生危害。

（1）势必使上、下腔静脉回心血量明显增多，而回心血量的增加必然会增加右心室舒张期充盈量，增加右心前负荷，继而增加肺循环血量、左心室前负荷和左心排血量和收缩压。

（2）增加心脏各房室和大血管剪切力损伤，造成心血管损害。

（3）增加心脏各房室二尖瓣、三尖瓣和胸腔内大血管的向外牵张力，心房、心室向外扩张，瓣膜关闭不全，据报道，与主动脉夹层的形成有关。

（4）引发胃食管反流病（gastro-esophageal reflux disease, GERD），胃内容物反流到口咽部不仅会引起和加重咳嗽，还会引起咽喉部化学性炎症，使咽喉部水肿加重，上气道口径缩小，加重 OSA，形成恶性循环。OSA 患者中发生 GERD 的概率可高达 70% ~ 80%，对呼吸系统可产生广泛影响，涉及支气管哮喘、COPD、特发性间质纤维化，甚至肺癌。

（5）继发觉醒和微觉醒，从而引发睡眠片段，使睡眠结构发生变化，效率降低。

临床上直接测量胸膜腔内压及其变化需要胸腔内插管，很难广泛开展，目前比较常用的方法是通过食道间接测量胸膜腔内压，这也属于有创检查，患者难以接受。限于检查方式，学者对胸膜腔内负压大幅度波动的危害缺乏足够的认识。

7. 动物试验研究：肥胖和急性呼吸暂停促进房颤的发生

为了进一步评估房颤的发生机制，Iwaski 等以肥胖（ORS）和消瘦大鼠（LRS）为研究对象，通过气管插管人为关闭气道停止通气 40 秒，然后再恢复通气模拟 OSA，采用食管测压法测量动物胸膜腔内压，肥胖大鼠基线胸膜腔内压为（−18.2 ± 1.0）mmHg，呼吸暂停后胸膜腔内压为（−39.6 ± 2.5）mmHg（$P < 0.001$）。而消瘦大鼠基线胸膜腔内压为（−18.2 ± 0.7）mmHg，呼吸暂停后胸膜腔内压降至（−44.1 ± 3.4）mmHg（$P < 0.001$）。提示无论是肥胖大鼠还是消瘦大鼠呼吸暂停发生后其胸膜腔内压均显著降低。阻塞性呼吸暂停期间 28 只 ORS 大鼠中有 24 只成功诱发出房颤（85.7%），而 LRS 组中 18 只大鼠只有 5 只诱发出房颤（27.8%）（$P < 0.001$）。超声心动图检测显示肥胖大鼠由于舒张期功能障碍出现左室肥厚。ORS 组中 OSA 可以引起左房扩张，左房内径显著增加，显著高于 LRS。研究结果提示，肥胖和急性呼吸暂停对于促进房颤具有协同作用。用力吸气引起的左房扩张和舒张期动能障碍对于肥胖 OSA 患者心律失常发作是一种重要的促进因素。

OSA 事件常常合并发生重复努力吸气以对抗上气道关闭，从而引起胸膜腔内压大幅度波动（–80～–60 mmHg）。这种胸膜腔内负压大幅度变化会增加心脏跨壁压力梯度，对心脏直接产生扩张力。同时还会引起自主神经失衡，干扰心室复极，引发心律失常。为了进一步确定 OSA 患者发生 OSA 期间产生的低氧和胸膜腔内负压变化对于心室复极的影响，Lin 等以猪为研究对象，通过气管插管短时关闭（2 分钟）气道模拟呼吸暂停，短时低氧 10 秒模拟 OSA 时的低氧。结果显示气道关闭后 2 分钟即可产生胸膜腔内负压，并可引起 RT 和 Tp-Te 间歇延长，提示心肌复极延长，而这种变化可被事先注射阿替洛尔、行去肾交感神经术抑制，但是不能被交感神经阻滞剂（阿托品）抑制，相反单纯低氧不会影响心室复极，该作者的结论是阻塞性呼吸暂停期间发生的胸膜腔内压波动可影响心室复极的变化，但是中枢性呼吸暂停时则观察不到这种变化。因为这些变化主要是由交感神经兴奋性升高引起的。这可能代表了 OSA 患者猝死机会增加机制。OSA 不仅会表现为低氧和高碳酸血症，还会出现长时间的胸膜腔内负压降低和波动，而在中枢性 OSA 时则观察不到胸膜腔内压的波动。该研究应用 10 秒低氧加上胸膜腔内负压模拟 OSA，发现可以引起 RT 和 Tp-Te 延长，这与 OSA 患者中发生的变化十分相似，相反同样时间的单纯低氧而没有胸膜腔内负压则不会引起 RT 或 TP-Te 的延长。这些结果提示胸膜腔内压的变化，即使没有低氧也会引起心室复极的变化，引起的心室复极变化的主要机制是胸膜腔内负压，与单纯低氧关系不大。

8. 人体研究：胸膜腔内负压大幅度波动时对机体产生的不良影响

既往研究证实，Muller 动作可以逼真地模拟 OSA 患者睡眠过程中发生胸膜腔内负压变化的情况和交感神经活性的增加。MM 动作时胸膜腔压力下降可使右心室容积迅速增加，同时还会引起右心室充盈跨壁压增加，右室射血分数下降，同时胸膜腔内负压的变化也会影响到左室后负荷，心脏每搏量和输出量下降，在一定程度上左室依从性降低，左室舒张期压力升高。

Orban 等的研究表明在进行 MM 动作时右室射血分数显著降低，Koshino 等进一步研究表明在 MM 动作过程中由于 S 和 SR 的改变，左、右心室进一步变化，肺动脉跨壁压力增加，右室后负荷增加，胸膜腔内负压的变化损害了右室的机械性能。对于年轻而且无合并症的人来说，胸膜腔内负压的变化对其左、右心的机械性能也具有明显的不良影响。这些发现有助于我们进一步、更好地理解 OSA 患者特有的病理生理变化——胸膜腔内负压下降和波动对于心功能的损害作用。得出的最后结论是即使健康成人进行 MM 动作，其左、右的 S 和 SR 也会显著降低。这些结果提示胸膜腔内压的变化可以迅速损害心室的机械性能，这对于今后进一步研究 OSA 患者心功能损害机制提供了有益的启示。该研究的局限性在于 MM 动作只能模拟、复制 OSA 患者的病理生理改变，包括胸膜腔内压下降、心脏动力学改变及儿茶酚胺的释放水平，但不可能完整地复制出 OSA 患者身上发生的 OSA 全过程（包括睡眠片段、低氧等）；同时本研究的测量技术也存在一定的难度和局限性。

OSA 的特点是胸膜腔内负压明显下降，会引起左心室后负荷增加。如果这种胸膜腔内负压的变化发生于原本就有功能性二尖瓣反流的患者身上则会使其反流量增加。为了证实这种假设，Pressman 等采用 MM 动作作为 OSA 的模拟器，应用 Doppler 超声心动图对 15 例 EF ≤ 35%，研究之前即存在功能性二尖瓣反流（mitral regurgitation，MR）的患者进行研究，分别在试验开始前（基线）、MM 动作期间和动作后检测二尖瓣反流情况，结果显示在 MM 动作过程中 MR 显著增加，在 MM 动作过程中由于右房排空减慢，左室排空也会减慢，同时胸膜腔内负压会发生巨大的变化。本研究的最重要发现是 MM 动作期间 MR 可以很快减少，但其后可以很快恢复，这就可能为 OSA 加重心力衰竭和继发房颤问题提供可能的治疗机制。其实 OSA 患者在每天晚上睡眠的过程中都可能发生数百次类似 MM 动作引发的变化，这些变化不断地积累，日复一日，年复一年，就会使心脏发生持久性结构和功能改变。上述研究结果阐明了 OSA 引发 MR 变化的机制，提示 OSA 可能使人体更容易发生房颤和其他心律失常，促进心力衰竭的发生和发展。

大量研究表明静息状态下吸气时产生的 nITP 可以降低右心房压力，增加静脉回流，增加心脏前负荷，增加左、右心每搏血量和心输出量。非常重要的是成人常见的 OSA 时 nITP 可以降到 $-20\ cmH_2O$，甚至 $-40\ cmH_2O$，当胸膜腔内负压从 $-20\ cmH_2O$ 降到 $-40\ cmH_2O$ 时可使左室搏出量减少，这主要是通过心室跨壁压力的变化实现的，通过后负荷增加而发生的。

最近研发的一些无创性非侵入技术可以适时评估胸膜腔内负压的作用，这些技术包括全身血压测量、颅内压和脑血流测量。Winklewski 等的文章中列表显示了当胸膜腔内负压从 $0 \sim -20\ cmH_2O$ 和从 $-40 \sim -20\ cmH_2O$ 时心脏每搏量、心输出量、心率、血压、颅内压、脑脊液流动压力和脑血流量的变化，从中可见即便是非常高的吸气阻力仍可增加脑血流量（通过降低颅内压），而胸膜腔内压 $\leqslant -20\ cmH_2O$ 最常见于成人 OSA（表 4）。

表 4 胸膜腔内负压的作用

变量	胸膜腔内压从 $0 \sim -20\ cmH_2O$	胸膜腔内压从 $-40 \sim -20\ cmH_2O$
心每搏输出量 心排出量	增加	降低
心率	无变化 或增加	增加 或开始增加，其后恢复为基线水平
动脉血压	增高	无变化 或开始降低，其后增加

（续表）

变量	胸膜腔内压从 0 ～ -20 cmH₂O	胸膜腔内压从 -40 ～ -20 cmH₂O
交感神经系统活性	无变化	开始降低，其后增加
颅内压	降低	不清楚
大脑灌注压力	增加	不清楚
脑血流	当胸膜腔内负压≤ -90 cmH₂O 增加 当胸膜腔内负压＞ -90 cmH₂O 时无变化	增加

OSA 患者中发生的 CIH、睡眠觉醒、交感神经长期过度兴奋和血管收缩加上 OSA 期间发生的胸膜腔内负压波动均可使心脏每搏容积和心排出量下降，并影响组织灌注。阻塞性呼吸暂停事件发生过程中的心脏每搏容积、心输出量下降的原因如下，胸膜腔内负压下降可使静脉向右心回流增加，心脏负荷增加，低氧引起肺血管收缩，进而增加右心后负荷。Kasai 等通过临床研究证明应用 CAPA 治疗 OSA 可以迅速消除呼吸暂停和 IH，降低交感神经活性，减轻胸膜腔内负压过度降低及波动程度，降低左室跨壁压，综合改变是通过降低右室的前、后负荷及左室后负荷从而减轻心肌负荷，预防心力衰竭，但本研究的局限性在于没有直接测量睡眠期间患者的胸膜腔内压力。

许多文献往往只是在文章的前言或讨论中提到在胸膜腔内负压情况下机体可产生的不良影响，包括引起觉醒，睡眠片段，自主神经动能失调，内皮细胞功能障碍和心脏重构，IH 同时引起交感神经兴奋性升高共同引起心律失常，用力吸气引起的胸膜腔内负压的变化造成心脏跨壁压的改变和大血管扩张，可能是动脉夹层和的危险因素。OSA 可引起胸膜腔内压大幅度增加，从而增加左室后负荷。

最后还有一个问题，就是在不同文献中报道胸膜腔内负压测定结果时所用的单位不同。有文献报道吸气相胸膜腔内负压最大可达 -80 cmH₂O，但也有文献报道用力吸气时胸膜腔内负压为 -39.6 mmHg

或 –80 mmHg，还有文献报道的胸膜腔内负压为 –80 mbar。出现这样的矛盾实属荒谬。在正常生理状态下，平稳的吸气时胸膜腔内压力可达 –10 cmH$_2$O，据此判断 OSA 患者用力吸气时胸膜腔内负压最大值可达 –80 cmH$_2$O 是可能的，但达到 –80 mmHg 几乎是不可能的，因为按照公式换算 –80 mmHg 应为 –110 cmH$_2$O。国内文献中偶然也出现过上述错误，以后应注意。

睡眠呼吸暂停与其他疾病的关系

9. 我国高血压流行病学调查中几乎没有将阻塞性睡眠呼吸暂停作为重要因素

早在 1972 年，学者们就发现 OSA 患者中有血压增高现象，逐渐认识到 OSA 与高血压常常合并发生，OSA 是继发性高血压的重要原因，但直到 2003 年美国预防、检测、评估与治疗高血压全国联合委员会第七次报告中才明确将 OSA 列为继发性高血压的重要原因之一。来自不同人群的流行病学调查研究发现，高血压患者中 OSA 患病率为 30% ～ 50%，而 OSA 患者中高血压患病率高达 50% ～ 90%，难治性高血压患者中 OSA 患病率为 83%，两者之间关系十分密切。笔者曾回顾 1991—2011 年国内专业期刊中有关高血压流行病学研究报告（共纳入样本 70 篇，分别统计分析研究作者、发表杂志及年代、进行流行病学调查的地区及影响高血压发病的相关危险因素，统计结果为年龄、性别、民族、心率、腰围、肥胖与超重、BMI、遗传因素、高血脂、高尿酸、脑卒中、糖尿病、冠状动脉粥样硬化性心脏病、睡眠质量、紧张和焦虑、职业与文化程度、城乡与地区分布、过量饮酒、高盐饮食、吸烟、家庭收入、性格、婚姻情况、缺乏体育运动、蔬菜摄食量过少、摄入脂肪过多），发现这些研究调查中未有一篇涉及 OSA。

国内外大量的研究结果已经证实，OSA 是高血压发病的一个重要的独立危险因素，无论国外还是国内有关 OSA 与心血管疾病的专家共识均明确地将 OSA 列为继发性高血压的重要原因。

目前认为 OSA 引起高血压的机制比较复杂，主要包括以下几个方面：①交感神经兴奋性增强及由此引起的儿茶酚胺类物质增多。②全身性炎症反应。③氧化应激反应增强，氧化 – 抗氧化失衡。④睡眠片段导致睡眠结构紊乱。⑤胸膜腔内压大幅度波动对于血流动力学的不利影响及其引起的心血管剪切力损伤。⑥血液流动学改变，血流黏滞度升高，高凝状态和纤溶系统功能异常。⑦肥胖。⑧内分泌代谢异常。此外，许多研究结果证实，治疗 OSA 能有效地控制继发于 OSA 的高血压。因此目前认为如果从治疗 OSA 入手有效地解决 OSA 引发的高血压将对高血压整体防治具有重要作用，有利于大幅度减少心脑血管事件的发生。

随着对疾病的认识逐渐深入和发展，过去所说的原因不明的疾病，如今已能够确定其病因，同样在今天原因不明的，说不定明后天或将来某一天又会明确其原因。在认识 OSA 和 OSA 与高血压的关系之前，学者常将 OSA 引起的高血压认为是原发性高血压，也常按照原发性高血压去进行治疗，疗效当然不理想。20 世纪末至 21 世纪初，学者才开始认识到 OSA 可以引起和加重高血压，OSA 是继发性高血压的重要原因。2008 年美国心脏协会 / 美国心脏病学基金会联合发表的《睡眠呼吸暂停与心血管疾病科学声明》明确指出，约 50% 的 OSA 患者患有高血压，至少 30% 的高血压患者伴有 OSA，而这部分患者的 OSA 多被漏诊，从而贻误了必要的治疗。

笔者回顾性分析了国内发表的有关高血压流行病学调查结果，包括从 20 世纪末到 21 世纪初全国级和地方各省、市、县级的流行病学调查，在涉及高血压发病相关危险因素中均没有注意到 OSA 这个重要问题。如果说在 2003 年之前国际上尚未明确 OSA 与高血压发病的关系，没有注意到 OSA 这一问题尚情有可原，而在 2003 年美国预防、检测、评估与治疗高血压全国联合委员会第七次报告中已明确将 OSA 列为继发性高血压的主要原因之一，其后近 10 年间发表的有关高血压的流行病学调查（34 篇）在有关高血压发病的高危因素中仍没有提及 OSA，则有些令人费解。其实笔者在回顾 70 篇流行病学调查报道时已经发现约有 27 篇报道中谈到肥胖，24 篇中认为 BMI 是高血压的独立危险因素，这已接近 OSA 了，有大量证据表明肥胖是 OSA 发病的独立危险因素，可惜没有沿着这一条思路进行深入思考和研究。当然，在高血压的流调中考虑和加入 OSA 这一危险因素是有一定难度的，除了要询问相关症状，如睡眠中是否打鼾、白天嗜睡外，还需要进行某些特殊检测，如多导睡眠监测（polysomnography，PSG）或便携式睡眠呼吸监测（portable monitoring，PM），在进行流调时就可以仅对高危人群抽样进行 PM 检测。

大家不仅在高血压流调中忽视了 OSA，平时只要稍加留意就会发现，难治性高血压危险因素的研究，特别是在难治性高血压住院患者的危险因素和顽固性高血压治疗对策中均很少注意到 OSA 这个问题。当然国内也有少数学者注意到这个问题，如杨春华在《难治性高血压病因分析》中就已将 OSA 列为难治性高血压的原因，男、女性患者中 OSA 综合征引起的难治性高血压分别占 6.7%、1.9%。严方涛等报道 112 例难治性高血压中 OSA 只有 5 例（4.5%），这要比国外报道的 83% 低得多。

国内有关高血压的患者知晓率、治疗率和控制率的报道很多，最新、最权威的报道中高血压患者血压控制率最好也不过是 10%。为了探求其原因，许多研究者对这个问题做了非常详细的调查研究，但其中绝大多数没有提到 OSA。试想，如果仍旧将由 OSA 引发的继发性高血压当作原发性高血压进行治疗，单纯地服用各种降压药或不断地更换降压药物的品种、增加剂量，而不触及其根本病因——OSA，那么治疗效果不佳，血压降不下来，或不能维持稳定的理想状态，也在意料之中。如果至今仍对此漠然置之或听之任之，则会影响到高血压防控。

《中国高血压防治指南（2010年修订版）》在继发性高血压一节提到OSA，这无疑是一个很大的进步，却没有在难治性高血压一节涉及这个问题。在继发性高血压病因排序中，相关共识将OSA列在第六位，居醛固酮增多症之后，将慢性肾病列在第一位，却没有给出排序的文献依据，缺乏说服力。

国内在高血压研究和防控中对于与其关系十分密切的OSA却没有给到足够关注，势必会影响国内高血压的防控水平。中国医师协会高血压专业委员会与中华医学会呼吸病学分会睡眠呼吸障碍学组共同制定了《阻塞性睡眠呼吸暂停相关性高血压临床诊断和治疗专家共识》，希望能够切实地促进国内高血压的防控工作。

10. 应重视 OSA 与主动脉夹层发病的关系

主动脉夹层（aortic dissection，AD）又称为主动脉夹层动脉瘤，简称为主动脉夹层，是指主动脉腔内的血液通过内膜破口进入动脉壁中层并进一步剥离延伸形成假腔和血肿，从而引发一系列的临床症状。AD少见但不罕见，近年来其发病率有逐年升高的趋势，每年达（10～29）/100万。急性AD病死率很高，如不及时诊治，急性AD患者24小时内病死率为21%～25%；48小时内如不及时治疗，病死率高达50%；2周内病死率约为80%；1年病死率高达90%。AD患者的总医院内病死率高达27%；如不及时治疗，36%～72%患者会于诊断后48小时内死亡；62%～91%的患者会在1周内死亡。

AD的病因与以下因素有关：性别（男女比值约2∶1）、年龄（女性的平均发病年龄大于男性，67岁 vs.60岁）、主动脉扩张、动脉粥样硬化、心血管危险因素（如高血压）、吸烟、主动脉炎、怀孕、创伤、使用药物（如可卡因）、遗传因素（如先天心血管缺陷、综合性遗传疾病、非综合征型家族性 AD 等）。

在发病机制方面，AD 的基因研究是重点。AD 是多基因疾病，多基因共同作用、相互协调促进 AD 形成，另有一些与 AD 密切相关的基因易感性疾病同时也验证了基因的改变与作用。Muller 和 Koullias 等通过基因芯片检测发现约 66 个基因在 AD 病变的动脉中的表达与对照组相比有显著差异，这些具有表达差异的基因主要为参与炎症反应的基因、血管壁细胞外基质的蛋白水解基因、细胞增殖生转录和翻译基因、黏附蛋白基因和细胞骨架蛋白基因。

AD 的治疗包括药物保守治疗、血管内支架治疗和外科手术治疗。药物保守治疗适用于慢性病变、B 型 AD 或应急治疗，单纯的血管内支架治疗适用于简单病变，而对于复杂的、累及主动脉瓣或升主动脉的 AD，外科手术是根治 AD 的主要治疗手段。Stanford A 型 AD 病死率高，预后极差，一旦确诊，外科手术是主要的治疗方法，但手术创伤范围大，手术过程复杂、环节多，术中深低温停循环，围手术期并发症多且危重，导致手术死亡率偏高。随着外科手术技术、麻醉技术和体外循环技术的改进，监测水平的提高与术后管理的改进，Stanford A 型 AD 术后死亡明显减少。但术后神经系统、呼吸系统损害和急性肾功能损伤等并发症直接影响到术后治疗效果，使患者滞留 ICU 的时间延长，远期预后不佳。A 型患者术后低氧血症发生率高，对机体影响较大，围手术期病死率仍高达 25%。AD 术后急性肾功能损伤发生率可高达 30%，严重者需行肾脏替代治疗，不仅延长了 ICU 治疗时间，而且对远期生存率影响较大，神经系统并发症发生率也很高（18%）。截瘫和轻瘫是全胸、腹主动脉替换术的重要并发症，严重影响患者生活质量。Stanford A 型 AD 一期全主动脉替换手术难度大，手术时间长，脏器缺血风险高，病死率与并发症发生率一直较高。近年来，需要二期手术进行全胸腹主动脉替换的患者数量逐渐增多。

Sampol 等于 2003 年首次提出了 OSA 与 AD 的发生、发展可能有关，且发现 AD 患者中 OSA 的患病率更高，此后不断有文献报道 OSA

与 AD 存在密切联系，OSA 可能通过多种病理生理学发病机制影响 AD 的发生、发展和预后。Sampol 等比较了 19 例胸 AD 患者和年龄、性别、肥胖指数匹配的高血压患者，发现 AD 患者合并重度 OSA 的比例是对照组的 7 倍，AD 患者的 AHI 为（28±30）次/小时，显著高于对照组（11±10）次/小时（P=0.032）。在一项调查急性 AD 患者睡眠状况的研究中发现，急性 AD 患者中有 62.4% 合并睡眠呼吸障碍，患病率显著高于一般人群，且这些患者的平均 AHI 高达（22.0±7.5）次/小时。

Ryo 等于 2011 年观察了 29 例 AD 患者和 59 例严重打鼾的对照者，发现 AD 患者 3% 氧减饱和度指数增加明显，OSA 患者中 AD 的发生可能与 IH 有关。Yanagi 等观察了 95 例 AD 患者，发现在 AD 患者中 OSA 的发生率为 12.6%，AD 合并 OSA 者多为高胖体型，多为年轻合并高血压者。张学为等自 2009 年开始通过柏林问卷调查分析发现，AD 患者中 OSA 的发生率较高，OSA 可能与 AD 的发生相关。2014 年，张学为等对比研究了 82 例 Stanford B 型夹层及无主动脉疾病病史的 OSA 易患人群，发现 Stanford B 型夹层患者中 OSA 的发生率为 81.7%，而对照组为 67.2%，AD 患者的睡眠呼吸暂停指数、4% 氧减饱和度较对照组明显升高，夜间 SpO_2 降低，AD 的发生与 OSA 相关。

（1）OSA 对 AD 发生和预后的影响

目前认为马方综合征患者是 AD 的高危人群。研究发现，当马方综合征患者合并 OSA 时，将更早发生因 AD 破裂需要手术或导致死亡的主动脉事件。在针对急性 AD 患者的研究中也发现了类似规律，即合并 OSA 的患者发生急性 AD 的年龄更轻。OSA 组患者年龄为（47.2±8.5）岁，而无 OSA 组患者年龄为（64.9±10.3）岁。Delsart 等对 71 例急性 AD 患者进行筛查，其中 81.7% 存在 OSA，43.6% 为重度 OSA。经随访观察发现重度 OSA 患者降主动脉假腔扩张比例显著升高。另一项针对 B 型 AD 的研究提示在 151 例患者中 66.2% 存在 OSA，OSA 与 AD 患者的部分假腔血栓形成有显著相关性，后者是 B 型 AD 患者不良预后的独立危险因素。有文献指出 OSA 是 AD 易感人群的危险因素，OSA 患者呼吸暂停反复发作，交感神经过度激活导致高血压；每次呼吸暂停后通过努力吸气以对抗上气道闭塞，使胸膜腔负压增高，伴随主动脉壁压力突然升高 – 降低波动，引发或加重 AD。Serizawa 等提出反复呼吸暂停和低通气对主动脉壁的机械应力，可影响胸主动脉瘤的大小，是独立于全身高血压的重要因素。另外，在马方综合征患者中观察到 OSA 较为普遍，提示 OSA 是主动脉根部扩张的风险因素。

近年来，学者们提出了 OSA 可能是 AD 发病的独立危险因素的假设。Kohler 等认为，OSA 是升主动脉直径增宽的独立危险因素之一。Sampol 等对 19 例 AD 患者和 19 例高血压患者行 PSG 监测，发现 AD 患者 AHI 指数明显高于高血压组（$P < 0.05$），AD 组患者 OSA 的发病率更高（41.6% ：20.8%，$P < 0.01$）。研究还发现，在 AD 患者中，OSA 组患者的平均年龄较非 OSA 组更小，OSA 组男女概率和 BMI 均明显较非 OSA 组高，故 OSA 有可能是相对年轻、肥胖的男性 AD 患者的独立危险因素。

（2）OSA 促进 AD 发生、发展的可能机制

①胸膜腔内负压波动

OSA 患者在呼吸暂停过程中需要增加吸气来努力对抗上气道梗阻，从而产生较大胸膜腔内负压的波动。研究结果表明，OSA 患者平均胸膜腔内负压为（53.6 ± 2.9）cmH_2O，最大负压可达 –147.4 mH_2O。与健康受试者胸腔内吸气压水平（$-8 \sim -5\ cmH_2O$）相比，OSA 患者在呼吸暂停过程中可形成更大的动能。这一胸膜腔内负压所形成的动能与主动脉管腔内的正压共同作用可牵拉血管壁向外，引起主动脉管壁的扩张，同时对血管壁产生病理性剪切力，破坏管壁正常结构，促使 AD 形成。OSA 患者因 OSA 事件所产生的促使主动脉扩张的额外压力中位数为 16.3 mmHg。另外，主动脉管壁的扩张和剪切力本身也是导致其发生动脉粥样硬化的重要因素，而后者则是 AD 形成的重要病理生理机制。Baguet 等发现，胸膜腔内负压增加，再加上血压的升高，主动脉跨壁压将明显升高。增高的跨壁压长期作用于主动脉壁，导致

主动脉结构、功能的损伤和 AD 的发生。

②交感神经兴奋性升高

OSA 患者睡眠过程中的呼吸事件可导致血氧下降和 CO_2 水平升高，刺激中枢和外周化学感受器，引起交感神经兴奋，呼吸事件伴发觉醒也可诱导交感神经兴奋。交感神经兴奋可引起血管收缩、儿茶酚胺释放增多和内皮功能障碍，而这些机制正是 OSA 引起血压升高的重要原因。长期重度血压升高可增加血流对主动脉壁的冲击，使主动脉营养血管处于痉挛、受压状态，引起中层平滑肌缺血、变性、坏死、弹力纤维断裂、胶原沉积和内膜破裂，从而导致 AD 的病理改变，而瞬间血压升高则是急性 AD 的主要诱因。早在 20 世纪 80 年代就有报道证实，有 30% ～ 50% 的 OSA 患者合并高血压，高血压是 AD 发生、发展最常见的危险因素，高达 70% 的 AD 患者合并高血压。

③IH

相关研究发现，AD 组患者的 3% 氧减饱和度指数较对照组明显升高，IH 是 AD 发生的独立危险因素。OSA 可导致氧分压降低和 CO_2 潴留，IH 可导致活性氧簇的激活、转录因子和黏附分子的高表达。一方面活性氧簇可降低 NO 活性，促使白细胞激活并黏附于血管壁，导致血管内皮的炎性反应；另一方面低氧可导致脂质氧化、单核 – 巨噬细胞在血管内皮黏附和血管平滑肌细胞的增生，这些与内皮的炎症反应一起导致动脉粥样硬化，低氧可导致交感神经系统兴奋，使血压升高，因此低氧在 OSA 导致 AD 中的作用可能是通过动脉粥样硬化和高血压的作用间接实现的。目前尚无研究证实，IH 是否可以直接导致弹力纤维和平滑肌细胞的退变而损伤主动脉，导致夹层的形成。

（3）OSA 与 AD 共病的治疗策略

OSA 与 AD 的发生相关，这给 AD 和 OSA 共病的治疗带来很大的影响。首先是 β- 受体阻滞剂的应用，β- 受体阻滞剂是 AD 患者控制血压、稳定心率的首选治疗药物。有研究认为，β- 受体阻滞剂可能加重 OSA。Sampol 等的研究发现，与对照组相比，AD 组有更多的患者

应用了 β- 受体阻滞剂，但两者的治疗效果差异并不明显。Planes 等的研究发现，高选择性 $β_1$- 受体阻滞剂（塞利洛尔）与安慰剂相比降压效果明显，且并未加重 OSA。Kraiczi 等的研究也发现，与其他类型的降压药物比较，选择性 $β_1$- 受体阻滞剂阿替洛尔并未加重 OSA，且降压效果更为明显。目前关于 β- 受体阻滞剂在 AD 合并 OSA 患者中应用的研究较少，且样本量普遍较小，因此目前 β- 受体阻滞剂的应用尚无确切的结论，还需要进一步的研究证实。

Cistulli 等于 1997 年研究发现，对于合并 OSA 的马方综合征患者，气道正压通气治疗可以使主动脉根部直径缩小，提示对于合并 OSA 的主动脉疾病患者进行积极治疗可能会改善其预后。Cistulli 等首次将 OSA 与主动脉病变联系到一起，并证实了 CPAP 对主动脉病变的治疗作用。AD 的发病过程中血压升高和动脉粥样硬化是主要的病理生理学改变，而 CPAP 治疗可有效降低难治性高血压患者和非难治性高血压患者的血压水平，有时还可减轻缺氧 – 复氧导致的炎症反应、血脂代谢异常和内皮功功能受损，继而预防动脉粥样硬化形成。这些证据间接提示 CPAP 治疗 OSA 可能预防 AD 的发生、发展，并改善其预后。

总之，OSA 与 AD 存在密切联系，OSA 是引起高血压和动脉粥样硬化的常见原因，而后者正是 AD 发生、发展最主要的病理生理基础。尽管小样本研究和个案报道已提示 AD 患者中 OSA 的患病率更高，合并 OSA 的 AD 患者更早发病，且预后更差，但仍需要大规模多中心的临床研究来证实二者的相关性。OSA 可能通过增加胸膜腔内负压波动、诱发交感神经过度兴奋、引起反复缺氧 – 复氧过程等机制促进 AD 的发生、发展，并影响其预后。尽管曾有文献证实 CPAP 治疗可阻止主动脉病的进展，大量研究也证实其可降低高血压患者的血压水平、预防动脉粥样硬化形成，但至今仍无针对合并 OSA 的 AD 患者进行 CPAP 治疗的临床研究发布。目前关于 OSA 与 AD 发生、发展关系的研究较少，且多为单中心的回顾性研究，尚缺乏大规模的流行病学调查。目前，对于 OSA 是否会影响 AD 的预后、CPAP 治疗是否可减少 AD 发生和改善 AD 的预后均无相关研究，OSA 导致 AD 的病理生理学过程仍需要进一步的探索。

（4）思辨与展望

据悉，AD 患者中同时存在 OSA 的概率为 12.6% ～ 81.7% 不等。由于心血管外科医师对 OSA 缺乏了解，且其诊断需要比较复杂的检测技术，可以肯定地说，AD 患者中 OSA 的患病率可能会比目前报道的数据更高。

至今尚未发现关于 OSA 患者中 AD 患病率的文献报道。按照疾病发生机制推测 OSA 患者中可能会有一定概率的 AD 发生，自然会产生一个问题——AD 与 OSA 之间的关系到底如何？据推测，两者之间的关系可能有以下 3 种：① AD 发生在先，由 AD 引起 OSA；② OSA 在先，由 OSA 引起或加重 AD；③两者同时发病。

前文已经谈到 AD 的发病危险因素包括性别（男性多于女性）、增龄、主动脉扩张和主动脉炎、高血压、动脉粥样硬化、糖尿病、吸烟、妊娠、创伤、药物和遗传因素（先天性血管缺陷），而 OSA 的高危因素为男性、增龄、肥胖、颌面部畸形（下颌后缩和小颌畸形）、鼻甲肥大、鼻中隔偏曲、Ⅱ度以上扁桃体肿大、腭垂肥大、腺样体增生、舌体肥大等。OSA 可以引起或加重高血压、动脉粥样硬化、冠心病、恶性心律失常、慢性充血性心力衰竭、2 型糖尿病、胰岛素抵抗和脑血管病等。

结合这两种疾病的高危因素与同时存在的合并症，可进行以下的分析和推测：由于这两种疾病均属慢性，很难准确判断两者是否同时发病。但根据发病危险因素分析，由 AD 引起 OSA 的可能性较小；相反，更可能由 OSA 引发 AD。因为引发 AD 的多种危险因素（男性、增龄、吸烟）同时也是引发 OSA 的高危因素或 OSA 的合并症（如高血压、动脉粥样硬化、2 型糖尿病）。目前已明确高血压患者中有 30% ～ 50% 合并 OSA，难治性高血压患者中有 85% 同时患有 OSA，而 AD 患者中高血压发生率高达 70% ~ 85%。长期以来，学者并没有认识到胸膜腔内负压夜间的反复大幅度波动在 AD 发病中的重要作用。在夜间睡眠过程中患者反复发生睡眠呼吸暂停，其后重复呼吸时为了抵抗已经关闭的上气道，人体需要用很大的力量启动吸气肌，从而产生一个很大的胸膜腔内负压（$-80 \sim -60 \, cmH_2O$），这样巨大的胸膜腔内负压必然会对心脏各房室、大动脉血管产生巨大的向外牵引力和扩张力。应该强调的是，患者在一个夜间内会发生数十次，甚至上百次这样的向外撕扯和牵引的过程，对大动脉而言无疑是一种巨大的损伤。同时，由于 OSA 患者多伴有不同程度的高血压，而且多发生于夜间到清晨，尤其是呼吸暂停期间收缩压和舒张压会发生幅度较大的一过性急剧升高，这种血管内的压力变化，必然会增加主动脉向外扩张的作用，主动脉血管处于内外夹攻之中，血流动力学不断发生急剧的变化。此外，OSA 患者常同时合并动脉粥样硬化，血管很容易发生退行性变，因而容易破损，这样在内扩外拉的综合作用下，血流很容易冲破主动脉内壁细胞层形成 AD，并且可以不断向下延伸（图 2）。

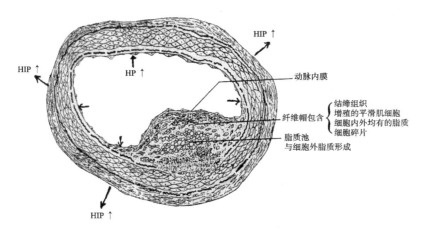

图 2　OSA 引起 AD 发病机制

　　综合来说，AD 的主要发生机制就是主动脉系统内压力升高而且反复波动，包括收缩压和舒张压，这属于血管内因素，而胸腔外的负压是造成动脉血管向外扩张牵拉撕裂的重要因素。同时主动脉又常常处于粥样硬化状态，缺乏正常的弹性和完整性，血管内膜极易被血流冲破，从而形成 AD，在这个过程中，胸膜腔内负压的作用尤为重要，据国际急性主动脉夹层登记处（International Registry of acute Aortic Dissections，IRAD）报道，AD 患者中血管内膜撕裂发生于升主动脉的占 65%，发生于主动脉弓的占 10%，发生于降主动脉的占 20%，只有 5% 发生于腹主动脉，也就是说 AD 发生于胸膜腔内主动脉占 95%，其实腹主动脉同样也会发生血压升高和粥样硬化，为什么绝大多数 AD 发生于胸腔内的大动脉呢？其解释只有一个，那就是在 AD 发生过程中胸膜腔内负压的作用是极其重要的，这可能是目前对于 AD 发病机制的最好解释。

AD 是一种大血管急症，其自然病死率在前期（24 ～ 48 小时）、中期（1 ～ 2 个月）和后期都很高，目前的治疗手段主要是心血管外科手术，手术创伤范围大，过程复杂。尽管近年来胸外科手术、麻醉技术、体外循环技术不断改进，术后监护水平不断提高，但围手术期病死率仍高达 25%，且术后呼吸系统、神经系统、急性肾损伤等并发症严重影响患者的近期生存率。此外，部分患者还要进行 Ⅱ 期手术，而目前的手术治疗并不能从根本上去除 AD 的病因，只能暂时减轻症状和改善血流动力学指标，因此必须寻找从根本上解决 AD 发病问题的更好的办法。从上文中可以看出，OSA 很可能是 AD 发病的上游因素和根本原因之一，若如此，从 OSA 着手治疗 AD 可能提高 AD 的治疗成功率，改善患者的生活质量。建议心血管外科医师应当与呼吸内科医师联手，在术前对全部 AD 患者进行 OSA 筛查，如果确定患有 OSA，在情况允许时应当首先治疗 OSA，方法包括体位疗法和 CPAP 治疗；如果情况不允许，即使先行外科手术治疗，如经术后监测证明患者存在 OSA，也应进行必要的治疗。这样可以降低术后复发率，避免二期手术。总之，我们完全有理由相信，从 OSA 入手很可能使 AD 的治疗发生一个很大的，甚至是根本性的改变。

11. 认识由慢性心力衰竭所引起的中枢型睡眠呼吸暂停综合征

　　1918 年，Cheyne 在一份病历回顾报道中详细描述了一位 60 岁、肥胖、卒中合并严重心律失常患者的情况，在其生命临终阶段出现了一种间断呼吸停止的异常呼吸模式。1854 年，Stokes 在专著中再次描述了这种周期性异常呼吸模式。为了纪念这两位学者的贡献，遂将这种异常的呼吸模式命名为 Cheyne-Stokes 式呼吸（Cheyne-Stokes respiration，CSR）。此后各种教科书，包括诊断学和呼吸病学、心血管病学和神经内科学教科书一直沿用这个名称，直到学者发现许多 CSR 多发生于睡眠期间，将这种发生在睡眠过程中的 CSR 称为中枢型睡眠呼吸暂停综合征（central sleep apnea，CSA）。由于两者之间的关系尚未完全搞清楚，故常统称为 CSR-CSA。后来发现 CSR 常常发生在 NREM 睡眠中第 1 期、第 2 期，部分患者清醒时也可发生 CSR。

（1）CSR 与 CSA

　　CSR 最多见于慢性充血性心力衰竭（chronic congestive heart failure，CHF）中，也可见于脑血管病、急性心力衰竭、肾功能衰竭和药物中毒等疾病，初上高原的正常人也可出现 CSR。但不是所有的 CSA 都会表现为 CSR，也不是所有 CSR 的呼吸暂停事件都是 CSA。某些 CHF 患者在其 CSR 的低通气和（或）呼吸暂停阶段可以表现为 OSA，但为数甚少。临床上最常见的呼吸暂停事件还是以 CSA 为主，其只特定发生于睡眠状态中，而 CSR 既可以出现于睡眠过程中，也可以出现在清醒状态下。所以，目前认为发生于睡眠状态中的 CSR 即为 CSA。清醒状态下发生的 CSR 常常预示心功能处于恶化状态。

　　发生 CSA 的主要危险因素包括男性、低碳酸血症、房颤和老龄，而肥胖并不是发生 CSA 的危险因素。心力衰竭患者发生 CSA 的高危因素的概率（矫正 *RR* 值）如下：男性，4.33（95% *CI*：2.50 ～ 7.52）；清醒状态下动脉血二氧化碳分压（$PaCO_2$）≤ 38 mmHg，4.33（95% *CI*：

$2.50 \sim 7.52$）；房颤，4.08（$95\%\ CI$：$1.74 \sim 9.57$）；年龄 $\geqslant 60$ 岁，2.37（$95\%\ CI$：$1.35 \sim 4.15$）。CSA 较少见于女性心力衰竭患者，可能与其男性激素水平有关，女性在 NREM 睡眠期出现呼吸暂停的低碳酸阈值更低，即女性需要更重的过度通气和更低的 $PaCO_2$ 才能产生 CSA。

早年的观察显示，OSA 患者气管切开后会出现 CSA，但 CSA 会随着时间的推移逐渐减少，据推测其原因是气管切开后患者会出现过度通气而引发 CSA。还有学者观察到 OSA 患者进行无创通气时 CPAP 压力滴定过度也可以导致 CSA，其机制在于压力滴定过度致使患者产生过度通气和 $PaCO_2$ 水平降低，从而抑制了呼吸中枢。

（2）CHF 发生 CSR-CSA 的机制

健康人群中基础 $PaCO_2$ 与发生 CSA 时的阈值之差（$\triangle PaCO_2$）为 $3 \sim 5$ mmHg，而发生 CSR-CSA 者的 $\triangle PaCO_2$ 仅为 $1 \sim 2$ mmHg。部分学者主张用 $\triangle PaCO_2$ 作为衡量呼吸系统稳定性及其发生 CSR-CSA 的指标，$\triangle PaCO_2$ 越小，呼吸系统越不稳定，CSR-CSA 发生率越高。

CHF 伴有 CSR-CSA 患者的 $PaCO_2$ 基础值在清醒状态或睡眠状态中都较不伴有 CSR-CSA 的患者低，因此伴有 CSR-CSA 患者的呼吸系统始终处于不稳定状态。即使一次较小的通气量改变，如微觉醒或睡眠状态转换时所引起的通气量增加都可使 $PaCO_2$ 低于阈值而触发 CSA。

CSA 通常不会单独发生，而是以呼吸暂停 – 低通气 – 过度通气的形式周期性出现。在 NREM 期间呼吸驱动反应主要依靠化学刺激，尤其是 CO_2 的刺激。如果 $PaCO_2$ 低于发生呼吸暂停时的 CO_2 阈值就会导致 CSA。事实上，NREM 期间低碳酸血症是大多数非高碳酸血症 CSA 患者呼吸驱动降低的主要原因，即此时低碳酸血症是根本原因，而中枢呼吸驱动本身并没有发生障碍。

睡眠中的微觉醒常常会引起通气量瞬时增加，甚至超过清醒状态下的最高水平。微觉醒之后若患者又立即进入睡眠阶段，由于此时睡眠紧随在一个高通气之后发生并可延续这种高通气，机体外周的

$PaCO_2$ 水平迅速降低到睡眠期发生呼吸暂停的阈值以下，则会再次发生 CSA，形成周期性的 CSR（即 CSA 呼吸模式）。在这个过程中微觉醒对保持周期性呼吸中的高通气状态起到关键作用，由于反复激发高通气和 $PaCO_2$ 水平降低，微觉醒可导致通气控制系统高度不稳定，并形成恶性循环。

心力衰竭患者出现的过度通气及其随后出现的 $PaCO_2$ 降低达到发生呼吸暂停的阈值在 CSR-CSA 发生过程中起到重要作用。慢性心力衰竭患者合并 CSR-CSA 时其肺动脉楔压、左室舒张末期容积比没有 CSR-CSA 的患者高，而且肺动脉楔压与 $PaCO_2$ 显著负相关。从这个角度来说，CSR-CSA 可以被视为 CHF 的一种特征性表现。有关研究结果显示，CSR-CSA 患者的肺动脉楔压较不伴有 CSR-CSA 患者高，$PaCO_2$ 降低。研究证实，CHF 患者的肺动脉楔压和左室充盈压与 $PaCO_2$ 成反比，与 CSR-CSA 发生率及其严重性成反比。

化学感受器增益效益的增强使中枢神经和外周化学感受器对 $PaCO_2$ 的变化产生过度应答，其反应可使机体通气量发生急剧变化，并持续降低 $PaCO_2$ 的水平，从而产生呼吸暂停和低通气。反复持续的过度通气反应使呼吸系统失去稳定性，表现为潮气量忽高忽低，呈现高通气、低通气、呼吸暂停交替出现模式，并形成恶性循环。

如果在清醒状态下，机体外周的 $PaCO_2$ 已经低于睡眠期发生 CSA 的阈值水平，在进入 NREM 睡眠时中枢神经系统即不再对呼吸肌发放冲动，因而形成 CSA。发生呼吸暂停期间，$PaCO_2$ 会逐渐升高到睡眠状态下的阈值水平，其后会重新触发一次呼吸。若有微觉醒发生，在睡眠状态已经达到阈值的 $PaCO_2$ 相对于清醒状态时的阈值水平而言就已经形成高碳酸血症，因而会触发高通气，其后会发生 CSA。

交感神经活动性增强可加强 CHF 患者的化学感受器增益效应，并通过突触机制介导 CSR-CSA 的发生，而 CSR-CSA 本身也可以在短期内迅速提高交感神经活性。研究发现，CHF 伴有 CSR-CSA 患者的纽约心功能分级较不伴有 CSR-CSA 者高。另外，CHF 伴有 CSR-CSA 者的交感神经活性较具有相同左心射血分数但不伴有任何呼吸障碍者高。

心力衰竭患者脑血流量下降，脑血管对 CO_2 反应性降低，故而容易出现高碳酸血症、睡眠呼吸不稳定和呼吸暂停。某些心力衰竭患者的 CSA 常与 OSA 共存，并会出现从 OSA 逐渐向 CSA 过渡，这一变化与循环时间延长和 $PaCO_2$ 向呼吸暂停阈值下移有关。反复发生 OSA 可以引起心脏后负荷反复波动。同时卧位时静脉回流增加，两者共同作用，引起左心室收缩功能降低，左心室充盈压增加，引起过度通气和低碳酸血症。

心力衰竭患者出现 CSA 后病死率增加，可能是由于 CSR-CSA 的出现反映心功能已极度低下，多因素分析提示 CSA 是引起死亡或需要心脏移植的独立高危因素。在一定程度上 CSA 是心力衰竭进展的一种标志，但尚无充分证据表明是否需要治疗心力衰竭患者的 CSA，更未说明如何治疗。与左心室功能正常者相比，心力衰竭患者中的 CSA 发生率高且预后不佳，因而，CSA 的存在提示医师应当加强对心力衰竭的治疗。CSA 是减少心力衰竭患者寿命的独立危险因素。从上面一系列论述中可以看出发生 CSA 实际上很可能是机体的一种保护性反应，防止 $PaCO_2$ 进一步降低或过度降低。

（3）可以影响 CSR-CSA 的处置措施及其效果

①吸入 CO_2

吸入 CO_2 和增加生理无效腔通气能够降低 CSR-CSA 的发生率。研究表明，提高机体 $PaCO_2$ 水平可以稳定呼吸系统，降低 CSR-CSA 的严重性。吸入丰富的 CO_2 混合气体（ $1\% \sim 3\%$ ）可消除 CSR-CSA。吸入 CO_2 疗法的有效机制在于可以提高 $PaCO_2$ 水平，使之保持在呼吸暂停阈值之上，从而稳定呼吸系统，降低 CSR 的发生率。此外，增加生理无效腔通气也可以通过提高 $PaCO_2$ 消除特发性 CSA。

②应用 β- 受体阻滞剂

目前认为应用 β- 受体阻滞剂可减轻 CSR-CSA 的症状，其机制可能是其可以明显降低因交感神经兴奋性升高所导致的高通气倾向。此外，β- 受体阻滞剂还可以有效提高部分 CHF 患者的左心射血分数，从而可以减少 CSR-CSA。

③心脏移植的效果

在心脏移植术后，近 80% 的 CSR-CSA 患者的左心射血分数回复正常之后，CSR-CSA 也随之消失。但仍有 20% 的患者心脏移植后持续存在 CSA，其尿中儿茶酚胺含量较术前明显降低，同时其心脏移植后左心射血分数已经恢复到正常范围，CSR 周期较前明显缩短，只表现为 CSA，而非 CSR-CSA。由此可见，心功能状态恶化才是 CSR-CSA 发生的必要前提，因此在 CHF 伴有 CSR-CSA 患者的治疗措施中，最重要的环节是提高心功能状态。

④安装心脏起搏器

伴有心动过缓的 CHF 患者安装心脏起搏器后 CSA 缓解，可能是因为安装起搏器可以增加心排血量，减轻肺瘀血，从而使呼吸控制系统趋于稳定，减轻高通气状态，提高 $PaCO_2$，减少 CSA 的发生。有学者认为安装心脏起搏器不仅可以增加心排血量，还可以缩短肺至化学感受器的循环时间，降低左室充盈压，从而削弱化学感受器的增益，降低过度通气，消除 CSA。相对于 OSA 患者而言，心脏起搏器对 CSA 患者疗效更加显著。应用心房超速起搏治疗也可以增加心排血量，减轻肺瘀血，降低呼吸反馈增益作用，减少通气，增加 $PaCO_2$，减少 CSA 和低通气。

⑤无创通气治疗

应用 CPAP 治疗 CSA 有效是因为其能使 $PaCO_2$ 升高，而应用双水平气道正压通气（Bi-level positive airway pressure therapy，BiPAP）治疗 CSA 无效是因为其引起过度通气和 $PaCO_2$ 降低。

短期应用适应性支持通气（adaptive support ventionlation，ASV）模式的疗效观察结果显示，ASV 可以改善 CHF 患者的睡眠质量，减少微觉醒发生，减轻白天的嗜睡症状和神经内分泌的活化作用，降低左心射血分数，降低血浆脑钠肽素和尿儿茶酚胺水平，ASV 比

CPAP、BiPAP 更能提高睡眠状态下的基础 $PaCO_2$ 水平。然而 2015 年的 SERVE-HF 研究发现，对左室射血分数降低的心力衰竭合并 CSA 患者使用 ASV 治疗会增加次要终点死亡率，因此紧急叫停该研究。这提示学者应当重新评价 ASV 通气治疗的长期疗效。

⑥移居高原后发生的睡眠呼吸暂停多是 CSA，而不是 OSA

有研究对平均 AHI 为 47.5 次 / 小时、平时居住在海拔低于 600 米地域的 OSA 患者在海拔 490 米、1860 米和 2590 米地域时进行 PSG 监测发现，随着海拔升高，夜间平均动脉血氧饱和度逐渐降低，分别为 94%、90%、86%，AHI 逐渐增加（分别为 47.5 次 / 小时、85.1 次 / 小时和 90 次 / 小时），主要以 CSA 增加为主（分别为 2.4 次 / 小时、25.4 次 / 小时和 51.3 次 / 小时），而阻塞性睡眠呼吸暂停低通气指数（obstructive apnea hypopnea index，OAHI）无明显变化。一项对 14 位登山者从海拔 1400 米地域进入 5000 米地域的研究显示，其中枢性呼吸暂停指数由 0 增加到 56，而阻塞性呼吸暂停指数由 11 减少到 2，故有学者认为高原性睡眠呼吸紊乱主要与低氧通气反应有关。短时间内进入高原后，人的低氧通气反应增加，导致动脉血氧分压下降，刺激颈动脉体周围化学感受器，使肺的通气量增加，肺泡 $PaCO_2$ 急剧下降，从而抑制呼吸中枢，导致中枢性呼吸暂停和周期性呼吸。此外，OSA 患者进入高原后，除原有的 OSA 外又出现中枢性睡眠呼吸暂停，导致血氧饱和度进一步降低，引起一系列相关反应。这可能与进入高原后空气密度降低或低氧通气反应有关。

CSR 是心力衰竭严重程度的一种标志，同时也或许是机体在心力衰竭状态下的一种保护性代偿机制。改变心力衰竭患者的 CSR 不一定对患者有利，我们还需要更多的研究来进一步明确改变 CSR 是否会影响心力衰竭的代偿机制和患者的预后。

12. 睡眠呼吸障碍可以引起呼吸衰竭

(1) 呼吸衰竭的定义和分类

呼吸衰竭是指各种原因引起的肺通气和（或）换气功能严重障碍，以致在静息状态下亦不能维持有效的气体交换而导致缺氧，伴或不伴有 CO_2 潴留，从而引起一系列生理功能和代谢紊乱的临床综合征，并除外心内解剖分流和原发于心排血量降低的原因，即为呼吸衰竭。具体指标为：海平面静息状态下 $PaO_2 < 60$ mmHg，伴有或不伴有 $PaCO_2 > 50$ mmHg。

根据呼吸功能障碍、起病急缓、疗程将呼吸衰竭分为以下两型。①急性呼吸衰竭：患者原来呼吸功能正常，由于某些突发原因，如气道阻塞、溺水、药物中毒、中枢神经肌肉疾病抑制呼吸，患者常在数秒或数小时内突发或迅速发生呼吸衰竭，病情危重，及时抢救方能挽救患者生命。②慢性呼吸衰竭：病情常在原有慢性肺部疾病（包括呼吸和中枢神经肌肉疾病）的基础上逐渐发生和加重，可在数日或更长时间内缓慢发展，肌体常可产生一系列代偿反应，最常见的有 COPD、支气管哮喘和 IPF。

根据病理生理和动脉血气分析将呼吸衰竭分为Ⅰ型呼吸衰竭和Ⅱ型呼吸衰竭。

(2) 睡眠呼吸障碍可以引发呼吸衰竭

睡眠呼吸障碍包括睡眠呼吸暂停和低通气，中至重度呼吸暂停和低通气持续时间过长均可引起机体氧合障碍，造成缺氧，甚至达到呼吸衰竭的标准。但目前在绝大多数内科学和呼吸病学专著中，并没有将睡眠呼吸障碍列入呼吸衰竭的病因，仅有少数专著提及这一点。早在 1998 年，黄绍光教授等就提出了这个问题，可惜并没有得到应有的重视。周燕斌曾报道不同程度的 OSA 患者在睡眠过程中 SpO_2 的变化，结果表明即使是轻度 OSA 患者，其入睡后的 SpO_2 均值仍低于 90%。

不同程度的 OSA 患者在睡眠过程中 $SPO_2 < 90\%$ 的时间（即氧减时间）可达 18.7 ～ 162.1 分钟。杨红军等的研究结果显示，不论是否合并脑血管疾病，呼吸睡眠紊乱患者的最低 SpO_2 均在 90% 以下。虽然在这些报道中作者并没有同时检测患者的 PaO_2，但根据氧解离曲线特征可知，当 SpO_2 为 90% 时，相应的 PaO_2 为 60 mmHg，尽管氧解离曲线的位置受血流 pH、机体温度和 2，3- 二磷酸甘油酸的影响，但可以认为在大多数情况下如果 $SpO_2 < 90\%$，相应的 PaO_2 低于 60 mmHg，可以认为符合呼吸衰竭诊断。

（3）睡眠呼吸障碍引发的呼吸衰竭的原因和机制

睡眠过程中由于呼吸中枢呼吸兴奋性降低，呼吸驱动障碍（以 CSA 更为突出）、解剖因素和功能性机制引起上气道阻塞，从而引发呼吸暂停（> 10 秒）或潮气量减少（低通气），以致每分钟肺泡通气量（VA）下降、缺氧和 CO_2 潴留。此外，长期发生睡眠呼吸障碍还会引起呼吸肌疲劳。至于引起睡眠呼吸障碍的具体病因大家都比较熟悉，此处不再赘述。

（4）睡眠呼吸障碍引发呼吸衰竭时临床表现及其特殊性

通过复习睡眠呼吸障碍引发呼吸衰竭的原因、机制和 OSA 的临床表现，并与临床上常见的急、慢性呼吸衰竭相比，发现这种类型的呼吸衰竭有以下几个特点。

①明显的发作性：具有明显的昼夜节律，即睡眠时发生，清醒时不发生。说得更准确些，应当是具有明确的睡眠依赖性，因为有些重度 OSA 患者白天，特别是中午睡眠时同样可以发生呼吸暂停和低通气，也可以引起呼吸衰竭。

②多变性：呼吸衰竭出现得快，消失得也快，有时甚至变换一下体位就消失，来也匆匆、去也匆匆，每次发生的程度不等，持续时间长短不一，缺乏明显的规律性。

③隐蔽性：由于这种类型的呼吸衰竭主要发生在夜间，因此具有

很大的隐蔽性，特别是早期、轻度患者，如果同室居住人不注意观察则很难发现，如果不尽早进行相关监测则很难确诊。

④由于这种呼吸衰竭发生原因机制与普通呼吸衰竭不同，其危害也与普通呼吸衰竭不同，主要表现为危害更多样、更特殊、更隐匿。

⑤一旦确诊，如果及时进行有效治疗常可收到满意的效果，这与COPD、IPF引起的呼吸衰竭截然不同。

（5）睡眠呼吸障碍引发呼吸衰竭的危害及严重性

对于睡眠呼吸障碍引起的呼吸衰竭危害的认识早期主要集中于低氧和 CO_2 潴留，认为长期重度缺氧会引起肺动脉高压，右心负担增加，进而引起肺心病和右心力衰竭，特别是如果 OSA 并发 COPD 时，病情进展更快、预后更差。

近年来，学者逐渐认识到睡眠呼吸障碍引起的呼吸衰竭危害远不止上文所述。目前因睡眠呼吸障碍可以造成全身多脏器损害，被学者认为是一种全身性疾病，包括引起或加重高血压、冠状动脉硬化性心脏病、夜间心绞痛；引起或加重多种严重性心律失常，特别是心脏传导阻滞、早搏；引发心力衰竭，特别是充血性心力衰竭，后者更多地表现为过去所说的 CSR（实际上是 CSA）。此外，睡眠呼吸障碍还可引起出血性脑血管病、缺血性脑血管病、癫痫、老年痴呆、2 型糖尿病、胰岛素抵抗等，而上述疾病的发生、发展均与睡眠过程中发生的 IH 有关，这种 IH 及其后发生的复氧，不仅会使机体发生不同程度的缺氧性损害，同时还会引起氧化应激，使氧化负荷增加。气道炎症、交感神经兴奋性增加、睡眠结构紊乱（如觉醒、微觉醒增加等）等复杂的病理生理改变交织在一起，互相影响，使这种呼吸衰竭更加复杂，危害更加全面和严重，这与一般的呼吸衰竭迥然不同。深入认识这种呼吸衰竭的危害，有助于我们深化对 OSA 的认识和丰富对呼吸衰竭的认识。

（6）睡眠呼吸障碍引发呼吸衰竭的命名和分类

依据呼吸衰竭过程中病理生理和动脉血气分析结果来分类，睡眠呼吸障碍引发的呼吸衰竭当属于 II 型呼吸衰竭，此点似无异议。根据睡眠呼吸障碍引起的呼吸衰竭起病急缓和病程长短进行分类或命名就比较麻烦，因为如果从 OSA 患者每个晚上均可发生呼吸暂停和低通气的实际情况来看，该病确实是急速发生，而且迅速恢复、持续时间较短，据此可以认为其属于急性呼吸衰竭。但与纵向观察相联系，这类患者几乎常年发作，夜夜发生呼吸衰竭，似乎又可划入慢性呼吸衰竭，而这种呼吸衰竭又与 COPD、IPF 不同。鉴于以上情况，笔者曾考虑可否将睡眠呼吸障碍引发的这种类型的呼吸衰竭称为"睡眠相关性呼吸衰竭"，或索性称其为"间歇性呼吸衰竭"，以区别于普通的慢性呼吸衰竭。当然这种命名是否合适，能否得到大家，包括国内外同道的认可，尚需经过讨论与推敲。

（7）对几种观点的争辩

2008 年第 9 期《中华结核和呼吸杂志》上刊登了笔者撰写的文章，题为《对睡眠呼吸障碍引起的呼吸功能衰竭的一些认识》，同期发表了另外 3 位同道的争鸣文章。笔者认为这是一种可喜的征兆，非常欢迎张希龙、王玮和罗远明 3 位同道发表意见，尤其是感谢王玮和罗远明，他们就 OSA 与呼吸衰竭的关系发表了一些不同的意见，促使笔者进一步思考这个问题，反复阅读了这两位同道的文章后，笔者觉得不能被他们的观点说服，所以再次撰文与其争鸣。

罗提出"虽然国际上对睡眠呼吸障碍及传统的呼吸功能衰竭有很深的认识，但并未将睡眠呼吸功能障碍所致的 IH 归为呼吸呼吸功能衰竭""如果把睡眠呼吸障碍所致的 IH 也称为睡眠相关性呼吸功能衰竭可能导致诊断上的紊乱""将其称为呼吸功能衰竭不利于相关领域的国际学术交流"。对此笔者有不同的看法。

其一，OSA 可引起不同程度的 IH，并且常常可以达到呼吸衰竭的水平，这是不争的事实。承认并且深入研究这种现象怎么会导致诊断上的混乱？难道否认或视而不见反而就不混乱了？其二，为什么目前国际上还没有人认为 OSA 所致的严重低氧应归属于呼吸衰竭，我们就不能首先提出这种观念吗？中国医师和学者面对这么多的病例，连这一点自信心都没有了？我国学者与国外学者的观点完全可能不同，怎么会不利于国际学术交流，大家可以就此进一步讨论嘛！日本学者的一些做法倒是很值得我们学习，1969 年日本学者最先提出弥漫性泛细支气管炎是一种独立的疾病，其后很长时间内西方学者并不承认，经过多年的研究、交流和讨论，最后西方学者也认为日本学者的观点正确。王、罗两位同道认为 OSA 引起的严重低氧不属于呼吸衰竭的一个理由是 OSA 患者和 CSA 患者的主要表现为间断发生的呼吸功能不全，而不是持续全夜睡眠周期的通气和换气功能障碍。王举例说健康人自主憋气，即使 PaO_2 下降达到呼吸衰竭的标准也不应将其定义为呼吸衰竭。首先应当说明呼吸衰竭是发生于患者身上的一种疾病状态，健康人自主憋气时只能是模拟异常状态而不是疾病状态，而 OSA 是一种疾病状态。

罗认为睡眠呼吸障碍所致的低氧血症在清醒（包括微觉醒）时会自动消失，如果将这种 IH 认为是呼吸衰竭会造成混乱，甚至产生误导。也有学者认为 OSA 引起的 IH 是短暂的，有时仅有几秒钟，如果将这类 IH 称为呼吸衰竭容易造成理解上的混乱。其实这完全是一种多余的担心，明明 OSA 患者的夜间 PaO_2（或 SpO_2）显著降低已达到呼吸衰竭的标准，承认这种事实为什么会造成理解上的混乱？难道对于这种事实视而不见才不会混乱吗？缺氧时间长短并不是界定呼吸衰竭的依据，任何一本教科书上都没有这样的规定。呼吸衰竭不一定是一种永久状态或进行性恶化状态。支气管哮喘急性发作时，PaO_2 可以迅速下降，甚至达到呼吸衰竭的标准，脱离过敏原或给予及时、有效治疗后症状迅速缓解，PaO_2 可以很快升高甚至恢复正常。为什么这种情况就可以称为呼吸衰竭呢？其实在 7～8 小时的夜间睡眠过程中，OSA 患者的 PaO_2 由正常水平迅速降低到 60 mmHg 以下，甚至更低，反复发生 PaO_2 降低和恢复，可达百余次或更多。不同的 OSA 患者夜间发生 IH 的程度和每次持续的时间变化很大，有患者的 PaO_2 在夜间的大部分时间里都难以恢复正常，故以 OSA 患者夜间发生低氧的时间短暂为由，认为不能判断其为呼吸衰竭的理由依据不足。

王和罗均强调"呼吸功能衰竭是通气和（或）换气功能严重障碍的结果，在常规治疗的情况下通常不能自行恢复，而 OSA 患者发生严重低氧血症后可自行恢复，这不符合呼吸功能衰竭的特点"，因此"将睡眠时发生的 IH 定义为呼吸功能衰竭并不适合"。现有的定义中从未明确规定只有经过治疗才能恢复的低氧血症才属于呼吸衰竭，而未经治疗自行缓解的低氧血症就不属于呼吸衰竭。过敏性哮喘患者吸入过敏原后迅速发生严重哮喘可以达到急性呼吸衰竭的水平，而脱离过敏原后哮喘可以很快缓解，PaO_2 也随之升高，难道这种情况下哮喘所引发的严重低氧血症就不属于呼吸衰竭吗？即使是 COPD 继发持续低氧的患者，24 小时内 PaO_2 也会存在昼夜波动，并非一直处于呼吸衰竭的范围内，尤其是白天 PaO_2 处于临界状态的患者，很可能 24 小时内部分时间（如上午）$PaO_2 > 60$ mmHg，而夜间 PaO_2 又下降到 60 mmHg 以下，难道我们也因此认为 COPD 患者的这种低氧血症不属于呼吸衰竭吗？其实呼吸衰竭的定义从未将经过治疗 PaO_2 能否自行恢复作为确定或否定呼吸衰竭的标准。呼吸衰竭是一种状态、一种过程，状态或过程从来就不会是静止的。罗还特别强调，国外教科书中明确规定呼吸衰竭定义为清醒状态下在海平面高度呼吸空气的情况下 $PaO_2 < 60$ mmHg 或 $PaCO_2 > 50$ mmHg，临床上常说的静息状态是指清醒、安静状态，而睡眠呼吸障碍患者在清醒、安静状态下血氧是正常的，所以睡眠呼吸障碍所致的 IH 即使 $PaO_2 < 60$ mmHg 也不能归属于呼吸衰竭，并再次强调呼吸衰竭的诊断必须满足清醒状态下血气异常这一条件。这里暂且不去评论国外教科书中有关呼吸衰竭的这种表述是否科学，仅就罗所强调的"清醒"一词而言，笔者以为就是很不科学的，强调在静息状态测定 PaO_2 的定义的意义自不待言，为什么要强调清醒状态呢？难道说 COPD 患者病情急剧进展出现意识障碍（$PaO_2 < 60$ mmHg 伴 $PaCO_2 > 50$ mmHg）时因其已经进入昏迷状态反而不能称之为呼吸衰竭吗？罗提出"OSA 与其疾病所致呼吸功能衰竭最大的不同是睡眠呼吸障碍患者的肺功能通常是正常的，而呼吸功能衰竭患者的肺功能常有不同程度的损害"。很显然，作者对于肺功能的理解并不全面。许多 OSA 患者白天测定常规肺功能通气和换气等指标完全正常，进入夜间睡眠却频繁发生呼吸暂停、低通气和 IH，难道我们还认为他们的肺功能正常吗？评价肺功能必须全面评估其 24 小时内的肺功能，而不能只看白天这个时段，无视夜间的情况，因此，根据 OSA 患者白天检测肺功能正常就得出结论认为其肺功能是正常的说法是片面的。至于呼吸功能衰竭的治疗方法是氧疗，而氧疗对于睡眠呼吸疾病所致的 IH 常常无效，笔者认为不能以此否定睡眠呼吸障碍引起的低氧是一种呼吸衰竭，只能说明这是一种特殊类型的呼吸衰竭，如急性呼吸窘迫综合征所引起的严重低氧，即使吸入高浓度氧也难以纠正其低氧状态，难道说我们可以以此为依据认为急性呼吸窘迫综合征所引起的严重低氧不是急性呼吸衰竭吗？

另外，罗还谈到呼吸衰竭患者常伴有劳动能力丧失，而大多数睡眠呼吸障碍患者仍能从事高强度的体力劳动。其实，这一点根本不能否定睡眠呼吸障碍可以引起呼吸衰竭的观点，因为哮喘患者、COPD 患者和 OSA 患者的病情都有轻重之分，轻度呼吸衰竭的哮喘或 COPD 患者也可以参加某些劳动，不一定都丧失劳动能力。相反，OSA 患者也不一定都能从事高强度体力劳动，已有不少文献报道 OSA 患者的生活质量明显降低，尤其是由于白天嗜睡，记忆力、判断力和反应力下降，严重影响其工作效率和劳动能力。

最后，罗提出"目前尚未见研究结果显示睡眠呼吸疾病造成的 IH 所导致的病死率及并发症高于呼吸功能衰竭，是否睡眠呼吸疾病导致 IH 比呼吸功能衰竭的危害更大尚需进一步研究"，笼统地将 OSA 与其他各种类型疾病导致的呼吸衰竭相比，这本身就不够严谨和科学。有一点比较明确，目前已经充分认识到 OSA 是一种全身性疾病且与多种心脑血管疾病、2 型糖尿病和胰岛素抵抗关系密切，其中一个十分重要的机制在于 OSA 所引起的低氧是一种特殊类型的低氧——长期、反复发生的 IH，而且其频率、幅度不断变化，同时还伴有低氧 - 复氧过程，与持续低氧相比，其危害可能更大，但至今我们对其发生过程、机制和危害的认识还相当肤浅，这也是我们强调重视这种呼吸衰竭的主要动机所在。

总而言之，希望大家关注睡眠呼吸障碍所引起的这种特殊类型的低氧血症（或睡眠相关性 IH 血症）。若干年后我们再回头来看这次争鸣，也许大家会感到很可笑，其实人生也好，社会也好，往往都是如此。

13. 阻塞性睡眠呼吸暂停是引起慢性咳嗽的重要原因

正确诊断和有效防控慢性咳嗽对于促进呼吸道疾病防治、提高国民健康水平、降低社会医疗负担和推动社会和谐发展具有重要意义。早在 2007 年，继我国制定第 1 版《咳嗽的诊断与治疗指南（草案）（2005 年）》之后笔者即撰文指出 OSA 是引起慢性咳嗽的重要原因，并建议将其列入慢性咳嗽原因的筛查流程中。2013 年笔者曾撰文阐述 OSA 与慢性咳嗽的关系，其后又有类似的文章陆续发表，但这并没有引起大家的重视，特别是没有引起国内咳嗽诊治指南制定组专家的重视。我们认为有必要对 OSA 与咳嗽的关系再次进行深入探讨。到目前为止，尽管已经明确诸多的原因可以引起慢性咳嗽，但仍有12% ～ 42% 的慢性咳嗽患者病因不明。

参考《咳嗽的诊断与治疗指南（草案）（2005 年）》和 2009 年修订的《咳嗽的诊断与治疗指南》，在慢性咳嗽的病因中均未涉及 OSA，直至 2015 年《咳嗽的诊断与治疗指南》才将 OSA 列为慢性咳嗽的少见原因之一，但仅只有 "OSA" 3 个字母。这足以说明我们国内的咳嗽指南对于 OSA 与慢性咳嗽的关系一直没有给予应有的重视，甚至缺乏最起码最基本的认识。国外只有少数国家将 OSA 列入慢性咳嗽诊断相关指南中，其余大多数国家相关的慢性咳嗽诊治指南中却没有将 OSA 列为重要原因，与此相对应的是从 2005—2016 年年底，国内有关我国慢性咳嗽病因构成的研究文献多达 15 篇，其中绝大多数文章没有谈到 OSA 这个问题。之所以会出现如此怪异的原因是不难理解的，因为上述所有研究均在国内相应的咳嗽指南指导下进行。难道说我国慢性咳嗽的病因中真的确实没有 OSA 吗？这是一个非常值得探讨的问题。

下面我们将从以下 3 个方面进一步阐述笔者的观点。

（1）慢性咳嗽患者中 OSA 的患病率研究

一项社区调查纳入了 75 例慢性咳嗽患者，均除外吸烟、胸部影像学异常、肺功能异常、结构性肺病、GERD、上气道咳嗽综合征和咳嗽变异性哮喘等可以引起咳嗽的常见原因，结果发现 44% 的慢性咳嗽患者存在 OSA，这些患者中 93% 经过治疗 OSA 后咳嗽症状明显改善甚至消失。另一项病例系列研究纳入 28 例慢性咳嗽患者，均除外引起慢性咳嗽的常见原因，19 例（68%）患者经过 PSG 监测证实存在 OSA，经过 CPAP 治疗后咳嗽症状明显改善。国内也有类似报道，52 例慢性咳嗽患者经 PSG 检测，33 例被确诊为 OSA。

（2）OSA 患者中慢性咳嗽的发生率

早在 2003 年我们就曾经研究过 OSA 和慢性咽炎之间的关系，发现 166 例 OSA 患者中有 96 例合并慢性咽炎，患病率为 57.8%，显著高于普通人群中慢性咽炎的患病率（2.2% ～ 5.5%），而这 96 例患者均有咽痒、咽干、咽部异物感，其中 16 例长期干咳。Chain 等发现慢性咳嗽可能是 OSA 患者唯一的临床症状，其调查了 OSA 患者中慢性咳嗽的患病率、咳嗽的严重程度和伴随症状，共有 108 例患者接受了关于呼吸和睡眠健康的问卷调查，结果显示 33% 的 OSA 患者存在慢性咳嗽，同时存在 OSA 和慢性咳嗽的患者多为女性，常有夜间烧心（28%）症状并患有鼻炎（44%）。Wang 等报道 OSA 患者中 39.7% 表现出慢性咳嗽。

（3）CPAP 治疗的作用

越来越多的医师认识到 OSA 是慢性咳嗽的重要原因，应用 CPAP 治疗表现为慢性咳嗽的 OSA 患者取得了确切的疗效，咳嗽症状迅速缓解或大部分缓解，进一步证实了 OSA 与慢性咳嗽之间存在着因果关系。

目前对于 OSA 与慢性咳嗽关系的研究发现两者之间具有某些共同因素：① OSA 与慢性咳嗽存在共同的易感因素，OSA 的患病率随着年龄、BMI 的增加而增加；慢性咳嗽的平均发病年龄为 46 ～ 60 岁，这与 OSA 在此人群中患病率达到高峰这一现象重叠。② OSA 的发生与肥胖关系密切；多项研究表明慢性咳嗽患者的 BMI 多超过 25 kg/m^2，表明肥胖也是慢性咳嗽的一种易患因素。除了通过加重和引起 GERD 外，肥胖也可能通过 OSA 等机制引起慢性咳嗽。

国外学者推测 OSA 与慢性咳嗽关系密切可能的机制有以下几点。

① OSA 患者由于打鼾和频繁上气道阻塞引起气道上皮损伤和炎症渗出，痰中性粒细胞增多，上气道炎性介质浓度升高。OSA 患者上气道常存在鼻咽部慢性炎症，气道反应性升高，容易引起咳嗽。反复打鼾会引起气道黏膜损伤，导致软腭、腭垂等上气道肌肉、黏膜结构损伤，神经反射异常。

②导致 OSA 出现咳嗽的另一种重要机制是 GERD。国内外学者发现 60% ～ 70% 的 OSA 患者存在 GERD，而目前大家公认 GERD 是引起慢性咳嗽的常见病因之一。OSA 患者发生呼吸暂停后在重复恢复呼吸时胸膜腔内压显著下降，甚至可达到 $-80 ～ -60$ cmH$_2$O。大幅度的胸膜腔内压波动使跨膈压增加，一旦这种负压超过食道下端括约肌闭合的张力则可使胃内容物反流到食管内，甚至咽腔。OSA 患者在夜间睡眠过程中反复发生呼吸暂停，胸膜腔内压反复发生大幅度波动，必然反复引起 GERD，而 CPAP 可以缓解 OSA 患者的 GERD 和由此引起的慢性咳嗽。

③ OSA 患者夜间打鼾时张口呼吸，使咽部丧失了防御功能，外界的空气没有经过鼻腔的过滤，导致细菌和病毒容易侵犯咽部，引起慢

性咽炎。同时，由于失去了鼻腔的加温、加湿作用，水分丢失导致咽腔干燥、咽部血管周围白细胞和浆细胞浸润引起慢性炎症，也是发生慢性咳嗽的原因。此外，冷空气吸入，特别是当室温较低时也容易诱发气道高反应性。

笔者大致查阅了一下国内的内科学教科书，在消化系统部分对于 GERD 病因的介绍大同小异，不外乎是：①食管抗反流机制减弱，包括食管抗反流屏障、结构和功能异常，食管廓清功能异常和食管黏膜防御功能降低。②损伤因素增强，包括胃酸和胃蛋白酶、胃排空延迟、胆汁反流等。很遗憾没有一本内科学教科书在 GERD 的病因中谈到 OSA，当然其治疗措施中也就没有 CPAP 等治疗方法。这只能说明当代消化内科医师对呼吸内科许多基本概念、基本知识缺乏应有的了解，这正是现代临床医学分科过细的弊端所在。

为了进一步理解 OSA 与慢性咳嗽的关系，下面我们将进一步阐述 GERD 与 OSA 的关系。前已述及 GERD 与 OSA 具有较高的共患率，OSA 患者中 70% 存在有病理性的 GERD。近来有学者指出夜间微觉醒是导致 GERD 的直接原因，即短暂下食管括约肌松弛的次数增多，从而引起更多的反流事件。食管内压力降低使食管与胃之间出现压力差，使胃内容物更容易进入食管。这提示 OSA 可能通过食管括约肌松弛引发 GERD。曲玥等报道 43 例受试者中有 14 例（32.6%）被诊断为 GERD，有 26 例（60.5%）被诊断为 OSA，同时患有 OSA 和 GERD 的有 10 例，占 OSA 人数 38.5%，占 GERD 患病人数的 71.4%。孙璟等收集了 100 例 OSA 患者的数据，所有患者均完成反流性疾病诊断问卷调查，结果显示 OSA 患者中 GERD 的发生率为 58%，认为 OSA 与 GERD 关系密切，对伴有病理性 GERD 的 OSA 患者进行 CPAP 和抗反流药物治疗具有良好的治疗效果。北京协和医院的调查结果表明 59% 的 OSA 患者存在明显的 GERD 症状。国外也有一些研究证实约 70% 的 OSA 患者存在病理性 GERD，其上气道的阻塞可以诱发和加重 GERD。

睡眠状态下发生 OSA 使吸气时胸膜腔内负压和食管内的负压均明显增加，食管括约肌的跨壁压差增大，使胃内容物反流到食道，引起GERD；呼吸暂停过程中由于上气道阻力增加，患者吸气做功增加，引起频繁的觉醒反应和吞咽动作，继而诱发食管括约肌一过性松弛，胃和十二指肠的内容物不断反流会导致食管黏膜上皮防御功能下降，引起胃酸、蛋白酶、胆酸和胰酶对食管黏膜的损伤，最终发生 GERD。而 GERD 时反流物被吸入到呼吸道引起气道狭窄，同时也会引起咽喉部黏膜损伤。此外，吸入物刺激气道化学感受器，迷走神经反射增强也会引起支气管收缩，加重气道阻塞，导致夜间睡眠呼吸暂停。OSA患者多有肥胖，而肥胖者腹内压较高，颈部脂肪堆积，易引起上气道受压和狭窄，睡眠时软腭松弛，舌根后坠，此时又因食管内压低于腹内压，则容易发生 GERD 和上气道阻塞。两者互为因果，甚至形成恶性循环。

总之，从上文中可以看出 OSA 与 GERD 之间的关系十分密切，两者互为因果，甚至会造成恶性循环。因此，我们完全有理由认为OSA 绝对是慢性咳嗽的重要病因，只是目前许多学者没有认识到这一点而已。从这个意义上讲，我们不仅认为各种调查的慢性咳嗽患者中10% ～ 25% 的病因不明里可能遗漏、潜藏有 OSA 患者，而且还应当想到即使是归因于 GERD 的病例中也肯定有一定数量的 OSA，即其GERD 系由 OSA 引起。前述那么多关于慢性咳嗽的调查中，之所以没有发现 OSA，是因为设计者在流调前根本没有想到这个重要问题，即使遇到了也会视而不见。目前国内的流调结果显示 40 岁以上的成人中OSA 患病率约为 4%，按照上述文献的报道，大约 70% 的 OSA 患者会发生 GERD，所以慢性咳嗽的病因中 OSA 绝对不是罕见的，而是常见的。

因此，建议国内学者应当分别从以下两个方面进行研究，以期真正搞清 OSA 与慢性咳嗽之间的关系，进一步提高慢性咳嗽的病因、诊断和治疗水平。

①调查 OSA 患者中慢性咳嗽的发生率，以往国内有关 OSA 的流调将重点放在 OSA 的患病率、高危因素上面，而对其临床上常见的症状、后果和合并症的关注较少。今后应当引起注意。

②调查慢性咳嗽病因时，尤其是原因不明者和 GERD 患者中到底有多少患有 OSA，临床上凡是原因不明的慢性咳嗽都应当考虑 OSA，尤其是 BMI ≥ 28 kg/m² 、颈部粗短、下颌后缩或小颌畸形者，应深入了解患者是否存在夜间睡眠打鼾、呼吸暂停或憋醒、夜尿增多、晨起口干、头晕、白天嗜睡、记忆力下降、存在 GERD 等情况，如患者发生了上述情况，应高度怀疑其慢性咳嗽与 OSA 相关。此时应认真检查其鼻咽部，看其有无咽腔狭窄，扁桃体、腺样体、腭垂肥大等症状，必要时进行 ESS 评分、PSG 监测或便携式筛查试验。

14. 阻塞性睡眠呼吸暂停与其他呼吸疾病的关系

人可以同时罹患不同的疾病，这些疾病之间可能具有十分复杂的关系，正确认识和处理这些关系有助于提高疾病的整体防治水平和患者的生活质量。多年来我们反复强调 OSA 可以造成全身多脏器损害，引起和加重心脑血管疾病和 2 型糖尿病，应当由多学科共同协作做好防控。其实，近年来许多研究证实 OSA 与多种常见呼吸疾病，如哮喘、COPD、肺栓塞等关系也很密切。正确理解和处理这些问题不仅有助于深入认识 OSA 的本质和危害，提高 OSA 诊治水平，同时也会对提高其他常见呼吸疾病的诊治水平有所帮助。现对这些问题进行初步探讨。

（1）阻塞性睡眠呼吸暂停是难治性哮喘的重要原因

哮喘患者易出现打鼾、呼吸暂停、白天嗜睡。瑞典的一项代表性研究发现，对年龄、性别、吸烟习惯校正后，普通人群的打鼾发生率为 10.7%，反复喘息者的打鼾发生率为 21.3%，确诊哮喘者的打鼾发生率则为 17%；普通人群中呼吸暂停的发生率为 6.8%，反复喘息患者中为 17.1%，确诊哮喘者中为 14.3%。应用柏林问卷调查发现，在哮

喘患者中出现 OSA 症状的概率明显高于普通人群（39.5% vs. 27.2%，
P=0.004），提示哮喘和 OSA 相关，而且 OSA 患者更易发生重度哮喘。
同时还有研究结果提示 OAS 与哮喘控制不佳有关。有作者对 752 例哮
喘患者进行睡眠呼吸暂停问卷和哮喘控制问卷调查表明，在白天症状
持续与夜间反复发作的哮喘患者中 OSA 的患病率均高于普通人群。相
关分析提示 OSA 的存在与白天哮喘症状持续相关，CPAP 治疗 OSA 会
减轻白天哮喘症状。因此，未被认识的 OSA 可能是哮喘控制不佳的原
因。Yigla 等报道不稳定哮喘患者中 OSA 的患病率高达 95.5%。Alkhali
等收集了 Ovid、MEDLINE 和 PubMed 上关于哮喘和 OSA 关系的研究
并进行分析，发现 OSA 是哮喘急性加重的独立危险因素，对于哮喘合
并 OSA 患者进行 CPAP 治疗可明显改善哮喘症状。Teodorescu 等应用
睡眠呼吸紊乱评分和哮喘控制问卷评估了 472 例哮喘患者，发现 OSA
是哮喘控制不佳的高危因素，且独立于肥胖和其他已知的急性加重因
素（如 GERD、鼻部疾病等）。OSA 的存在可使哮喘控制不佳的概率增
加 3.6 倍，而 CPAP 治疗有助于哮喘控制。这些结果均表明 OSA 是难
治性哮喘的重要危险因素。

OSA 引起哮喘反复发作可能与以下因素有关。①神经反射因素：
反复出现呼吸暂停可引起睡眠中气道阻力升高，副交感神经张力增
高，刺激大气道黏膜受体，引起气道痉挛和夜间哮喘发作。②GERD：
睡眠中发生的 GERD 是夜间哮喘的发作诱因。当食管暴露于酸性环
境，不但可增加气道阻力，而且可通过副交感神经反射诱发哮喘。
治疗 GERD 可减少患者夜间哮喘发作，控制哮喘急性加重，改善哮
喘患者的生活质量。与肥胖者和酗酒者相比，OSA 患者更容易出现
GERD，发生率约为 70%，二者并存更容易导致夜间哮喘加重。③炎
症：OSA 患者呼出气中氧化应激标志物和炎症介质如 NO、IL–6 等水
平比正常人明显升高，提示 OSA 存在气道炎症，后者不仅影响气道口
径、气流速率，还会引起气道反应性增高，进而诱发哮喘。OSA 患者
诱导痰中也可见到中性粒细胞增多，后者将参与难治性哮喘患者非嗜

酸性粒细胞介导的炎症反应。OSA 患者血清中 CRP 水平升高，且与疾病严重程度相关，其能促进气道炎症的发生。OSA 患者血中 TNF-α 升高，可直接引起气道平滑肌收缩。④睡眠结构紊乱：已有研究表明，睡眠片段化可引起上气道阻力增加，导致气道闭合。因此，哮喘引起的睡眠片段化会通过增加气道塌陷性而掩盖或加重并存的 OSA，使哮喘难以控制。⑤肥胖：肥胖是哮喘的高危因素，也是哮喘控制不佳的因素。Litonjua 等的研究发现 BMI 增加与气道高反应相关，在其他人体和动物试验中也发现肥胖可诱发气道高反应。另外，肥胖还可导致呼吸系统机械性能改变，加重哮喘引起的气道炎症。肥胖可因上气道脂肪沉积等引发 OSA，反之，OSA 可通过胰岛素抵抗、生长激素下降等因素加重肥胖，OSA 通过肥胖可引起哮喘加重。⑥血管内皮生长因子水平升高：很多研究表明血管内皮生长因子在哮喘的发生中起到重要作用，它可以引起气道炎症和高反应性，并参与血管重塑。近年来的研究表明，OSA 患者血管内皮生长因子水平也升高，且与 AHI、夜间血氧下降相关。⑦其他：A. 心功能异常：OSA 可以引起充血性心力衰竭、缺血性心脏病等心脏并发症，研究发现，充血性心力衰竭可引起气道平滑肌对乙酰胆碱刺激的反应性增高，进而引起气道阻塞，所以 OSA 可通过损害心功能进而引起气道高反应，导致哮喘加重。B. 激素治疗：长期口服激素治疗不稳定哮喘患者时 OSA 的发生率很高，因为长期口服激素会影响上气道肌肉功能进而增加上气道的可塌陷性，导致出现 OSA。C. 鼻部疾病：哮喘患者常并发慢性鼻窦炎和鼻炎，后者易引起 OSA。100% 的重症哮喘和 77% 的轻中度哮喘患者 CT 检查发现有鼻窦炎，而过敏性鼻炎或鼻窦炎引起的夜间鼻充血是一些患者打鼾的独立预测因子，一旦合并 OSA，就会使哮喘恶化。

对于同时有 OSA 和哮喘的患者，控制哮喘不能单纯依赖糖皮质激素和支气管舒张剂。应用 CPAP 治疗 OSA 可以减轻哮喘症状、减少支气管舒张剂的使用、改善肺功能。Guilleminault 等对 10 例 OSA 患者用 CPAP 治疗 6 个月，发现哮喘发作次数明显减少和夜间哮喘症状明显减轻。Ciftci 等也发现对 OSA 合并哮喘的患者进行 2 个月的 CPAP 治疗可以减少夜间哮喘发作。

对于反复喘息、咳嗽、夜间使用支气管扩张剂之后哮喘控制仍不佳者应注意检查其是否存在 OSA。建议医师观察患者的睡眠情况，如果发现患者有并存 OSA 可能，就应进行 ESS 和匹兹堡睡眠质量指数，必要时应进行 PSG 监测以明确诊断和及早治疗，减少难治性哮喘的发生。

（2）阻塞性睡眠呼吸暂停与慢性阻塞性肺疾病并存——重叠综合征

重叠综合征已引起越来越多的学者和临床医师的重视。重叠综合征对身体的损害大于单纯 COPD 或者 OSA。重叠综合征患者与单纯 COPD 患者或 OSA 患者相比更容易出现心血管病变。一项利用磁共振成像所进行的研究发现，重叠综合征患者与单纯 COPD 患者相比，其右心室肥厚和右心室重塑更加严重。另一项研究也发现重叠综合征患者的 β- 脑钠肽比单纯 COPD 患者高，血管的紧张度大于单纯 COPD 患者。最近的一项大规模研究发现重叠综合征患者的病死率、住院率比单纯 COPD 或单纯 OSA 患者高。重叠综合征患者由于反复呼吸暂停，在 COPD 病变引起的缺氧基础上，加上 IH，导致肺动脉高压、肺心病等心血管疾病的发生率比单纯 COPD 患者或 OSA 患者更高。

重叠综合征的确切患病率尚不清楚。COPD 患者合并 OSA 的概率是否比普通人群高也仍然有争论。重叠综合征患病率的高低可能与 OSA 的定义和检测 OSA 所用的仪器（如热敏传感器、压力传感器）等有关。有限的资料显示人口的 1% 甚至更高的概率患有重叠综合征。实际上重叠综合征的诊断是根据 COPD 合并 OSA 而不是 OSA 综合征。

诊断重叠综合征的关键是充分认识重叠综合征的危害，提高诊断意识。对于已诊断为 COPD 的患者，要注意其有无合并 OSA 的相关症状和体征，排除合并 OSA 的可能。当一名 COPD 患者出现白天嗜睡，表现为晨起口干、头疼、肥胖、小颌畸形、睡眠中打鼾，特别是被人发现有睡眠呼吸暂停时应考虑重叠综合征可能。但应注意我国许多人有潜在的上气道解剖狭窄，即使没有肥胖也常合并 OSA。对白天无明显缺氧却合并肺动脉高压、肺心病和右心心力衰竭的 COPD 患者应考虑重叠综合征的可能，并进行睡眠呼吸疾病的相关检查。COPD 患者即使没有合并 OSA 也可由于睡眠时呼吸中枢驱动下降而出现夜间低氧血症。实际上所有 COPD 患者都应尽可能进行 PSG 监测。OSA 患者特别是有长期吸烟史、咳嗽咳痰、呼吸困难、活动后气短和运动受限等 COPD 表现的患者要考虑合并 COPD，进行肺功能检查。根据患者的症状体征，结合胸片和肺功能检查指标、PSG 监测不难做出重叠综合征的诊断。

治疗问题：一些用于治疗 COPD 患者的方法也适合重叠综合征患者，如长效 β_2 受体兴奋剂和 M 受体阻滞剂。

OSA 患者不论其肥胖与否，减肥后睡眠呼吸暂停都会有不同程度的改善。但由于 COPD 患者特别是严重 COPD 患者常合并营养不良，减肥要相对谨慎。

对于伴有重度 OSA，而 COPD 症状相对较轻的肥胖患者，应通过节食、增加运动量来减轻体重。肥胖患者减肥后还可能提高肺活量，改善肺功能，减轻气促。

对于伴有低氧血症的单纯 COPD 患者，氧疗有助于提高患者的生存率，但吸氧对于重叠综合征患者的疗效有争议。给予重叠综合征患者每分钟 4 L 的吸氧量后，患者的低氧血症有所改善，但其呼吸暂停的时间延长，造成 CO_2 的进一步潴留。所以对于重叠综合征患者的吸氧应在 CPAP 治疗的基础上进行。

由于重叠综合征患者残气增高，对过高 CPAP 治疗压力的反应性会大于单纯 OSA 患者。当 CPAP 治疗的压力设置过高时，许多患者会感到呼吸不畅，难以耐受。我们主张用人工调定 CPAP 压力治疗重叠综合征。通常情况下，CPAP 治疗后呼吸暂停事件相关的低氧血症将会得到纠正。然而重叠综合征患者即使呼吸暂停得到纠正可能仍有睡眠低氧血症，这时应在 CPAP 治疗基础上加上吸氧疗法，以纠正夜间低氧血症。当需要较高的压力才能消除呼吸暂停事件时或重叠综合征患者不能耐受固定 CPAP 治疗时可考虑试用 BiPAP。

（3）OSA 与肺栓塞

越来越多的证据表明 OSA 是心血管疾病重要的风险因素之一，而 OSA 导致心血管疾病的一些机制，包括血流动力学改变、交感神经系统兴奋、氧化应激、全身性炎症、高凝状态和血管内皮功能障碍都可导致血栓前状态，促进静脉血栓栓塞症（venous thrombo embolism，VTE）和肺血栓栓塞症（pulmonary thrombo embolism，PTE）的发生。几个前瞻性横断面病例对照研究显示 OSA 与 PTE 密切相关，且 OSA 是 PTE 的独立危险因素。

①肺栓塞与 OSA 的流行病学研究

早在 20 世纪 70 年代，英美学者就发现 PTE 常伴发特殊类型的 OSA——肥胖低通气综合征。研究表明 PTE 患者多合并 OSA，部分深静脉血栓患者 OSA 发生率高达 28.6% ～ 65.0%。Arnulf 等报道 68 例 PTE 或深静脉血栓（deep vein thrombosis，DVT），其中包括 58 例 PTE、10 例 DVT，患者中 63% 合并 OSA，且为中、重度 OSA（AHI ＞ 15 次 / 小时），49% 伴发高血压，提出 OSA 与 PTE 可能存在相关性，因为这组 PTE 患者 OSA 发生率远高于 60 ～ 65 岁人群中 OSA 患病率（15%）。Epstein 等研究显示 PTE 患者 OSA 发生率为 65%，明显高于非 PTE 患者 OSA 的发生率（36%），多元回归分析显示 OSA 与 PTE 显著独立相关（OR：2.78，P=0.001）。Ambrosetti 等的一项纵向研究显示 89 例 OSA 患者 3 年期间 PTE 或 DVT 发生率为 4‰和 8‰，分别为普通人群的 4 倍和 16 倍。2013 年 Alonso-Fernández 等的一项前瞻性横断面病例对照研究进一步证实 OSA 与 PTE 显著独立相关，OSA 是 PTE 发病危险因素之一 [AHI ＞ 5 次 / 小时的患者患 PTE 的 OR 为 3.4（95% CI：1.10 ～ 10.49），P=0.03；AHI ＞ 15 次 / 小时的患者患 PTE 的 OR 为 4.1（95% CI：1.36 ～ 12.38），P=0.01；AHI ＞ 30 次 / 小时的患者患 PTE 的 OR 为 4.72（95% CI：1.25 ～ 17.87），P=0.02]，AHI 每增加

10 次 / 小时，PTE 危险增加 45%。

现已明确 OSA 是 PTE 常见临床危险因素之外的发病危险因素之一。

② OSA 合并 PTE 发生机制

OSA 合并 PTE 发生机制可能与以下因素有关。

A. OSA 引发血栓形成经典三要素（血管内皮损伤、血流停滞和血液高凝状态）均易导致 PTE。首先，OSA 致 IH 可使体内氧自由基生成增加，氧化应激反应增强，激活体内炎症反应径路，促使炎症因子包括 IL–6、TNF-α、CRP、ET–1、基质金属蛋白酶（matrix metalloproteinases，MMP）–9 和 ICAM–1 血浆水平升高，致血管内皮损伤。其次，OSA 发病时短暂努力呼吸使呼气相胸腔内正压显著升高，可导致急性静脉回流下降和慢性静脉回流停滞。OSA 患者红细胞比容、血液黏度、凝血因子VII$_a$和XII$_a$、凝血酶–抗凝血酶复合物、纤维蛋白原水平升高，启动外源性凝血的组织因子水平升高，介导血小板黏附于损伤血管内皮的血浆血管性血友病因子（von willebrand factor，vWF）水平升高，血小板活性增强，纤溶酶原激活物抑制因子–1（PAI–1）水平升高，纤维蛋白溶解受损，上述一系列血液学变化使 OSA 患者的血液处于高凝状态。

B. OSA 通过伴发因素致 PTE：大规模横断面研究显示 OSA 合并因素糖尿病、吸烟、肥胖、高血压、高脂血症不仅可促发动脉血栓形成，同样可导致 VTE、PTE。

③ OSA 合并 PTE 的临床特征

临床研究表明，OSA 合并 PTE 患者较单纯 PTE 患者更年轻（55 岁 vs.66 岁，$P < 0.05$），BMI（30.1 kg/m^2 vs.26.1 kg/m^2，$P < 0.01$）和吸烟指数（19 包年 vs.8 包年，$P < 0.05$）更大，累及肺段数量（8 vs. 5，$P < 0.05$）更多和低氧血症（70 mmHg vs. 79 mmHg，$P < 0.05$）更严重，动脉血 PCO$_2$ 常升高而不是降低，肺动脉高压发生率显著增加。OSA 合并 PTE 的临床特征提示 OSA 可能与吸烟、肥胖等危险因素协同作

用，增强致病效应而增加患者罹患 PTE 的风险，导致病情更加严重。

④ OSA 合并 PTE 患者的治疗

OSA 合并 PTE 患者的治疗应同时强调两方面：一方面给予长期抗凝治疗，部分病例须及早溶栓或行肺动脉内膜剥脱术以减轻血栓负荷，并纠正引起 VTE 的高危因素（如戒烟、控制体重）；另一方面应积极纠正睡眠呼吸暂停，给予无创正压通气、口腔矫治器或口腔外科手术等治疗，消除或减轻睡眠呼吸暂停。定期随访以了解治疗的依从性、CPAP 支持和抗凝治疗是否达到预定的要求或治疗的效果。

CPAP 可消除睡眠呼吸暂停所致的 IH，降低氧化应激反应和炎症因子水平，改善静脉回流，降低红细胞比容、血液黏度、凝血因子、纤维蛋白原、组织因子、vWF、PAI-1 水平，改善血栓形成三要素。因此，治疗 OSA 势必对防止 OSA 合并 PTE 患者再发 PTE 具重要意义。

15. 阻塞性睡眠呼吸暂停常引发胃食管反流

GERD 是一种以胃灼热、反流为主要症状，随着年龄增长，逐渐表现为复杂、难治的临床特征的多因素疾病，发病率逐年上升。国内外早期研究发现 OSA 与 GERD 常合并出现。较多研究证实，OSA 人群中 GERD 的发病率明显高于普通人群。根据以往报道，OSA 患者中 55% ~ 75% 的患者同时患有 GERD。Heinemann 等的研究证实，轻度的 OSA 患者中 76% 存在病理性 GERD，较重度的 OSA 患者中 68% 存在病理性 GERD。国外研究结果证实，大约 70% 的 OSA 患者存在病理性 GERD，而且上呼吸道阻塞可以诱发和加重 GERD。Green 等对 331 例 OSA 患者夜间发生 GERD 的情况进行前瞻性研究，结果发现夜间 GERD 的发病率为 62%，与 Valipour 等报道的研究结果（58%）基本一致，并且发现 OSA 与夜间 GERD 存在一定程度的相关性。北京协和医院柯美云的调查结果表明 59% 的 OSA 患者有明显的 GERD 的症状。蔡连英等的研究表明 55% 的 OSA 患者有明显的 GERD 症状。孙環等收集了 100 例 OSA 患者完成反流性疾病诊断问卷调查的资料，根据是否伴有 GERD 症状，将患者分为 GERD 和非 GERD 组，比较两组患者的 GERD 症状积分、AHI 和 BMI，结果显示，OSA 组中 GERD 发生率为 58%，GERD 组患者的 GERD 症状积分、AHI 和 BMI 均高于非 GERD 组（$P < 0.05$）。王林等对 76 例 OSA 患者进行 PSG 检测和夜间食道下端 pH 监测，以了解 OSA 患者中 GERD 发生率，结果显示 OSA 患者中 48 例合并 GERD（63.2%）。

至于 GERD 中发生 OSA 的情况，这个问题国内外研究较少，国外 Cummings 等、You 等、Vela 等采用柏林问卷评估了 GERD 人群中 OSA 发作风险。1992 年，北京协和医院柯美云的调查显示临床上 GERD 患者合并 OSA 比较常见。郭兮钓等的研究发现 35 例 GERD 中 12 例合并 OSA，主要表现以卧位发生 GERD 为主，占 24 小时总 GERD 次数的 69.4%。最长反流持续时间多发生在睡眠呼吸暂停最频繁时期，内镜检查食管黏膜病变较单纯 GERD 严重，认为 OSA 与 GERD 关系密切，GERD 是睡眠呼吸暂停的一个重要诱因。陈美玲等系统研究了 GERD 合并 OSA 人群的特征，采用病例对照研究法和柏林问卷评估 OSA 发生风险，共纳入 177 例受试者，其中 GERD 组 97 例，对照组 80 例，结果表明 GERD 组 OSA 的发生率明显高于对照组（36.1%：17.5%，$P=0.005$）。反流性食管炎患者中 OSA 发生率明显高于非糜烂性反流病患者和对照组（53.3%：20.8%：17.5%，$P=0.001$），多因素回归分析显示男性（OR：12.156，95% CI：1.382 ～ 106.905，$P=0.024$）、年龄（OR：1.142，95% CI：1.051 ～ 1.220，$P=0.001$）、反酸合并反流性食管炎（OR：5.157，95% CI：1.327 ～ 20.034，$P=0.018$）是 GERD 患者发生 OSA 独立危险因素，该研究结果与 Vela 的研究结果相似。Maher 和 Darwisn 的研究结果显示发生 GERD 的患者患 OSA 的风险是非反流患者的 1.974 倍，认为 GERD 合并反酸是发生 OSA 的独立危险因素。国外的研究结果显示，男性发生高危 OSA 的风险是女性的 12.156 倍，年龄每增加 1 岁，发生高危 OSA 的风险增加 13.2%，反酸症状是 GERD 患者发生高危 OSA 的独立危险因素。具有反酸症状的患者发生高危 OSA 的风险是没有反酸症状的 5.37 倍，而具有反酸同时合并 GERD 的患者发生高危 OSA 风险增高 5.17 倍。Hernandez 等对反流症状与 OSA 的关系进行了研究，纳入 67 例 OSA 患者进行分析，结果显示胃灼热是 OSA 的独立危险因素。

（1）OSA 引起胃食管反流的机制探讨

1989 年，Samelson 指出发生 OSA 时胸膜腔负压明显增加可引起胃内容物反流到食管，并减慢食管对反流物的清除，推测 OSA 可能是 GERD 病因之一。目前认为，OSA 患者发生呼吸暂停后必然会引发重新呼吸，这时会引起胸膜腔内负压明显增大，继而引起食管括约肌跨壁压增大，从而使胃内容物容易反流到食道而引起 GERD。另外，呼吸暂停过程中由于上呼吸道阻力增加，患者吸气做功增加，从而引起频繁觉醒反应和吞咽动作，继而诱发食管括约肌一过性松弛。胃、十二指肠内容物不断反流还会导致食管黏膜上皮的防御机制下降，引起胃酸、胃蛋白酶、胆汁酸、胰酶对食道黏膜的损伤，最终加重 GERD。OSA 理论上可能引起 GERD，GERD 又可能引起 OSA，两者之间互为因果关系。但目前对于 OSA 与 GERD 之间的关系的研究还存在一些争议，有学者认为 OSA 与 GERD 均为临床常见疾病，二者存在相似的危险因素，所以两者相伴也很常见，GERD 可能是 OSA 常见的并发症。

目前认为 OSA 引起 GERD 的主要机制可能包括以下几点。

① OSA 患者发生呼吸暂停后恢复呼吸时不仅需要克服阻塞的上气道的阻力，而且会引起胸膜腔内压大幅度下降，还可引起横膈压力增高，这些都会引起 GERD。

② OSA 患者夜间频繁觉醒，睡眠效率降低，可触发一过性食道下端括约肌松弛，引起、加重反流。

③动物试验研究表明，上呼吸道阻塞可能会引起胸腹腔呼气末压力梯度变化，从而发生 GERD。

④发生呼吸道阻塞时，因吸气产生咳嗽会增加腹内压力，从而引

起 GERD。

⑤ OSA 患者吞咽反射常常减弱，会引起 GERD。

⑥仰卧位时会延长食管清除率，会引起 GERD。

GERD 可能也是引起 OSA 的原因或高危因素，GERD 可能通过以下几个方面引起或加重 OSA。

①夜间发生 GERD 可以加重 OSA 患者日间嗜睡。

② GERD 可能引起呼吸道痉挛，从而加重 OSA 患者的呼吸暂停。

③ GERD 可以引起反流性喉炎，导致口咽部组织充血水肿，加重上呼吸道阻塞，引起或加重 OSA。

GERD 和 OSA 两者间存在一些共同的发病危险因素，如肥胖、吸烟和饮酒等，因此有人认为 OSA 患者中 GERD 患病率高，可能是两者存在共同的发病危险因素。

总之，目前认为 OSA 与 GERD 发病因素相似。目前多数研究提示两者可以互相影响，GERD 可引起 OSA，OSA 又可引起 GERD，从而使病情更加复杂和严重。只要终止其中一个环节，另外一个环节引起的症状即可以减轻。

OSA 引起的 GERD 与慢性咳嗽的关系是研究热点。Chan 等进行的一项研究纳入了 108 例经过 PSG 监测确定为 OSA 的患者，结果发现 55 例患者存在慢性咳嗽，以女性多见。28% 的慢性咳嗽患者存在夜间胃灼热症状，44% 慢性咳嗽患者有鼻炎症状，与 OSA 相关的 GERD、上气道咳嗽综合征等可能是 OSA 引起慢性咳嗽的主要原因。Sundar 等从 75 例慢性咳嗽患者中筛选 38 例进行 PSG 监测，发现 33 例合并 OSA，除外吸烟、胸部影像学异常、肺功能异常、结构性肺病、上气道咳嗽综合征和咳嗽变异性哮喘之后，发现慢性咳嗽伴有 OSA 者高达 44%。27 例患者经过 CPAP 治疗后，25 例咳嗽症状明显减轻，证实 OSA 是慢性咳嗽的重要原因。其余研究者也有类似报道，显示 OSA 和慢性咳嗽之间存在一定程度因果关系或伴随关系。另外，Wang 等报道 OSA 患者中发生慢性咳嗽的频率为 39%，而没有 OSA 的患者中慢性咳嗽的发生率仅为 12.5%。OSA 导致慢性咳嗽多发生在女性、肥胖和打鼾者，慢性咳嗽可作为 OSA 的主要或唯一临床症状，患者多为干咳，夜间睡眠过程中常因咳嗽而干扰睡眠，这些患者夜间咳嗽的发生率明显少于白天，常伴有夜间胃部灼热感或咽部不适。

OSA 引起慢性咳嗽的机制尚不完全清楚，可能和以下机制有关。OSA 患者常伴有 GERD，大组病例研究发现 OSA 夜间反流症状发生率为 10.2%，为正常人的 2 倍，反流性食管炎的严重程度与 OSA 患者睡眠呼吸紊乱指数正相关。据分析，其原因可能是 OSA 患者夜间睡眠时上气道阻塞引起的无效呼吸导致胸膜腔内负压和食管内负压升高，跨膈压增大产生"吸吮"效应，使胃内容物更容易反流到食管，甚至咽腔内。睡眠过程中食管括约肌松弛也是重要因素。GERD 在 OSA 所致的慢性咳嗽中可能起重要作用，其主要机制为：反流物通过食管 – 支气管反射性刺激气道，释放 P 物质和降钙素基因相关肽等诱发神经元性炎症，气道壁血管通透性增高，血浆外渗和组织水肿刺激咳嗽感受器或使咳嗽感受器敏感性升高。同时胃内容物反流到咽喉，直接刺激局部咳嗽感受器，或微量反流物误吸入下气道，引起支气管收缩、炎症细胞渗出和气道黏膜水肿，从而刺激气管、支气管咳嗽感受器。而咳嗽时胸膜腔内压和腹内压增加，反过来又会进一步加重 GERD 形成恶性循环。

鉴于以上原因，国外已有相关的指南将 OSA 列入慢性咳嗽的病因之中，但目前对以上观点普遍认识不足，笔者和其他作者也曾多次撰文阐述这个问题，并未引起足够的重视。因此强调提高诊断意识非常重要，由于 OSA 诱发的咳嗽相对少见，目前尚不能作为首要病因优先考虑。当遵循现有的咳嗽指南推荐的诊断流程排除慢性咳嗽的常见病因，或按照常见病因治疗后咳嗽症状仍无缓解或不能完全消失，又存在 OSA 的危险因素，如肥胖、OSA 家族史、睡眠时打鼾时，应考虑 OSA 可能是慢性咳嗽的独立或共同病因，并及时进行相应检查以明确诊断。OSA 相关慢性咳嗽尚无统一诊断标准，综合相关文献，下列标准可供参考：①有慢性咳嗽症状；②PSG监测证实OSA；③CPAP或BiPAP治疗后咳嗽减轻或消失。需要强调的是，针对OSA的机械通气治疗是确诊OSA相关慢性咳嗽、建立OSA和慢性咳嗽之间因果关系的必要步骤。

（2）OSA、GERD与哮喘

近年来许多相关性研究表明OSA是哮喘控制不佳的独立危险因素，哮喘患者容易出现OSA，而合并OSA的哮喘患者更容易出现夜间哮喘，症状发生频率和使用药物的种类、数量均明显增加。Teodorescu等应用睡眠呼吸紊乱评分和哮喘控制问卷评估了472例哮喘患者，结果表明OSA是哮喘控制不佳的高危因素，而且独立于肥胖和其他已知的哮喘加重因素。此外，752例哮喘患者填写睡眠呼吸暂停问卷和哮喘控制问卷，调查结果表明白天持续存在哮喘症状与夜间反复发作哮喘的患者均存在OSA高发。Yigla等报道在不稳定哮喘患者中OSA的发生率高达95.5%。这些研究结果均提示OSA与哮喘控制不佳有关，因此已有文献明确提出将OSA作为难治性哮喘的重要原因。

瑞典的一项研究表明校正了年龄、性别、吸烟习惯后，普通人群中打鼾的发生率为10.7%，反复喘息者中打鼾率为21.3%，确诊哮喘者则为17%，OSA的发病率在普通人群中为6.8%，反复喘息者为17.1%。确诊哮喘者中为14.3%。Auckley等应用柏林问卷对哮喘患者进行的调查结果表明OSA症状在哮喘患者中的出现率明显高于普通人群。哮喘患者容易发生OSA，Wisconsin睡眠研究中心的一项始于1988年、为期8年的睡眠随访研究表明，205例哮喘患者中有84例出现OSA（41%），而1287例没有哮喘病史的随访者中只有369例出现OSA（29%），两组差异显著（$P < 0.001$）。该研究还显示，有哮喘病史者8年后出现OSA的风险较无哮喘病史者增加76%，而且这种风险的增加在儿童患者中更为明显。

有文献表明，OSA常与GERD相伴随，与肥胖和酗酒者相比，OSA患者更容易出现GERD，发生率为58%～62%。而OSA患者中发生的 GERD 可能是哮喘的始动因素之一，因为 OSA 患者睡眠时反复发生上气道狭窄和塌陷。患者因为上气道阻塞吸气努力增加，使胸膜腔内负压和食管内负压明显增大，从而使跨膈压增大，当超过食管括约肌张力时由于"吸吮"作用使胃内容物进入食管。反复的胸膜腔压力变化也会引起横膈肌脚和膈食管韧带损伤，使抗反流屏障减弱。同样 GERD 也是哮喘反复发作的危险因素之一，主要机制是：发生误吸后胃和十二指肠内容物刺激气道，引起气道反应性升高，或者通过迷走神经反射性引起支气管收缩，而进入气道的酸性胃内容物也可刺激损伤呼吸道黏膜产生炎性反应，诱发或加重哮喘。

睡眠中发生的 GERD 是夜间哮喘发作的诱因。治疗 GERD 可以减少夜间哮喘发作，减少哮喘急性加重，改善哮喘相关的生活质量。同时应用无创通气治疗 OSA 也可以减少哮喘发作。近年来，已有学者研究 CPAP 对伴有哮喘的 OSA 患者的影响，作者以胃食管反流评分≥12 分为标准，将处在慢性持续期哮喘的中、重度 OSA 患者分为两组：GERD 9 例，非 GERD 14 例，进行为期 4 周的 CPAP。结果显示治疗后 GERD 组哮喘发作次数和夜间哮喘发作次数明显减少，而非 GERD 组并无显著降低，同时，GERD 组中的哮喘患者的生活质量改善比非 GERD 组明显，结论认为夜间 CPAP 虽然不能改变受试者肺功能，却可以显著提高患者的生活质量，特别是具有 GERD 症状并伴有哮喘的 OSA 患者。

总之，目前认为 OSA 可以引起 GERD，而 GERD 又会进一步诱发和加重哮喘，CPAP 治疗可以显著减少 OSA 伴有哮喘的有 GERD 症状的患者夜间哮喘发作次数。CPAP 不失为治疗 GERD 并同时改善 OSA 伴有哮喘的患者生活质量的有效治疗手段。

（3）OSA、GERD 与 IPF 的关系

① GERD 与 IPF

IPF 是一种慢性、进行性发展的纤维增生性肺部疾病，主要病理学改变是正常肺泡结构消失，肌成纤维细胞灶形成和细胞外基质过度

沉积。目前认为肺泡上皮细胞持续性损伤导致的异常组织修复是 IPF 的主要发病机制。2011 年 IPF 循证医学指南中已将 GERD 列入 IPF 发病的主要危险因素之一，并认为这是 IPF 中的重要进展，多项研究表明 GERD 在 IPF 患者中发生率明显高于健康对照组和其他类型的间质性肺疾病。由于研究对象、基础用药情况、检测方法不同，IPF 患者中 GERD 的发生率报道不一，远端食管酸反流发生率为 66% ～ 88%，近端食管酸发生率为 33% ～ 71%。

Mays 等早在 1976 年采用上消化道造影的方法对 86 例不同病因的肺纤维化患者（包括 48 例 IPF、15 例免疫相关性肺纤维化和 23 例病因已明确的肺纤维化）进行检测，结果显示肺纤维化组的 GERD 发生率（44%）和食管裂孔疝发生率（73%）明显高于对照组（5% 和 19%），而且 IPF 组患者的 GERD 和食管裂孔疝的发生率明显高于其他类型的肺纤维化患者，研究者推测长期慢性吸入胃内容物可能是导致肺纤维化的重要原因，也提示 GERD 与肺纤维化密切相关，遗憾的是该研究并未引起学界的足够重视。直到 1988 年，美国华盛顿医学中心的 Tobin 等采用食管 24 小时 pH 检测对 IPF 患者中 GERD 发生情况进行研究，在 17 例病理学诊断为 IPF 的患者中发现 16 例异常的食管酸反流，GERD 发生率显著高于其他病因造成的间质性肺病（P=0.002），但在发生 GERD 的 IPF 患者中仅有 25% 具有典型的酸性反流症状，这提示大部分 IPF 患者可能存在隐匿性的 GERD。进一步研究结果发现 IPF 患者处于夜间平卧位时发生反流的时间显著长于对照组，因而作者认为 IPF 患者夜间很容易发生 GERD，因此 GERD 可能是 IPF 的一种重要致病因素。其后，Salvioli 等的研究结果显示 IPF 的患者 GERD 的发生率为 68%，其中只有 55% 的患者具有典型的反流症状，但样本数较小（n=18）。Han 等进行了一项多中心的前瞻性临床研究，对连续入选的 67 例 IPF 患者进行 24 小时食管 pH 检测和食管测压，以 133 例难治性哮喘患者作为对照组，结果显示 IPF 患者中 GERD 的发生率高达 87%，明显高于哮喘患者（68%）；但 IPF 患者中只有 47%

具有典型的 GERD 症状。美国华盛顿医学中心的 Raghu 等对 65 例 IPF 患者进行前瞻性研究，结果发现 GERD 的患病率高达 95%，但其中只有 40% 的患者具有 GERD 症状。后来 Savrino 等采用食管阻抗 pH 技术分析了 IPF 患者 GERD 的反流性质，该研究共纳入了 40 例 IPF 患者、40 例非 IPF 的肺间质性疾病患者、50 例健康志愿者，结果显示 IPF 组患者在总反流事件次数、酸性和弱酸性酸暴露次数、近端食管酸暴露方面均明显高于其他类型的肺间质性疾病组和健康对照组，而且 IPF 患者唾液和支气管肺泡灌洗液中胆汁酸和胃蛋白酶的检出率明显高于其他类型的肺间质性疾病，而健康对照组唾液和支气管肺泡灌洗液中并未检出胆汁酸和胃蛋白酶，这表明 IPF 患者中 GERD 的发生率明显升高且同时存在异常的酸反流和碱反流。国内学者进行的两项研究显示，62.3% ～ 66.7% 的 IPF 患者存在病理性食管酸反流，其中只有 37.5% ～ 58.1% 的患者具备典型反流症状，与国外研究结果类似。齐军等的研究结果也显示 IPF 患者 GERD 阳性率较高，但患者往往缺少典型的反流症状。

越来越多的临床研究提示 GERD 和 IPF 之间具有较高的相关性，因而提出了 GERD 导致肺损伤的假说：在具有易感倾向的人群中，长期慢性吸入反流内容物（包括胃酸、胃蛋白酶和胆汁酸等）可损伤肺泡上皮细胞，其后，上皮细胞异常增生和再上皮化异常修复导致纤维化可能是 GERD 导致肺纤维化的重要发病机制。肺泡上皮细胞受损后引起肺泡毛细血管扩张，血浆蛋白渗出到肺泡腔和间质，激活凝血级联反应，造成纤维蛋白沉积。肺泡上皮细胞损伤后还可以分泌结缔组织生长因子、血小板源性生长因子、TNF-α、胰岛素样生长因子 –1（insulin-like growth factor–1，IGF–1）、ET–1 等多种纤维化细胞因子，促进 IPF 的发生和发展。有部分学者认为发生 IPF 后肺依从性下降，导致吸气时胸膜腔负压增大，引起食管下端括约肌功能失调，会进一步加重 GERD。目前多数作者认为 GERD 可能是 IPF 的一个重要致病因素，但在普通人群中 GERD 的患病率远远高于 IPF，因此 GERD 可能需要在其他因素，如基因易感性、吸烟、端粒长度缩短的共同参与下，才导致易感个体发病。

一些学者对 IPF 患者进行抗反流治疗，取得了一定效果，从另一个方面验证了 GERD 与 IPF 之间的关系。2011 年 Lee 等进行了一项回顾性研究，入选 204 例 IPF 患者，其中 68 例具有 GERD 相关症状，96 例患者接受了抗反流治疗，11 例患者接受了尼森胃底手术治疗。进一步分析结果发现，抗反流治疗结果与胸部 HRCT 肺纤维化评分具有相关性，经过抗酸治疗的 IPF 患者中位生存时间为 1967 天，而未接受抗酸治疗的 IPF 患者生存时间为 896 天（$HR=0.51$，$P < 0.01$）。作者认为抗反流治疗是 IPF 患者生存时间延长的独立预测指标（$HR=0.47$，95% CI：$0.24 \sim 0.93$）。合并食管裂孔疝的 IPF 患者接受抗反流治疗后肺一氧化碳弥散量和复合生理指数显著高于未进行抗反流治疗组（$P < 0.05$）。这些研究结果提示抗反流治疗对 IPF 患者的预后可能会产生显著影响，抗反流治疗为目前治疗乏术的 IPF 患者提供了新的途径。

② OSA 与 IPF

OSA 患者除了容易发生 GERD 以外，还容易发生 IPF，当 OSA 患者发生 IPF 后可使病情进一步恶化，病死率再次增加。IPF 患者中 OSA 的患病率显著高于正常人，并常常伴有显著的夜间低氧血症。Lancaster 等于 2009 年观察了 50 例稳定期 IPF 患者，其中 44 例伴发 OSA，伴发 OSA 患者中 10 例为轻度，34 例为中、重度。AHI 与 BMI、颈围呈正相关。2010 年 Mermigkis 等对 34 例新诊断且没有接受任何治疗的 IPF 患者进行研究，结果显示 20 例符合 OSA 的诊断标准，其中 15 例为轻度，5 例为中、重度，AHI 与 BMI 呈正相关；患者夜间平均 SpO_2 为（90.9 ± 3.8）%，最低 SpO_2 为（81.7 ± 5.8）%，夜间 $SpO_2 < 90\%$ 的时间占总睡眠时间的比例为（20.8 ± 28.5）%。2013 年，Pistili 等对 17 例 IPF 患者中 OSA 的患病率进行研究，除外了 BMI > 30 kg/m^2 或上呼吸道显著病变的患者，17 例中有 14 例达到了 OSA 的诊断标准，多为轻度，AHI 与 SpO_2 显著相关，其夜间氧合情况与 Mermigki 的研究结果相似。

目前对于 IPF 患者容易发生 OSA 的可能机制研究不多，据推测 IPF 患者中 OSA 患病率较高的可能机制有：① IPF 为限制性肺疾病，患者肺泡膨胀受限，肺容量减少，肺组织对上呼吸道的牵引力减弱，导致上呼吸道容易塌陷，以致夜间睡眠过程中发生低通气和呼吸暂停的机会增加。② IPF 患者常常伴有浅快呼吸，因而容易发生呼吸肌疲劳，同时 IPF 患者常发生换气功能障碍，特别是重度和晚期患者常常处于缺氧状态，呼吸中枢对缺氧的敏感性下降。上述两种因素共同作用，导致低通气和呼吸暂停。③ IPF 患者长期全身性使用激素可引起中心性肥胖，颈部脂肪堆积，从而使夜间容易发生 OSA。

这些推测并不能完美地解释 OSA 与 IPF 之间的关系。我们认为，如果将 GERD 这一重要的发病环节引入其中，则不难发现由于 OSA 患者容易发生 GERD，而 GERD 又是诱发 IPF 的重要发病因素，这样就不难解释 OSA 与 IPF 之间的密切关系了。我们认为，OSA、GERD 和 IPF 三者之间关系十分密切，应当将三者作为一个整体进行研究，为了进一步说明这个问题，我们将这三者之间的关系归纳为图 3。鉴于以上考虑，建议今后将 OSA、GERD 和 IPF 三者作为一个有机整体来研究，这样不仅会对三者之间的关系有更完整、更科学的认识，同时能为 IPF 这个临床难题的解决提供新的思路和新的方法。

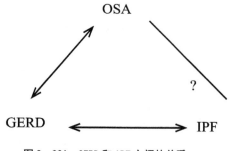

图 3　OSA、GERD 和 IPF 之间的关系

（4）OSA 合并 GERD 的诊断

除了具有 OSA 临床表现外，OSA 合并 GERD 的诊断要求还应有 GERD 的临床表现，如胃灼热、反酸、胸骨后疼痛，还可出现非季节性哮喘、慢性咳嗽、复发性肺炎、IPF、慢性咽喉炎、非心源性胸痛等非典型症状。24 小时食管下端 pH 监测、食管压力监测、食管内镜检查等是诊断 GERD 的方法。内镜检查是诊断具有黏膜损伤的 GERD 的金标准，可以发现食管远端黏膜糜烂、溃疡、狭窄，但应除外其他上消化道疾病。OSA 患者发生 GERD 常常难以发现，同时监测夜间睡眠呼吸和 24 小时食道下端 pH 对确诊 OSA 合并 GERD 有很大帮助。对于拟诊的患者或怀疑反流相关的食管外症状的患者，尤其是内镜检查阴性时，可采用质子泵抑制剂（proton pump inhibitors，PPI）做诊断性治疗。采用标准剂量每天 2 次，用药 1～2 周后，GERD 症状显著缓解，有助于 GERD 的诊断。

胃食管 24 小时监测，监测指标还有：① pH ＜ 4 的时间占总时间、卧位和立位时间百分比。② pH ＜ 4 的发生次数。③ pH ＜ 4 持续时间超过 5 分钟的次数。④最长反流时间。对上述指标进行综合评估，以 DeMeester 积分判断有无病理性反流。大于 15 分为阳性，15～50 分为轻度 GERD，50～100 分为中度 GERD，大于 100 分为重度。

PPI 试验治疗，如奥美拉唑 20 mg、每日 2 次口服，治疗 7 天，若患者症状消失或显著好转，提示为明显的酸相关疾病，在除外消化性溃疡等疾病后，可考虑 GERD 诊断。

（5）OSA 合并 GERD 的治疗

目前尚无统一的治疗方案，主要是针对 OSA 和 GERD 分别进行治疗。

① GERD 治疗

GERD 的治疗目的是增强食管的抗反流防御机制，减少反流物对食管的损害，主要措施有以下几个方面。

A. 调整生活方式：将床头抬高 10～20 cm，可以减少反流次数，有利于清除反流物。穿衣服要宽松，腰带不宜系得太紧，以免增加腹内压。肥胖者应减肥，适当控制食用某些食物，如巧克力、咖啡、辛辣和油腻食物，戒烟、限酒、避免餐后马上睡觉。

B. 避免使用降低食道下端括约肌张力的药物，如钙离子拮抗剂、M 受体拮抗剂、茶碱、安定类药物等。

C. 治疗药物主要有 3 大类：抑制胃酸分泌的药物（西咪替丁、雷尼替丁、法莫替丁等，疗程 8～12 周）、促进消化道动力的药物（西沙必利、莫沙必利）和黏膜保护药物。抑制胃酸分泌的药物常用 H_2 受体拮抗剂和 PPI（奥美拉唑、兰索拉唑、泮托拉唑、雷贝拉唑，疗程至少 8～12 周）。PPI 抑酸作用确切，症状缓解快，是 GERD 治疗中最常用药物，疗程应≥ 8 周。

也可酌情选用内镜下缝合治疗、射频治疗、注射治疗。如患者不愿长期服药治疗，药物治疗效果不好，出现药物不良反应、食管狭窄、顽固性食管裂孔疝，症状难以控制者，可以考虑外科治疗，腹腔镜尼森胃折叠术是最常用的手术方法。

② OSA 的治疗

OSA 的治疗通常采用经鼻 CPAP，除可消除呼吸暂停外，也可控制 GERD，本书已有专门章节介绍，在此不拟赘述。虽然 OSA 与 GERD 的严重程度和事件发生时间上的相关性并不是十分明确，但两种疾病在治疗上存在一定的治疗关联。

A. 采用 CPAP 治疗 OSA 对反流的影响

有资料证实 OSA 患者接受经鼻 CPAP 治疗可以改善夜间 GERD，可能的机制是 CPAP 治疗使食管内压增加，反射性引起食管下端括约肌收缩。Green 对 181 例 OSA 伴有夜间 GERD 患者进行 CPAP 治疗，以观察夜间 GERD 患者的症状改善情况，治疗后随访 5～98 个月，发现治疗组夜间 GERD 量表参数较治疗前明显改善，夜间 GERD 症状减轻率为 48%，而且改善情况与 CPAP 压力呈正相关，说明 OSA 与夜间反流相关。Tawk 等对 16 例 OSA 合并 GERD 的患者进行 CPAP 治疗，直至 AHI < 10 次 / 小时后，家中继续 CPAP 治疗 1 周，对比治疗前后的 AHI、24 小时酸接触时间、直立 24 小时酸接触时间、仰卧 24 小时酸接触时间，结果发现 CPAP 是治疗 OSA 伴 GERD 的有效方法。Kerr 等在 1992 年即发现 CPAP 治疗对鼾症和非鼾症患者的夜间发生 GERD 事件都有减少作用。Konermann 等对 23 例奥美拉唑治疗无效的反流性咽喉炎患者采用经鼻 CPAP 治疗，治疗后反流的主观症状和客观指标都取得了满意的效果。一些研究证实对 OSA 患者进行 CPAP 治疗确实可以改善夜间 GERD 症状，但有证据表明 CPAP 治疗对 GERD 的作用可能是通过增加食管内压力而不是通过减少呼吸暂停和觉醒出现的。

B. 抗反流治疗对 OSA 的影响

Friedman 等对 41 例 OSA 伴有 GERD 患者给予兰索拉唑 40 mg，每天 1 次，治疗 2 ～ 6 个月，结果 32 例治疗后食管 pH 监测正常，OSA 主观参数评价，包括 ESS 评分、VAS 评分和 PSG 监测参数均明显降低，说明抗反流治疗对 OSA 有效。Wasilewska 等对 21 例确诊为 OSA 伴有 GERD 的患儿给予奥美拉唑，1 mg/（kg·d），餐前 15 ～ 30 分钟口服，共治疗 4 ～ 8 周，其后复查睡眠监测和 24 小时 pH 监测，结果发现 PPI 治疗可以改善 OSA 的症状和降低 AHI。Senior 等采用饮食行为疗法联合 30 天 PPI（奥美拉唑）治疗 10 例 GERD 患者，发现治疗后 AHI 显著改善，AHI 平均下降 31%。Ing 等报道用 H_2 受体拮抗剂（尼扎替丁）治疗 OSA 患者 1 个月，患者觉醒指数较前显著下降，但并不能降低 AHI 和血氧参数。据肖高辉等报道，18 例有睡眠打鼾和反流症状的患者同时接受昼夜食道下端 pH 和压力监测与 PSG 同步监测，对同时患有 GERD 和 OSA 的患者给予西沙必利（10 mg，4 次 / 日）和奥美拉唑（20 mg，2 次 / 日），治疗 1 周后重复以上检查，结果显示 7 例患者同时患有 OSA 和重度 GERD，应用抗 GERD 治疗后，AHI 从（38.9 ± 17.6）次 / 小时降低为（15.2 ± 12.3）次 / 小时（$P < 0.002$），最低血氧饱和度从 77.3% ± 11.3% 上升到 85.2% ± 5.6%（$P=0.067$）。反

流症状评分从（11.1 ± 3.2）分降到（1.4 ± 1.3）分（$P < 0.001$），De-Meester 计分从（127.3 ± 84.2）分降到（10.7 ± 23.5）分（$P < 0.05$）。研究者认为产生上述效果可能是奥美拉唑通过抑酸使食管内 pH 升高，而西沙必利能改善食管动力学效应，加快食管对酸的清除功能，提高食管下端括约肌压力，使胃排空加快，减轻了 GERD 症状，从而进一步证实 GERD 是 OSA 的高危因素，两者互相影响，只要终止其中一方缓解，均可使另一方得到缓解。

对腹腔镜胃底折叠术后患者进行 20 年随访观察，接近 80% 的GERD 患者未再出现胃灼热和烧心症状。季锋等报道了胃底折叠术治疗 GERD 对 OSA 的影响，对 18 例 GERD 同时合并 OSA 的患者经腹腔镜进行尼森胃底折叠术治疗，术后随访 1 年，结果发现术后反流总积分由术前 18 分降到术后 0 分（$P < 0.05$），术后每例患者反流总积分均 < 12 分，嗜睡评分由术前（13 ± 5）分降到术后（7 ± 3）分（$P < 0.05$），DeMeester 评分由术前（39 ± 34）分降到术后（10 ± 7）分（$P < 0.05$），AHI 由术前（33 ± 18）次/小时，降到术后（7 ± 8）次/小时（$P < 0.05$）。夜间最低血氧饱和度由术前 $73\% \pm 13\%$ 升到术后 $88\% \pm 4\%$（$P < 0.05$），夜间血氧饱和度 $< 90\%$ 的次数由术前（252 ± 130）次降低到术后（57 ± 59）次（$P < 0.05$）。作者认为胃底折叠术不仅对 GERD 的食管症状有效，还可以明显改善 OSA 的症状，认为以下两种机制可以解释这种现象：当反流减少时咽喉部的炎症和水肿会减轻，从而改善上呼吸道阻塞和呼吸暂停；反流减少时也可以减弱因反流刺激迷走神经反射性气道痉挛和阻塞。

③综合治疗

孙環等报道了 58 例伴有 GERD 和 OSA 的患者实施 3 个月综合治疗效果，结果显示综合治疗后 GERD 症状计分较治疗前明显下降，基本恢复到正常水平，而且 AHI、SpO_2 最低值和 $SpO_2 < 90\%$ 的时间均比治疗前有明显改善（$P < 0.05$，$P < 0.01$）。郑诗光等系统观察了综合治疗老年性 OSA 合并 GERD 的疗效，探讨经鼻 CPAP 联合抗反流

药物治疗老年 OSA 合并 GERD 的疗效，48 例患者被随机分为空白对照组、经鼻 CPAP 治疗组、抗反流药物治疗组和经鼻 CPAP 联合抗反流药物治疗组（综合治疗组），治疗前和治疗 30 天后复查 ESS 评分、PSG、GERD 诊断问卷（GERQ）进行效果评定，结果显示与治疗前相比，空白对照组的 GERQ 评分、AHI、ESS 评分和 SpO_2 无显著变化。经鼻 CPAP 治疗组和综合治疗组治疗后 GERQ 评分、AHI、ESS 评分均显著降低（$P < 0.05$），SpO_2 水平显著升高（$P < 0.05$），抗反流药物治疗组治疗后 GERQ 评分显著降低，但其他指标没有显著变化。与经鼻 CPAP 治疗组和抗反流药物治疗组相比，综合治疗组各项指标的变化更显著（$P < 0.05$），结论认为对于老年 OSA 合并 GERD 的患者联合 CPAP 和抗反流药物治疗要比单独采用 CPAP 或抗反流药物治疗效果更好。但也有不完全一致的报道，陈金湘等对 60 例中、重度 OSA 伴有 GERD 患者同时进行 PSG 监测、24 小时食管 pH 监测，之后将患者随机分为两组，对照组每晚给予经鼻 CPAP 治疗，治疗组在对照组治疗的基础上联合口服奥美拉唑 40 mg/d，枸橼酸莫沙必利 5 mg、3 次 / 日，两组均于治疗后第 3 天、第 14 天观察 OSA 症状和 GERD 症状改善情况，并于第 14 天晚重复 PSG 监测和 24 小时食管 pH 监测，结果显示与对照组相比，治疗组第 3 天的 OSA 改善率和 GERD 症状改善率均有统计学意义（$P < 0.05$），治疗后第 14 天 OSA 症状改善率和 GERD 症状改善率均无明显提高，治疗组第 14 天测得的 AHI、最低血氧饱和度、pH $<$ 4 时间的百分比、最长反流时间、反流次数和 DeMeester 评分与对照组相比差异均无统计学意义，研究者认为经鼻 CPAP 是治疗 OSA 伴有 GERD 的有效方法，但联合使用抗反流药物并不能提高疗效。

16. 阻塞性睡眠呼吸暂停与非酒精性肝病

大量研究已经证实 OSA 和非酒精性脂肪性肝病（non-alcoholic fatty liver disease，NAFLD）密切相关，但 OSA 引起 NAFLD 的机制

尚不十分明确。NAFLD 是一种与胰岛素抵抗和遗传易感密切相关的代谢应激性肝脏损伤，其病理学改变与酒精性肝病相似，但患者无过量饮酒史，疾病谱包括非酒精性单纯性脂肪肝、非酒精性脂肪性肝炎及其相关肝硬化和肝细胞癌，是 21 世纪全球非常重要的公共健康问题之一，亦是我国医学界日益关注的慢性肝病。NAFLD 诊断标准为存在肝细胞脂肪变的影像学或组织学依据，并且除外过量饮酒、药物或遗传性疾病等导致肝细胞脂肪变的其他病因。NAFLD 的危险因素包括高脂肪、高热量膳食结构、久坐少动的生活方式、代谢综合征及其成分（肥胖、高血压、血脂紊乱和 2 型糖尿病）。

（1）OSA 与 NAFLD 相关的证据

OSA 和 CIH 参与 NAFLD 的发病机制，而且是其加速恶化的确定因素。这不仅通过暴露于 CIH 的动物模型得到论证，并且在成人和儿童群体试验中都存在强有力的证据。OSA 和 CIH 诱导胰岛素抵抗和血脂异常，参与 NAFLD 的病理生理过程。CIH 诱导转录因子 HIF-1α 和下游脂肪生成基因的表达，从而增加 β- 氧化，加剧肝脏氧化应激。然而，尚无确切证据表明使用 CPAP 治疗 OSA 会改善 NAFLD，但至少可以稳定病情并延缓其进展。

OSA 与 NAFLD 之间存在很多共同的危险因素，如肥胖、高龄、糖代谢紊乱、脂代谢异常和高血压，同时存在相同的病理生理学改变，如胰岛素抵抗，所以二者常合并存在。OSA 患者的 CIH 可能造成肝损伤、炎症和纤维化，促进 NAFLD 发展和从脂肪变性进展为脂肪性肝炎、肝硬化和肝癌。在 NAFLD 患者中，肝病可能通过低氧间接促进炎症反应和胰岛素抵抗，也可直接通过增加肝细胞中促炎细胞因子产生和导致代谢失调。大量的临床和动物试验表明 OSA 和 NAFLD 密切相关。

①基于临床研究的证据

大量证据表明 OSA 与 NAFLD 之间存在密切联系，特别是在严重的 OSA。大量病态肥胖合并 OSA 的患者肝脏酶升高，但有一项研究未发现 OSA 和 NAFLD 严重程度之间的关系，其中有些患者已接受 CPAP 治疗，这可能会影响 OSA 组的表现，因为并未表现出严重的 CIH。

大多数研究表明这两种慢性病之间存在联系。Turkay 等使用超声波等非侵入性肝损伤指标诊断 NAFLD，发现 OSA 会加重脂肪变性，且不依赖 BMI。Sookoian 和 Piorola 的一项 Meta 分析表明 OSA 与肝酶，尤其是谷丙转氨酶显著增加相关，而且不依赖 BMI 和糖尿病等。Norman 等对 109 例合并 OSA 的患者进行研究，发现缺氧指标和血清转氨酶显著性相关，多元线性回归分析结果显示，缺氧指标比代谢相关指标能更好地预测血清转氨酶变化水平。Agrawal 等的研究表明，在超重的印度人中应用弹性成像法检测 NAFLD，OSA 患者中 NAFLD 患病率非常高。此外，多变量分析发现 AHI 是肝纤维化的重要预测因子。最重要的是，CIH 严重程度与肝弹性成像检测出肝纤维化的增加相关，其他使用肝活检的群体研究也支持这种相关性。然而这些研究也具有一定的局限性，特别是作者仅仅在肝酶异常患者中进行肝活检，40% 的活检证实被诊断为 NAFLD 的患者肝酶正常。所以如果在整个研究群体中进行肝脏活检，可能会发现更具说服力的证据。

多项研究发现，OSA 伴或不伴 CIH（后者反映 OSA 的严重程度）均会加剧 NAFLD 的严重程度和促进非酒精性脂肪性肝炎（non-alcoholic steatohepatitis，NASH）的进展，这些研究基于肝活检诊断得出结论，但样本量很小，或使用间接替代指标来确定 OSA 的严重程度。有研究亚组分析表明，在那些经 PSG 监测且进行肝脏活检的患者中，CIH 的严重程度与 NAFLD 和纤维化的严重程度增加相关。Erol Cakmak 等发现与非 NAFLD 组相比，中、重度 NAFLD 组 AHI 和氧减指数明显升高，轻、重度 NAFLD 组夜间平均 SpO_2 显著降低，轻、中、重度 NAFLD 组最低 SpO_2 显著降低。该研究提示 OSA 患者夜间缺氧是肝脂肪变性进展的重要危险因素。一项纳入 100 例病态肥胖患者肝活检资料的研究表明 CIH 剂量反应与 NAFLD 的恶化程度相关，而且不依赖代谢等混杂因素。CIH 也是肝纤维化发展的一项独立危险因素。Mesarwi 等研究表明，病态肥胖合并肝纤维化的患者表现出高 AHI 和 SpO_2 严重下降，夜间缺氧的严重程度与脂肪变性有关。然而，夜间严重缺氧和肝损伤之间的剂量反应关系只在病态肥胖的人群中得到证实，非肥胖的 OSA 患者并未明确。Qi 等的研究对非肥胖人群进行 PSG 监测，用超声波诊断 NAFLD，发现无论肥胖或非肥胖的 OSA 患者，NAFLD 的患病率均随着 CIH 的严重程度而增加。研究表明，肝脂肪变性患者存在更严重的 CIH，CIH 的严重程度、BMI 和甘油三酯浓度是 NAFLD 发展的独立预测指标。然而这项研究未能揭示剂量反应关系，因为 NAFLD 的严重程度不能仅仅利用超声波分级。同样，利用超声波诊断的 NAFLD 患者，无论是否超重，CIH 的严重程度都是肝酶增加的独立预测指标。总之，非肥胖的 OSA 患者似乎也与 NAFLD 发展相关。

目前肥胖已经成为影响儿童的全球流行问题，导致肥胖相关疾病的增加。因此关于儿童 NAFLD 的研究比过去更加系统和完善。NAFLD 的患病率在儿童人群中达到 10%，在肥胖儿童人群中达到 60%，大量关于儿童 NAFLD 的文献描述其流行病学、诊断过程和机制。目前 NAFLD 患儿出现 OSA 的频率增加，即使是非肥胖儿童人群也同样如此。一项利用 NAFLD 替代性标志物的研究发现，在儿童群体中 OSA 与肝酶升高相关，而且 OSA 患儿的肝细胞凋亡和炎症标志物同样升高。此外，成人夜间 SpO_2 下降与肝损伤严重程度之间的剂量反应关系在儿童中似乎也同样适用。事实上，经 PSG 监测且进行肝脏活检分析的 81 例患儿研究显示 NAFLD 与 OSA 严重程度相关。

②基于动物模型研究的证据

动物模型证明了暴露于 CIH 的瘦鼠可形成肝细胞膨胀、肝细胞糖原累积和脂质过氧化作用，对 CIH 诱导的小鼠给予高胆固醇饮食可导致更加明显的脂肪变性、肝小叶炎症和胶原沉积。这些发现表明 OSA 可能在 NASH 的形成和发展过程中扮演重要的角色。Savransky 等将常规喂养的 15 只瘦鼠暴露于 CIH，配对的 15 只瘦鼠作为对照组，CIH 组干预 3 个月后血清丙氨酸氨基转移酶（alanine aminotransferase，ALT）升高 2 倍，而天冬氨酸氨基转移酶（aspartate aminotransferase，AST）与碱性磷酸酶未见明显改变。给予高胆固醇饮食喂养后，CIH 组干预 6 个月后出现肝脂肪变性、小叶炎症反应和肝纤维化等 NAFLD 组织学改变，而对照组仅出现肝脂肪变性，这说明 CIH 是促进肝脂肪变性进展成为脂肪性肝炎的重要因素。同样，其他暴露于 CIH 的小鼠试验也阐明了 OSA 和 NAFLD 之间的关系，将小鼠暴露于 IH 模型模拟重度睡眠呼吸暂停，短期的 IH 暴露（2 周）并不影响瘦鼠的肝脏组织学效应。然而，当饮食诱导肥胖小鼠或遗传肥胖小鼠受到短期（4 周）和长期（12 周或 6 个月）IH 后，则出现类似 NAFLD 的改变，肝脏组织学检查证明其存在肝脂肪变性和纤维化。以上动物试验研究表明，CIH 参与了肥胖者 NAFLD 的形成。

③基于 OSA 治疗的证据

CPAP 是目前被广泛认可的治疗 OSA 的主要手段。由于 OSA 与 NAFLD 的进展和严重程度相关，越来越多的研究关注 CPAP 对 NAFLD 的影响，探讨 CPAP 治疗是否可以降低肝酶水平。Chen 等的一项 Meta 分析比较了 CPAP 治疗前后血清 ALT 和 AST 的变化，提示 CPAP 可显著降低 OSA 患者的肝酶，特别是长期应用 CPAP 的患者，但需要大规模长期随访的随机对照试验来进一步证实这个结论。一些观察性研究表明，即使在 CPAP 有效治疗的初期阶段，也可引起肝酶显著降低。Chin 等报道，ALT 和 AST 降低可持续到 CPAP 治疗后 1 个月和 6 个月。同样，在儿童的研究中也观察到类似结果。然而，这些非随机观察性研究存在局限性和偏倚，因为其仅仅应用 NAFLD 间接替代标志物。

相比之下，Kohler 等进行的一项随机对照试验比较 4 周有效 CPAP 治疗组和未接受 CPAP 治疗组之间肝酶的差异，显示 NAFLD 的替代标志物在两组之间无任何差异，AST 和 ALT 下降水平在两组间无显著性差异。同样 Hoyos 等比较未接受 CPAP 组和有效 CPAP 组的 OSA 患者，利用 CT 扫描评估肝脏脂肪作为 NAFLD 的替代指标，12 周后仍未变化。12 周后，未接受 CPAP 组给予有效 CPAP 治疗后，肝脏脂肪含量或任何其他代谢参数也未观察到显著变化。

Jullian-Desayes 等的一项随机对照研究应用 NAFLD 非侵入性标志物，显示有效的 CPAP 治疗对 NAFLD 的转归没有影响。虽然 OSA 和 CIH 与 NAFLD 有关，但仅仅短期 CPAP 治疗并不能改善肝损伤。短期 CPAP 治疗并未改善肝脏组织学变化，这是不足为奇的。事实上，其他干预模型提示，不仅需要长期的治疗，还需要关注其他改善所有代谢参数的相关干预措施。例如，减重手术 1 年后肝活检即出现改善。然而需要引起注意的是，减重手术后患者不仅体重减轻，而且也改善了其代谢并发症和 OSA 症状，这进一步表明，为了改善肝脏病变情况，需要改善参与 NAFLD 的所有代谢参数。总之，CIH 在 NAFLD 的发展和 NASH 的恶化过程中扮演了重要角色。减少任何不利因素都会利于患者，至少可以稳定疾病和减缓 NASH 进展。

为了改善 NAFLD，进行以减重为目标的饮食干预或减重手术配合 CPAP 协同治疗很有必要。已经证明减重可以改善代谢参数和 NAFLD。然而，至少减轻 10% 的体重才能获益，且随着时间的推移难以实现和维持。未经治疗的 OSA 患者减重更加难以成功，这也表明必要时应使用 CPAP 来帮助减重。总的来说，应鼓励所有 NAFLD 患者减重，还应采取所有可能的措施来改善代谢参数，包括治疗 OSA。

总之，无论是成人、儿童的临床研究，还是动物模型和 OSA 治疗的相关证据均提示 OSA 和 NAFLD 之间关系密切。

（2）OSA 与 NAFLD 相关的具体机制

有关 OSA 与 NAFLD 相关的机制包括二次打击学说、肠 – 肝轴损伤和脂毒性学说，但这些看法不断受到质疑和挑战，目前认为两者相关的机制主要包括以下几个方面。

① CIH 与胰岛素抵抗

大量研究显示 OSA 与胰岛素抵抗（insulin resistance，IR）相关。

IR 是指机体对胰岛素的敏感性和（或）反应性降低，常需要超常量才能达到正常的生理效应。目前认为，IR 不仅可以导致外周脂肪分解增加，使游离脂肪酸（free fatty acid，FFA）增加，进而使肝脏脂肪合成增加，而且还可导致脂肪生成基因转录增加。CIH 导致 IR 具体可能机制是：A. 低氧血症使胰岛 β 细胞的 ATP 合成减少，从而抑制胰岛素分泌；B. 低氧血症可降低胰岛素受体酪氨酸激酶的磷酸化水平，致胰岛素受体的效用和敏感性下降；C. 低氧血症促进交感神经兴奋，通过增强肝糖原分解和糖异生过程提高血糖水平和损害糖耐量；D. 低氧血症和高碳酸血症可刺激颈动脉化学感受器，导致肾上腺素和糖皮质激素水平升高，拮抗胰岛素的生物学作用；E. 低氧血症和氧化应激引起炎性细胞因子的表达和释放增加，导致胰岛素抵抗。Ip 等对 185 例确诊 OSA 而未患糖尿病的患者进行研究发现，校正 BMI 的 OSA 患者更易进展为 IR，并且随着 AHI 增加，IR 越来越明显。OSA 动物模型则进一步证实了氧自由基、胰腺 β 细胞凋亡和炎症在 IR 发展中扮演着重要作用。

②CIH 与氧化应激和未折叠蛋白反应

CIH 引起的反复缺氧复氧循环，可导致大量活性氧簇（reactive oxygen species，ROS）产生，造成氧化和抗氧化失衡，加重氧化应激，进而致肝细胞发生炎症、凋亡或坏死。CIH 可激活 NADPH 氧化酶系统导致 NASH，NADPH 氧化酶不仅刺激肝星状细胞产生胶原，而且通过激 NF-kB，加重 HIF-1 诱导的肝纤维化。此外，氧化应激及其引起脂质过氧化产物也能活化 NF-κB 信号通路，促使炎症因子（TNF-α、IL-6、IL-8 等）表达增加，进而导致肝脏炎症形成。TNF-α、ROS 和脂质过氧化产物的增加会改变线粒体呼吸链，阻断呼吸链中的电子流动，并增加线粒体 ROS 的形成。由此产生的氧化应激进一步激活炎症通路，导致肝细胞炎症和 NASH 相关的多种肝脏病理学损害。相反，当使用药物阻断氧化应激途径时，即使暴露于 CIH，肝脏中的脂质过氧化也会显著降低。

未折叠蛋白反应（unfolded protein response，UPR）是 CIH 致肝损伤的另一种可能机制，主要存在内质网应激中，病理状态下内质网折叠能力受损，产生 UPR，UPR 可通过激活内质网应激相关蛋白、c-Jun 氨基末端激酶和半胱天冬酶诱导细胞凋亡发生。UPR 由 3 种转录蛋白介导：激活转录因子 6（activating transcription factor 6，ATF6），蛋白激酶 RNA 样内质网激酶（protein kinase RNA-like ER kinase，PERK）和肌醇需要激酶 -1（inositol-requiring kinase-1，IRE-1）。ATF6 过表达可以抑制醇调节元件结合蛋白 -2（sterol regulatory element binding protein-2，SREBP-2）的转录活性，减少肝脏中的脂质储存，而抑制 ATF6 可逆转此效应。PERK 依赖性转录因子 Nrf2 是肝脏抗氧化系统中的重要调节因子。与正常野生小鼠相比，Nrf2 缺失小鼠肝脏中 4- 羟基 -2- 壬烯醛和丙二醛水平增加；而谷胱甘肽、过氧化氢酶和超氧化物歧化酶活性水平降低，并产生更为严重的脂肪变、炎症和纤维化。另有研究证实 IRE1a 可通过激活 c-Jun 氨基末端激酶导致肝损伤和肝细胞凋亡。

（3）CIH 与脂质代谢紊乱

肝脏脂质来源主要包括膳食摄入、脂肪从头合成（de novo lipogenesis，DNL）和外周脂肪分解。SREBP 是肝脏调节 DNL 的关键转录因子，由 3 种同种型构成，其中 SREBP-1c 主要在肝脏中表达。SREBP-1c 可通过调节脂肪合酶促进脂肪从头合成和甘油三酯合成，同时可增强硬脂酰辅酶 A 去饱和酶（stearoyl coenzyme A desaturase-1，SCD-1）活性，使多不饱和脂肪酸转换成单不饱和脂肪酸，进而使胆固醇和甘油三酯合成增加。OSA 动物模型中，CIH 会使 SREBP-1 基因表达增强，肝脏甘油三酯含量增加。相反，阻断 SREBP-1 信号转导可预防 CIH 诱导的高脂血症。Li 等发现，与野生型小鼠相比，缺氧条件下，HIF-1α 敲除小鼠中 SREBP-1 和 SCD-1 蛋白表达下降，血甘油三酯含量下降，肝脏脂肪含量降低。Rankin 等的研究结果显示 CIH 能激活 HIF-2α，使脂肪分化相关蛋白表达升高，增加肝脏脂质存积。因此，在 OSA 患者中，CIH 可通过调节 HIF 表达导致肝脏脂质代谢紊乱，进而有利于 NAFLD 的发生、发展。此外，CIH 不仅可导致线粒体 β 氧化障碍，FFA 代谢受阻，增加的 FFA 可用于甘油三酯和胆固醇合成；CIH 还可选择性地灭活脂肪组织脂蛋白脂肪酶并减少 VLDL 从血液中的清除。总之，CIH 可通过促进 DNL，降低脂蛋白清除率，增强外周脂肪分解和肝脏 FFA 代谢障碍，引起血脂异常。

此外，CIH 状态下，肠道菌群稳态失衡，脂肪组织分泌的瘦素和脂联素等均会参与 NAFLD 的进展。

（4）睡眠剥夺与 NAFLD

OSA 的另一重要病理生理改变是睡眠剥夺。一项回顾性横断面研究显示睡眠剥夺可增加成人患 NAFLD 的风险，其原因可能与睡眠剥夺导致 IR 和肥胖发生有关。研究表明，经过两晚机械刺激诱导睡眠片段后，健康受试者的胰岛素敏感性降低，且清晨皮质醇水平升高和交感神经张力增加；而后两者可通过减少胰腺分泌胰岛素，抑制胰岛素调节的葡萄糖摄取和增加肝脏糖异生促进 IR 发生。暴露于长期睡眠片段的小鼠在体重增加之前也可出现全身性胰岛素抵抗。此外，睡眠片段导致慢波睡眠时间减少，一项研究显示，在没有睡眠剥夺的情况下，选择性抑制慢波睡眠时会使健康成人出现胰岛素敏感性和葡萄糖耐量降低。肥胖是 NAFLD 的重要危险因素之一，一项基于动物的研究显示限制睡眠时间后会导致瘦素分泌、脂肪生成和食物摄入量增加，进而促进肥胖。而来自美国国家健康与营养检查调查的一份报道显示，睡眠剥夺与肥胖症和成年人腰围的增加显著相关。

（5）OSA 治疗对 NAFLD 相关性损伤影响

CPAP 治疗是中、重度 OSA 患者的基本治疗方法，可以增加咽腔内压力，增加呼吸末肺容积，从而防止上呼吸道塌陷。Chen 等采用 PSG 监测纳入 160 例 OSA 患者，经过 3 个月 CPAP 治疗后血清 ALT、AST 水平显著降低。Yoshiro 等观察发现 61 例 OSA 并腹型肥胖男性患者接受 31 个月的 CPAP 治疗，与治疗前基线相比，治疗后肝脏脂肪含量明显降低。Kim 等分析 351 例 OSA 患者，中、重度 OSA 占 90.6%，6 个月的 CPAP 治疗显著改善了患者血清 AST、ALT，CPAP 治疗依从性越好，AST、ALT 的降低越明显。然而也有研究结果相反。Sivam 等对 27 例中、重度 OSA 患者进行研究发现，经过 8 周的 CPAP 治疗后，除了碱性磷酸酶外，ALT、AST、γ–谷氨酰转移酶、空腹血糖和皮下、肝内脂肪改善均无统计学意义。Jullian-Desayes 等观察到，经历 6～12 周的 CPAP 治疗后，在校正性别、BMI、AHI 基线和重度肝损伤后，CPAP 不能改善单纯性脂肪肝、脂肪肝炎和肝纤维化。OSA 相关 NAFLD 的发生、发展是一个漫长的过程，因而可能需要更长时间（往往超过 3 个月）的治疗来评估 CPAP 在 OSA 合并 NAFLD 患者中的益处，CPAP 治疗应被视为中、重度 OSA 合并 NAFLD 患者管理中的一个重要组成部分。另外，NAFLD 的发生、发展涉及多种机制，所以其有效管理也需要多种模式，其中重视饮食、改变生活方式和减轻体重等是中、重度 OSA 合并 NAFLD 患者治疗的重要环节。

总之，越来越多的研究证明在 OSA 中，CIH 是 NAFLD 发生、发展的重要因素之一。目前也有相应的报道在其发病机制上进行了详细探究，但有关机制中针对特异靶点研发的药物和 CPAP 在 OSA 合并 NAFLD 患者治疗的临床效益等问题均需有待进一步解决。相信在不久的将来，随着基础与临床研究的深入，可为 OSA 合并 NAFLD 患者的致病机制和临床治疗研究提供新的视角。

17. 卵圆孔未闭在阻塞性睡眠呼吸暂定引发多种脑血管疾病中的作用

导致卒中的已知病因有 150 多种，但目前将经过全面检查仍未能明确病因的脑卒中称为隐源性卒中（cryptogenic stroke，CS）。由于病因不明，即使暂时缓解了症状，也不能从根源上解决问题，故易复发。OSA 可以引起和加重多种脑血管疾病，主要是脑卒中，其机制比较复杂，除了睡眠片段、CIH、交感神经兴奋性升高等因素外，很少有人谈到卵圆孔未闭（patent foramen ovale，PFO）的问题，已有研究证明PFO在OSA引起多种脑血管病中起到重要作用。

卵圆孔是第2房间隔上的一个椭圆形孔，是维持胎儿血液循环的重要通道。胎儿期的卵圆孔作为生理性通道，允许血液自右心房流入左心房，通过卵圆孔完成心内循环分流。胎儿出生后到2岁之前卵圆孔逐渐关闭，如果大于3岁时卵圆孔仍未能闭合，则称为PFO。由于检查方法不同，PFO的发生率不同，10%～35%的人群中存在PFO，且随着年龄增长发生率有所下降；超声心动图检查发现健康人群中9.2%～11.2%存在PFO。在一组965例尸检患者中，27.3%存在PFO，小于30岁的患者中其发生率为34.3%，而到了81～100岁时降至20.2%。Lynch等证实正常人处于安静状态下通过PFO出现右向左的分流的发生率为5%，而当其进行Valsava动作时其发生率可达18%。此外，还有许多生理因素可以导致右心房压力升高，从而引起一过性右到左分流，如用力大便、剧烈咳嗽、打喷嚏和潜水等。PFO的检查方法包括经食道超声心动图、经颅多普勒超声和心脏磁共振。

目前PFO的二级预防策略主要包括抗血小板聚集和抗凝治疗，药物治疗的目的是为了减少静脉血栓形成和栓塞事件，经皮PFO封堵术和外科手术闭合术等措施，而手术治疗是消除CS分流到动脉的解剖学通道。

学者针对OSA可以引发和加重脑血管疾病这个问题已经进行了大量的研究，并得出许多明确和有用的结论，但对于这个过程中PFO的作用缺乏足够和清楚的认识，极少提到PFO的作用。OSA可以引起和加重多种脑血管疾病症状，其机制包括CIH、交感神经兴奋性升高外，还应包括PFO等复杂问题，涉及神经内科、心血管内科和呼吸内科。

Ciccone等对335例患者进行横断面研究，结果显示其中69例患者同时存在心内右向左分流和OSA，认为心内右向左分流同时合并OSA可能是发生脑血管栓塞事件的重要因素。有研究者报道PFO的发生率显著高于对照组（$P < 0.05$），78 例 OSA 患者中 21 例存在 PFO，而对照组中 89 人当中只有 13 人存在 PFO（$P < 0.05$）。21 名 OSA 患者在进行 Valsava 动作时有 17 名显示 PFO。研究者认为 OSA 患者中 PFO 患病率显著高于对照组，然而白天只有在进行 Valsava 动作时，才能显示出心内右到左分流的现象。在确诊的 OSA 患者中经超声心动图检查 PFO 的发生率为 27% ~ 69%，显著高于非 OSA 患者组（17%），提示 OSA 与 PFO 相关。Guchlerner 连续选取 100 例 OSA 并发 PFO 者，右到左分流的发生率显著升高，这个结果似乎可以解释脑卒中发病率的升高，但可惜该研究没有设立随机对照。最近有研究显示 PFO 的口径大小也是引起缺血性脑卒中的独立危险因素，特别是复发性脑卒中。

下面简单解释一下 OSA 通过 PFO 引起肺动脉栓塞（pulmonary embolism，PE）的机制。许多文献中均提到 Valsava 动作是促使 PFO 和 PE 发生的重要条件。有报道提出在发泡试验中 Valsava 动作使发泡试验的阳性率升高。OSA 发作时上气道处于完全阻塞状态，呼吸气流消失，但存在明显甚至强烈的胸腹运动。其实只要仔细回忆和比对一下，就会发现在 OSA 患者夜间发生呼吸暂停的过程中患者的状态就是一种典型的 Valsava 动作，足以明显增加右房压力，导致右心房的血液分流到左心房，这种患者即使不存在肺动脉高压，仍可能发生反常栓塞，只不过是发生在夜间且反复发生罢了，并未引起人们的警觉和注意。

OSA 患者如果存在 PFO，则可能夜间睡眠容易发生矛盾栓塞。OSA 患者中存在 PFO 的概率比正常人明显升高，尤其是在呼吸暂停期间，由于右心房压力显著升高从而导致 PFO。其机制在于睡眠呼吸暂停结束时的用力吸气可使胸膜腔内压大幅度降低，静脉回心血量骤然增加，右心房内压力升高。同时 OSA 患者中肺动脉高压很常见（15% ~ 20%），尤其是随着病程延长，病情加重发生肺动脉高压的概率不断增加，致使右心房到左心房压力梯度增加，从而引起卵圆孔再开放。加之 OSA 患者由于血液黏滞度增高，血流缓慢，血管内皮细胞损伤，很容易发生肺栓塞。在一项纳入 35110 人的研究中发现 OSA 患者患深静脉血栓 – 肺栓塞（DVT-PE）的发生率是普通人的 3.50 ~ 3.97 倍，而在确诊为 DVT-PE 的患者中 OSA 的患病率高达 15%，显著高于普通人群的 4%。发生肺栓塞时由于肺动脉压力急剧升高引起右心系统压力迅速升高，同时肺栓塞时肺血流量减少，导致左心回心血量下降，左房压力明显减低。当右心房压力高于左心房时，膜部卵圆孔重新开放，出现心房内右向左分流，这时如果有脱落的栓子进入下腔静脉系统，栓子就有可能通过卵圆孔进入左心系统而造成体循环栓塞。如果临床上确诊为 OSA 的患者同时具有 CS 时，应当考虑检测 PFO，如果发现同时存在 PFO，就可以解释栓子的来源。

许多脑血管疾病，特别是脑卒中，如果同时患有 OSA 或已明确是由于 OSA 引起的，经过个体化治疗，主要是经鼻 CPAP 通气，OSA 病情可以得到满意的控制，相应的脑血管疾病病情也会得到满意的改善，减少复发。这其中肯定有 PFO 的机制，然而至今尚缺乏这方面的系统研究，可以相信通过 OSA-PFO 这条通路入手，CS、PE 和短暂性脑缺血发作（transient ischemic attack，TIA）的诊治和防控会有较大的进步。

医学认知模式的变化可以启迪理论思维，从不解、困惑中寻找前进的方向和创新的突破口。有学者认为 PFO-PE-CS 之间的联系代表了医学上一个潜在的创新领域，该领域可能会影响到数百万人的疾病防治和生命健康，于是开始尝试从封堵 PFO 入手。可以预测，随着大量临床试验研究的深入，在不久的将来会探索出从防治 PFO 入手、最后解决 CS 的最佳治疗策略。这需要多学科联合，包括呼吸内科医师与心血管内科、神经科医师合作，对疾病做出早期诊断和正确治疗，从而为脑卒中的治疗和预防做出更大的贡献。我们认为上述论述尚有一定的局限性，如果从疾病链条的更上游——OSA 入手，呼吸内科、心血管内科和神经科医师三者合作，完全可以给 CS、PE 和 TIA 患者的诊断和治疗提供一个更新的思路，开创一个更新的局面。因此我们建议从检测治疗 OSA 入手，在更全面深入的层次上研究 CS、PE 和 TIA 的发病和治疗。

18. 阻塞性睡眠呼吸暂停是慢性肾脏疾病的高危因素

慢性肾脏疾病（chronic kidney disease，CKD）是世界范围内一个重要的公共卫生问题，识别和管理好与 CKD 相关的可变风险因素非常重要，年龄、性别、糖尿病、高血压、肾小球肾炎和吸烟是众所周知的 CKD 危险因素，而年龄、性别、糖尿病、高血压等也是 OAS 的高危因素。此外，OSA 患者中低氧血症导致的脑组织供氧不足引起的白天嗜睡、疲劳、生活质量下降等与 CKD 临床特征会重叠在一起。

（1）流行病学

OSA 对 CKD 病程进展的潜在影响越来越受到关注。许多流行病学研究表明 OSA 和 CKD 之间可能存在一种双向互为因果的关联。OSA 会加速 CKD 的进展，而 CKD 又会加重 OSA，进而形成恶性循环。在 Lee 等的队列研究中，来自中国台湾的 28044 名受试者中 4674 名被纳入 OSA 组，23370 名作为对照组。研究期间 CKD 总的发生率为 1.3%，其中 OSA 组中的 CKD 发生率为 2.6%，非 OSA 组中仅为 1.2%，对年龄、社会人口统计学特征、居住地区和合并疾病等相关因素校正后，发现与非 OSA 组相比，随访期间 OSA 组患者发生 CKD 的风险 *HR* 为 1.94（95% *CI*：1.52 ～ 2.46）。所有受试者中有 69 例受试者出现慢性 ESRD，其中 OSA 组有 23 例，而非 OSA 组有 46 例，对年龄、社会人口统计学特征、居住地区和合并症等因素进行校正后，发现 OSA 出现 ESRD 的风险 *HR* 为 2.2（95% *CI*：1.31 ～ 3.69）。2015 年，一项对 3079514 名美国退伍军人的年龄、性别、种族和基线肾功能进行校正后的大型临床观察性研究发现 OSA 事件与出现 CKD 有关。非 OSA 组有 290037 例发生 CKD[10%，15.05（14.99 ～ 15.11）/1000 患者 – 年]，

OSA 未治疗组有 5486 例发生 CKD[25%，38.31（36.93 ～ 39.74）/1000 患者 – 年]，发现 OSA 未治疗组患者肾功能迅速恶化的风险显著升高（*OR*：1.3，95% *CI*：1.24 ～ 1.35）。Adam 等收集了 2010—2011 年间 812 名男性接受家庭 PSG 监测并进行肾脏功能检查，其 CKD 定义为肾小球滤过率（glomerular filtration rate，GFR）< 60 mL（min·1.73 m^2）和蛋白尿（白蛋白 / 肌酐比值 ≥ 3 mg/mmol），对年龄、高血压、糖尿病、吸烟、肥胖和非甾体抗炎药使用等因素进行校正后，发现患者出现的 CKD 以轻度 CKD 为主（10.5%，*n*=85），其中肾功能处于第 1 ～ 3 阶段的占 9.7%，而肾功能处于第 4 ～ 5 阶段占 0.8%，CKD 严重性与 OSA（AHI ≥ 10 次 / 小时）显著相关，出现 CKD 的 *OR* 为 1.9（95% *CI*：1.02 ～ 3.50）。重度 OSA（AHI ≥ 30 次 / 小时）发生 CKD 的 *OR* 为 2.6（95% *CI*：1.1 ～ 6.2），而且呼吸相关性觉醒指数 ≥ 7.6/ 小时，发生 CKD 的 *OR* 为 2.3（95% *CI*：1.1 ～ 4.7）。Kraus 和 Hamburger 也报道有 50% ～ 70% 的 ESRD 患者会发生 OSA。这些研究均表明 OSA 患者出现 CKD 和肾脏 ESRD 的风险明显升高。

CKD 患者中往往存在液体超负荷。平卧位睡眠时液体可能会从下肢转移到身体的上部，导致患者咽部周围组织的水肿程度加重，致使 OSA 病情恶化。Elias 等研究了 OSA 和 ESRD 患者中夜间体内液体转移的作用，他们观察了 26 例需要常规血液透析的 ESRD 患者，总 AHI 为（22.8 ± 26.8）次 / 小时，夜间下肢液体的变化为（–243 ± 278）mL，经多元回归分析后发现夜间下肢液体的变化与呼吸暂停低通气时间、颈围显著相关，因而得出的结论认为夜间体内液体转移的改变与 OSA 发作直接相关，液体超负荷的重新分布可能使 OSA 恶化，对此类患者可以通过积极液体清除进行治疗。在另一项对 20 名每周进行 3 次血液透析的 ESRD 患者的研究中发现，上呼吸道黏膜含水量和颈内静脉容积越大，AHI 越高。Beecroft 等为了确定与 ESRD 相关的上气道变化是否会促进 OSA 的发展，对 44 例接受常规血液透析的 ESRD 患者和 41 例肾功能正常的受试者采用声反射技术测量咽腔横截面积，发现 ESRD 患者的咽腔面积更小，与对照组比较其功能残气量为（3.04±0.84）L，而对照组为（3.46±0.80）L，ESRD 组残气容积为（1.99±0.51）L，对照组为（2.14±0.58）L，这在某种程度上可以解释透析依赖性 ESRD 患者 OSA 患病率升高的原因。综上所述，CKD 时液体超负荷增加导致的上气道狭窄是促进 OSA 的发生、发展的重要原因。对 ESRD 患者进行强化透析，生物阻抗引导下的超滤可以提供一种可行的达到合理容量状态的方法，更好的容量控制将有助于患者的容量管理，减轻 OSA 的严重程度。其他因素，如代谢性酸中毒、尿毒症性肌病或神经病、贫血、激素失衡、炎性细胞因子和透析过程本身均可能与 ESRD 患者 OSA 的高患病率有关。

（2）发病机制

OSA 影响 CKD 发病率的机制尚不十分清楚。OSA 患者发生 CKD 风险增加可能存在以下几个原因。

第一，OSA 患者呼吸暂停、缺氧和高碳酸血症的反复发作可导致交感神经兴奋性升高，激活肾素 – 血管紧张素系统，并增加动脉血压峰值出现频率，促进高血压发生，增加肾小球滤过率。肾小球的高滤过学说和肾小管的慢性缺氧假说是发生 CKD 的主要发病机制，这是由 Brenner 等在 1982 年提出的，其产生机制是大量的肾单位破坏会导致残余肾单位活动代偿性增加，以维持清除率和肾小球滤过率在正常范围内。肾小球高滤过是通过扩张入球小动脉而获得，这会增加肾血流量和肾小球毛细血管压力，虽然在短期内可以维持肾小球滤过率在正常范围内，但长期如此会损害肾小球，导致肾小球硬化，继而导致肾损伤。

第二，OSA 时存在 CIH，夜间血氧饱和度降低。肾脏血供丰富，占心输出量的 20%，肾髓质离血管相对较远，只有 10% 的肾脏血液供应肾髓质。出现肾脏间歇性供氧和高耗氧状态时，基础氧供不足和肾髓质高耗氧之间出现不平衡会导致肾脏对于缺氧的损害异常敏感。

第三，炎症反应，氧化应激反应增加。OSA 气道反复塌陷导致缺

氧 – 复氧现象。动脉氧合的这种循环变化是中性粒细胞氧化触发的主要原因，从而产生全身炎症和氧化状态，缺氧反应转录因子 NF-κB、活性氧、CRP 和某些炎性细胞因子如 IL–6、TNF-α 等水平升高。有证据表明，无论肾脏疾病的原因是什么，急性和慢性炎症状态都是引发 CKD 和 ESRD 的重要机制。

第四，内皮功能失调。OSA 夜间间歇性缺氧导致 ET–1 释放，这是一种有效的血管收缩剂，也是 OSA 导致高血压的另一种诱因。有研究对新确诊的从未接受过相关治疗并且没有服用任何药物、未合并任何其他疾病的 OSA 患者进行内皮功能测定，结果显示 OSA 患者对乙酰胆碱的反应出现血管扩张减弱（$P < 0.007$），但对硝普钠和维拉帕米的反应与对照组无显著差异，提示 OSA 患者存在阻力血管内皮依赖性血管舒张功能受损。

第五，醛固酮增多。醛固酮增多在 OSA、CKD 进展的复杂病理生理学中起着重要作用。OSA 时反复发生的低氧血症引起的夜间交感神经兴奋性升高导致血管阻力增加，RAAS 激活，从而增加血浆醛固酮水平。而血浆醛固酮增加与肾小球硬化、肾纤维化和 CKD 进展有关。各种观察研究表明，醛固酮水平升高和 OSA 严重程度相关，从而导致 CKD 的进展。

第六，蛋白尿增多，过多的蛋白尿也能加速 CKD 的进展，因为其对肾小球和小管有毒性作用，能刺激肾间质炎症和纤维化的发生。许多研究表明尿白蛋白 – 肌酐比值（albumin-creatinine ratio，ACR）是与 OSA 严重程度相关的独立危险因素。Faulx 等研究了 496 例 OSA 成人，平均年龄为（44 ± 17）岁，其中 23% 为轻度 OSA（AHI 5 ～ 14 次 / 小时）患者，15% 为中度 OSA（AHI 15 ～ 29 次 / 小时）患者，15% 为重度 OSA（AHI ≥ 30 次 / 小时）患者。患者的平均白蛋白与肌酐比值为 4.3 mg/g（四分位间距：2.9 mg/g，7.5 mg/g），采用线性混合模型评估 AHI 水平与 ACR 之间的关联，并对混杂因素和肾功能不全进行校正，结果显示 AHI 水平与 ACR 显著相关，AHI > 30 次 / 小时组的 ACR 水

平最高 [AHI ＞ 30 次 / 小时组为（7.87 ± 1.02）mg/g vs. AHI ＜ 5 次 / 小时组为（5.08 ± 0.41）mg/g，P ＜ 0.006]，提示 OSA 与尿白蛋白排泄增加显著相关。Ursavas 等在一项排除了糖尿病、高血压、肾衰竭史、心力衰竭、冠心病、结缔组织病、高血肌酐、尿路感染和使用血管紧张素转换酶抑制剂（angiotensin converting enzyme inhibitors，ACEI）的患者的研究中，共纳入了 35 例新诊断的 OSA 患者和 11 例对照组，发现 OSA 组的尿白蛋白排泄水平显著高于对照组 [分别为（23.3 ± 6.1）μg/min 和（6.5 ± 2.1）μg/min，P=0.002]。尿白蛋白排泄水平与 SpO_2 ＜ 90%（R=0.503，P=0.002）和 BMI（R=0.361，P=0.033）呈正相关。回归分析（R=0.504，P ＜ 0.0001）显示，患者的 SpO_2 ＜ 90% 的时间长短（P ＜ 0.0001）是白蛋白排泄的风险因素，与年龄和 BMI 无关。此研究表明尿白蛋白排泄水平升高与非高血压 / 非糖尿病的 OSA 相关，与年龄和 BMI 无关，这表明 OSA 是尿白蛋白排泄水平升高的独立危险因素。

第七，OSA 与胰岛素抵抗、代谢综合征（metabolic syndrome，MS）密切相关，而胰岛素抵抗和 MS 本身也是 CKD 的高危因素。OSA 的缺氧和睡眠片段会诱导葡萄糖代谢失调和胰岛素抵抗。118 例非糖尿病受试者接受了 PSG 监测，静脉葡萄糖耐量试验，发现与正常人（AHI ＜ 5 次 / 小时）相比，轻度、中度和重度 OSA 患者的胰岛素敏感性分别降低 26.7%、36.5% 和 43.7%，而且这些改变与患者年龄、性别、种族和体脂百分比无关。中～重度 SDB 的患者的胰腺 β 细胞功能降低，SDB 葡萄糖自身代谢效能与呼吸事件相关唤醒的频率负相关，从而提示了 SDB 与胰岛素敏感性、葡萄糖自身代谢效能和胰腺 β 细胞功能受损有关，这可能增加 SDB 患者发生糖耐量减低和 2 型糖尿病的风险，而糖耐量减低和 2 型糖尿病本身就是 CKD 的危险因素。此外，据报道 OSA 与代谢综合征的总体患病率独立相关，据报道 OSA 患者发生 MS 的风险为 1.72 倍。MS 本身就是 CKD 的独立危险因素。Lee 等的一项关于 1732 名受试者的研究发现，MS 的患病率为 29.2%

（ *n*=505 ）。在 MS 患者中，CKD 的患病率随 OSA 严重程度逐渐增加，轻度、中度或重度 OSA 患者分别为 7.4%、12.5% 和 15.8%（ *P*=0.025 ）。校正所有影响 MS 的个体因素后，AHI 评分每增加 10 分，CKD 患病率增加 1.15 倍（ 95% *CI*：1.036 ～ 1.280，*P*=0.009 ）。

总之，OSA 可诱导交感神经活性增强，导致动脉血压升高、内皮细胞功能失调、血管炎症、慢性炎症状态、尿蛋白增多、胰岛素抵抗等，加之患者本身体内反复低氧，这些因素都可能在 CKD 的发病中发挥作用。

（3）临床特征

合并 CKD 的 OSA 患者通常缺乏 OSA 的典型特征，包括打鼾、呼吸暂停和白天嗜睡，临床不易被察觉，易被临床医师和患者忽视，漏诊率较高。慢性疲劳、尿毒症或药物不良反应等与 CKD 相关的特征，在容量过多的情况下交感神经活动增加可能阻碍过度嗜睡的发展，可能掩盖了患者主观性嗜睡的主诉。

一些用来客观筛查存在 OSA 高危风险的工具，如柏林问卷、校正颈围和 STOP-Bang 问卷在肾功能正常患者中筛查 OSA 的有效性已经得到验证，但 Nicholl DD 等发现 OSA 筛查工具在 CKD 和 ESRD 人群中的准确度有限，这些筛查工具用于 CKD 患者的准确度为 45% ～ 69%，当患者的 RDI 分别为 15 和 30 时，这些筛查工具对 ESRD 患者的准确度为 51% ～ 71%。在 CKD 和 ESRD 患者中，校正颈围是最准确的筛查工具，而柏林问卷无法识别 CKD 和 ESRD 患者是否存在 OSA。因而高度怀疑 CKD 中存在 OSA 患者时仍需要进行 PSG 监测。对于有 OSA 症状的患者，特别是中、重度患者，并伴有糖尿病、高血压、代谢综合征的患者在常规体检时也应注意肾脏功能、尿蛋白等指标的筛查。

（4）治疗方法

①持续气道正压治疗

CPAP 仍然是 OSA 最常用的治疗方法。研究表明，适当使用

CPAP 可减少夜间呼吸暂停发作，更好地控制高血压，治疗 1 周后患者的肾小球滤过功能较前明显改善，也表明 OSA 患者肾小球高滤过状态与出现 OSA 相关性肾病有关。CPAP 可通过改善 OSA 患者肾小球滤过分数来预防 CKD。此外，CPAP 还可以改善内皮 NO 的基线释放，刺激全身循环中内皮依赖性血管舒张。Lattimore 等评估了 10 例中度 OSA 患者的内皮功能，在 CPAP 治疗前后对其进行前臂血管反应性研究，发现 CPAP 治疗后内皮依赖性的乙酰胆碱扩张显著增加，静息状态 NO 生成水平也较高，这提示 CPAP 治疗可改善内皮功能，可能是 CPAP 治疗可以改善 OSA 患者全身和血管功能的潜在机制。一项为期 12 个月的经鼻 CPAP 治疗临床研究发现经鼻 CPAP 能显著降低 eGFR 下降率。经鼻 CPAP 治疗能显著改善轻度 OSA 患者的 eGFR、AHI、平均 SpO_2 和 $SpO_2 < 90\%$ 的时间，同时经鼻 CPAP 治疗还可以改善中、重度 OSA 患者的收缩压 / 舒张压、尿蛋白水平、eGFR、AHI、平均 SpO_2 和 $SpO_2 < 90\%$ 的时间。上述研究表明，适当使用 CPAP 能有效地降低血压、改善 OSA 患者肾小球滤过功能、改善内皮功能，进而减缓 CKD 的进展。

②肾脏替代疗法的作用

在接受血液透析治疗的 ESRD 患者中，强化透析技术可以改善 OSA 的严重程度。有研究提示传统的血液透析不能降低慢性肾功能衰竭患者的 OSA 患病率或严重程度，而夜间血液透析比传统的血液透析能更好地清除尿毒症毒素。Hanly 等进行了一项有趣的夜间透析研究，对 14 名患者每周 3 天在进行常规血液透析 4 小时后给予夜间 PSG 监测，治疗 1 周后这些患者可调整为夜间进行血液透析治疗（每周 6 ～ 7 天晚上给予 8 小时的夜间血液透析），发现在进行夜间血液透析期间患者的平均血肌酐浓度显著低于常规血液透析期间 [（342 ± 101）μmol/L vs. （1131 ± 287）μmol/L，$P < 0.001$]，常规血液透析转为夜间血液透析，相应的 AHI 从（25 ± 25）次 / 小时降至（8 ± 8）次 / 小时（$P=0.03$）。其中有 7 例 OSA 患者改善更显著，AHI 从每小时（46 ± 19）次 / 小时降至

（9±9）次/小时（$P=0.006$），同时使患者的最低 SpO_2 从 89.2%±1.8% 增至 94.1%±1.6%（$P=0.005$）。这 7 例患者进行夜间血液透析期间，未进行血液透析时 AHI 大于夜间血液透析时 AHI，但总体值仍低于常规血液透析期间 AHI（$P=0.05$）。这提示夜间血液透析可纠正与慢性肾功能衰竭相关的 OSA，也可以改善肾功能，其机制是慢性肾衰竭患者液体超载，易发生上气道水肿，同时在尿毒症肌病或神经病变时肌肉张力也降低，易发生上呼吸道阻塞，而从传统模式的日间透析模式转换为夜间模式后，可更加有效地控制液体的超负荷和改善尿毒症症状，而改善 AHI 和肾功能。已经证明夜间血液透析可以改善接受常规血液透析的患者的 OSA。

夜间腹膜透析（nocturnal peritoneal dialysis，NPD）对接受持续性非卧床腹膜透析（continuous ambulatory peritoneal dialyasis，CAPD）患者的 OSA 是否有效呢？ 24 例腹膜透析患者在 NPD 期间被给予第一次 PSG 监测，随后在患者接受 CAPD 治疗，稳定后进行第二次 PSG 监测，研究发现 NPD 期间 AHI 为 4.2 次/小时，CAPD 期间为 33.3 次/小时（$P=0.016$），AHI 从 NPD 时的（3.4±1.34）次/小时增加到 CAPD 时的（14.0±3.46）次/小时（$P<0.001$）。使用生物电阻抗分析，在 NPD 稳定期间全身含水量明显低于 CAPD[（32.8±7.37）L vs.（35.1±7.35）L，$P=0.004$]。睡眠期间 NPD 使全身水含量[（−2.81±0.45）L vs.（−1.34±0.3）L，$P=0.015$]和水化率[（−3.63%±0.64%）vs.（−0.71%±0.52%），$P=0.005$]显著降低。从 NPD 转为 CAPD 前后肺功能检查结果保持不变。这些研究结果表明，对于 OSA 患者来说，睡眠期间进行 NPD 比 CAPD 能更大程度地降低全身水化率，这与睡眠期间能够做到更好的液体清除有关。另一项研究也提示腹膜透析后体积磁共振成像显示 CKD 患者的咽部体积和横截面积减小。

肾移植是否能改善 OSA 呢？ 24 例因肾移植而入院的 ESRD 患者，在移植前一天晚上使用便携式检测仪进行睡眠研究，其中 20 例可以在移植后 2 周耐受整夜睡眠监测，发现 AHI 从移植前的中位值 13.5 次 / 小时（2～40 次 / 小时）下降至移植后 4.5 次 / 小时（0～20 次 / 小时）（*P*=0.003），其中 8 例 AHI 显著改善，AHI 明显改善 ≥ 50% 和（或）AHI 小于 10 次 / 小时，这些结果表明，肾移植可立即改善 ESRD 患者 OSA 的病情。然而也有结果显示肾移植对 AHI 的改变不明显，但样本数较小，难以说明问题。综上所述，对于 CKD 患者的肾脏替代疗法，既可以改善肾功能，亦可以减少 OSA 患者的 AHI、睡眠结构等，从而使患者进入良性循环。

③降压治疗

OSA 合并 CKD 中应用何种降压药物更为合适呢？在高血压患者中液体移位与 OSA 密切相关。2014 年 Kasai 等进行了一项研究，对未经控制治疗的高血压患者进行夜间 PSG 检测，并测量这些患者夜间下肢液体体积和颈围的变化。AHI > 20 次 / 小时的患者（*n*=16）给予美托拉宗 2.5 mg 和螺内酯 25 mg，连续治疗 7 天，之后每日剂量增加 1 倍，继续治疗 7 天。再次进行 PSG 监测和夜间下肢液体体积和颈围监测。研究发现，强化利尿剂治疗使 AHI 从（57.7±33.0）次 / 小时降至（48.5±28.2）次 / 小时（*P*=0.005），夜间下肢液体体积变化从（−418.1±177.5）mL 降至（−307.5±161.9）mL（*P* < 0.001），夜间颈围变化从（1.2±0.6）cm 降至（0.7±0.4）cm（*P* < 0.001）。夜间下肢液体量减少量与 AHI 指数下降呈显著相关（*R*=−0.734，*P*=0.001）。夜间下肢液体体积的改变也与患者早晨血压变化显著相关（收缩压为 *R*=0.708，*P*=0.002；舒张压为 *R*=0.512，*P*=0.043）。研究结果进一步证明，睡眠时从下肢到颈部的液体再分布会加重高血压患者 OSA 的病情，进而加大高血压患者降压难度，而强化利尿治疗可以改善这些患者的血压，并降低 AHI。

在难治性高血压患者中 OSA 非常常见，OSA 的患病率为 80%～85%，原发性醛固酮增多症在难治性高血压患者中也很常见，已经证实 20% 的难治性高血压患者患有原发性醛固酮增多症。一项研究表明，与没有醛固酮增多的受试者对比，难治性高血压患者和原发性醛固酮增多症受试者的 OSA 严重性显著相关。另一项研究发现难治性高血压患者的醛固酮水平与 OSA 严重程度呈正相关，但在年龄、BMI 和 OSA 严重程度相似而非难治性高血压的对照组中，醛固酮水平与 OSA 严重程度无正相关。Gaddam K 等通过评估盐皮质激素受体拮抗剂对难治性高血压患者 OSA 严重程度的影响来验证这一假设，12 例难治性高血压合并 OSA（AHI ≥ 15 次 / 小时）患者在接受螺内酯（25 ～ 50 mg/d）治疗前和 8 周后进行了全面 PSG 监测。发现 AHI [（39.8 ± 19.5）次 / 小时 vs.（22.0 ± 6.8）次 / 小时，$P < 0.05$] 和缺氧指数 [（13.6 ± 10.8）次 / 小时 vs.（6.7 ± 6.6）次 / 小时，$P < 0.05$] 均明显降低，而且患者的血压也显著降低，24 小时收缩压从（147 ± 13）mmHg 降至（130 ± 19）mmHg（$P < 0.025$），24 小时舒张压从（82 ± 14）mmHg 降至（72 ± 11）mmHg（$P < 0.05$）。盐皮质激素受体拮抗剂治疗可显著降低 OSA 的严重性，主要是通过抑制醛固酮介导的慢性液体潴留发挥治疗作用。

虽然 ACEI 在 OSA 患者中使用频繁，但 Cicolin A 等报道一例 OSA 患者在依那普利治疗期间出现咳嗽、上呼吸道症状和白天嗜睡，在睡眠期间 AHI 增加，停用依那普利并开始利尿剂治疗（氢氯噻嗪 – 螺内酯）1 个月后，其症状和 AHI 改善。在其他 4 名患有 ACEI 诱发咳嗽的 OSA 患者中也观察到类似的表现。依那普利治疗期间和停药后的平均 AHI 分别为（33.8 ± 21.0）次 / 小时和（20 ± 17）次 / 小时（$P=0.04$）。呼出气一氧化氮是气道炎症的标志物，在依那普利治疗期间呼出一氧化氮增加（15.0 ± 4.3）/ppb，停药后减少（9.0 ± 2.6）/ppb（$P=0.03$）。4 例 OSA 患者在退出 ACEI 治疗前或后均未出现咳嗽症状，但 AHI 和呼出气一氧化氮无明显差异。这些发现表明，ACEI 治疗可能通过诱导上呼吸道炎症导致 OSA。ACEI 在难治性高血压 OSA 患者中受到限制，这需要更多更大型的临床和基础相关研究来进一步研究。

有研究显示，钙通道阻滞剂可能对 OSA 高血压患者的睡眠时间产生负面影响。一项对 186 例 OSA 高血压患者（64% 为男性）的研究中，所有患者至少服用一种降压药物，包括 ACEI（37%）、β- 受体阻滞剂（35%）、血管紧张素受体阻滞剂（32%）、利尿剂（29%）和钙通道阻滞剂（21%），进行多元回归分析结果显示，钙通道阻滞剂的使用是与总睡眠时间长短呈负相关的唯一因素。钙通道阻滞剂的使用与总睡眠时间显著减少和睡眠效率降低相关。其他抗高血压药物，包括利尿剂和 β- 受体阻滞剂均与睡眠障碍无关，这可能会限制钙通道阻滞剂的应用。

在 OSA 受试者中，每一次 OSA 发作本身都可能引起反射性心动过缓或心动过速，甚至是频繁的心动过缓，这可能是由 β- 受体阻滞剂的负性变时效应导致。在没有使用 CPAP 治疗和严重低氧血症情况下，心率和心脏后负荷显著增加，可能会引发间歇性心脏缺血，甚至梗死。因此，β- 受体阻滞剂可减轻 OSA 的急性神经循环反应。然而，许多学者担心其负性变时效应可能会加重呼吸暂停的急性缓慢性节律反应的严重性。

总之，与健康人相比，CKD 患者中 OSA 更常见。OSA、CKD 之间存在多种复杂机制。有足够的证据表明适当的治疗 OSA 可以改善血压控制，减缓 CKD 的进展，同时对 ESRD 患者给予尽早夜间透析替代性治疗也可反过来减少 OSA 的发生，减轻 OSA 的严重性。因此，对存在 CKD 的患者应当警惕发生 OSA。当临床怀疑有 OSA 时应进行睡眠呼吸监测，以便及时诊断和治疗 OSA。当诊断为 OSA 时尽早给予 CPAP 的治疗，并告知出现肾功能恶化、血压难以控制的可能，以提高患者治疗的依从性。对进行透析的 ESRD 患者，应确保患者适当控制液体量，并尽可能调整为应夜间透析治疗，以防止夜间容量过载和夜间平卧后液体的转移诱发 OSA 与高血压恶化。而在降压方面，CKD 合并 OSA 的患者常常合并难治性高血压，应尽量选择强化利尿剂和盐皮质激素受体拮抗剂进行治疗。未来需要更多的基础试验来明确 OSA 导致 CKD、ESRD 的机制，寻找更多治疗靶点，并通过临床多中心随机对照试验来明确各种治疗方案的有效性。

19. OSA 与多囊卵巢综合征关系密切

多囊卵巢综合征（polycystic ovary syndrome，PCOS）是一种常见的内分泌紊乱性疾病，以雄激素过多和月经不规律为特征。患病女性不仅会出现胰岛素抵抗、相关代谢综合征的患病率高，而且睡眠障碍的发生率也高，尤其是 OSA。

（1）PCOS 患者合并 OSA 的流行病学

长期以来，无论是妇科的教科书，还是有关 PCOS 的专著中都极少提到 OSA，说明大家对于这个问题还缺乏必要的认识。直到近10 年来国外才开始关注 PCOS 与 OSA 共病现象，认为 PCOS 患者发生 OSA 的风险增高，但多数研究样本数较小或没有很好地控制混杂因素。Vgontzas 等的研究纳入 53 例 PCOS 患者和 452 例对照者，结果显示 OSA 患病风险增高（OR：28.7，95% CI：4.9 ~ 294.4）。Fogel 等观察了 18 例肥胖的 PCOS 患者和 18 例年龄、体重匹配的对照者，结果显示 PCOS 患者中 OSA 的患病率为 44.4%，显著高于对照组（5.5%，P=0.008）。Tasali 等研究了 52 名 PCOS 患者和与 PCOS 患者年龄、BMI 配对的 21 名对照者，校正 OR 为 7.1（95% CI：1.7 ~ 45.7）。Mokhlesi 等报道 PCOS 患者中 OSA 的患病率（47%）显著高于对照组（45%）（$P < 0.01$）。Nandalike 等报道与年龄、BMI 配对的对照者相比，青春期 PCOS 患者中 OSA 的患病率明显升高（57% vs. 14.3%，$P < 0.01$）。Sirmans 等研究发现 PCOS 患者相对于没有 PCOS 的患者更容易发生OSA（OR：5.9，95% CI：3.15 ~ 11.03）。Lin 等对 4595 名 PCOS 患者和 4595 名年龄匹配的对照者进行了长达 2 ~ 13 年的研究，结果显示PCOS 患者中 OSA 的患病率显著高于对照组（1.71 千人 / 年：0.63 千人 / 年，$P < 0.001$），即使对受试者的年龄、经济收入和其他共病情况校正后，PCOS 与 OSA 发病风险之间仍旧存在显著相关（HR：2.63，

95% *CI*：1.57 ～ 4.04），结论认为 PCOS 患者发生 OSA 的风险高于对照组。Kumarendran 等在美国进行了一项大样本研究，共纳入 76978 名 PCOS 患者和 143077 名与 PCOS 患者年龄、BMI、所处的地区相匹配的无 PCOS 对照者，研究时间长达 17 年，应用多因素回归模式，控制混杂因素，计算 PCOS 患者发生 OSA 的风险，结果显示 PCOS 患者发生 OSA 的风险明显高于对照组（校正 *HR*：2.26，95% *CI*：1.89 ～ 2.69，*P* ＜ 0.001）。Kahal 对 17 项流行病学研究文献进行复习（2016 年 4 月— 2019 年 1 月），Meta 分析结果显示 PCOS 患者中发生 OSA 的概率为 35%（95% *CI*：22.2% ～ 48.9%）。另外，有 8 项研究结果显示，与对照组相比 PCOS 患者发生 OSA 的 *OR* 为 3.83（95% *CI*：1.43 ～ 10.24），但大部分研究存在选择偏倚风险，同时没有考虑混杂因素，如肥胖。Kahal 等为了研究 PCOS 患者的生活质量与 OSA 之间的关系，分别采用柏林问卷、ESS 评分和 PSG 检测观察了 39 名 PCOS 患者，其中 15 人（38.5%）患有 OSA，同时显示患有 OSA 的 PCOS 患者表现出 EDS、焦虑和抑郁的人更多。

（2）PCOS 患者容易发生 OSA 的发病机制

许多研究结果显示，PCOS 患者中 OSA 的患病率显著高于普通人群。尽管其发生机制尚未完全清晰，但 PCOS 的主要特征（包括年龄、肥胖、雄性激素水平升高、胰岛素抵抗等）在 PCOS 患者发生 OSA 的过程中起到重要作用。其中，肥胖可能是最重要的因素。

①年龄

Nafiye 等共纳入 12 项研究结果，其中 5 项研究对象为青春期 PCOS 患者，这些 PCOS 患者中 OSA 总体患病率为 22%；成人 PCOS 患者中 OSA 总体患病率（32%）显著高于青春期 PCOS 患者（8%）。成人 PCOS 患者中 OSA 患病风险显著升高（*OR*：9.74，95% *CI*：2.76 ～ 34.41），而青春期 PCOS 患者中 OSA 患病风险仅为 5.44（95% *CI*：0.56 ～ 36.43），结论认为，成人 PCOS 患者 OSA 发病风险更高。另有报道显示 PCOS 患者中 OSA 发病风险随着年龄增加而升高，来自样本数较小的研究也显示在 PCOS 后期 OSA 发病的风险较年轻组增加。

②肥胖

肥胖导致 PCOS 患者发生 OSA 的风险增加，甚至在非肥胖的 PCOS 患者中，中心性腹部脂肪的积累也明显增多，因此有学者认为，肥胖是 PCOS 发病机制中最核心的代谢应激因素。Kahal 等报道肥胖的 PCOS 患者中 OSA 的患病率高于消瘦的 PCOS 患者。30%～80% 的 PCOS 患者超重或肥胖，肥胖可以通过向心性肥胖、胰岛素抵抗、脂肪毒性和 5α 还原酶活化影响 PCOS 的发病。肥胖引发 OSA 的机制是多方面的，体重增加可以通过多种机制改变睡眠状态时上气道性能，包括增加咽部脂肪沉积引起上气道狭窄，改变维持上气道开放的神经代偿机制，降低功能残气量，使上气道稳定性降低。腹部脂肪增加，肺容积减少，胸壁增厚，呼吸负荷增加均会影响氧气和 CO_2 的敏感性，降低呼吸驱动，因此肥胖是 PCOS 和 OSA 共有的关键性易感因素。肥胖，尤其是向心性肥胖是 PCOS 患者发生 OSA 的重要原因，与 PCOS 患者发生 OSA 强烈相关，而肥胖又是 PCOS 患者最常见的特征。PCOS 患者中超重和肥胖者很常见，即使在非肥胖的患者中，脂肪呈向心性分布者也很常见。总体而言，肥胖与 PCOS 患者发生 OSA 强烈相关。在一项有关 PCOS 和 OSA 大样本人群研究中显示肥胖是发生 OSA 的唯一危险因素（HR=6.17，95% CI：2.43～15.69）。然而一些学者认为，PCOS 患者中 OSA 发病风险的增加不能完全用肥胖来解释，许多研究中即使校正了 BMI，PCOS 患者中 OSA 的风险仍持续升高。

③性激素

通常女性绝经期前 OSA 的患病率低于男性，而进入绝经期后女性 OSA 的患病率与同年龄的男性则无显著性差异，提示雌激素对 OSA 的发病具有保护作用。对绝经期女性 OSA 患者采用雌激素疗法具有明显疗效，也是一个例证。而男性患者中 OSA 患病率显著高于女性，尤其是生育期的女性，提示睾酮水平升高可能是 OSA 患病率增高的危险因素。流行病学研究结果显示，男性、绝经期女性和 PCOS 患者中 OSA 患病率高，提示雌激素具有保护作用。临床研究支持上述发现，结果提示雌激素可以减弱 IH 对颏舌肌的作用。PCOS 患者和绝经后女性 OSA 患病率增加，证实了高雄性激素血症与 OSA 的发病相关，多项研究已经证实高雄性激素血症与 PCOS 患者中 OSA 发病风险增加具有关联性。高雄性激素血症可能通过促进中心性肥胖或改变上呼吸道解剖生理功能而导致 PCOS 患者发生 OSA 的风险增加。高水平的雄性激素会引起机体发生一系列变化，育龄期女性中血清雄性激素的水平与腰臀比呈正相关，使机体向中心性肥胖方向发展。同时，PCOS 伴有肥胖的女性患者中 OSA 的严重程度与雄性激素过剩、腰臀比均显著相关。此外，较高的睾酮水平还可能引起咽部解剖学改变，进一步增加上气道塌陷的可能性。

④胰岛素抵抗

PCOS 患者中发生的交感神经张力增加和氧化应激，二者均可导致胰岛素抵抗，而 OSA 引起的反复缺氧和复氧过程反过来又可加剧二者的异常。一项研究结果表明，在调整了年龄、BMI、睾酮水平后，胰岛素抵抗是发生 OSA 的显著危险因素。Tasali 等的研究结果显示，PCOS 患者发生 OSA 与空腹胰岛素水平密切相关。胰岛素抵抗可能与肥胖相互作用。研究证实，内脏性肥胖可激活炎症信号通路，减少脂联素等胰岛素敏感型脂肪因子，从而导致胰岛素抵抗。因此，胰岛素抵抗本身就是 PCOS 患者发生 OSA 的独立危险因素，还可通过肥胖（尤其是腹型肥胖）等代谢紊乱，进一步加剧 OSA 的发生和发展。

（3）PCOS 与 OSA 的交互作用

一方面，OSA 可以通过多种途径促进 PCOS 的发生。在 OSA 患者反复发生呼吸暂停和反复出现低氧与再氧合的过程中，可产生大量炎症因子，而炎症和氧化应激可以促进 PCOS 的病理生理进程。研究表明，高胰岛素血症、高雄激素血症和轻度炎症状态三者在 PCOS 的病理生理过程中相互作用，形成恶性循环；同时，慢性炎症状态可影响卵母细胞减数分裂中纺锤体的形成而导致不孕症。OSA 患者的肌肉交感神经活性和心脏交感神经活性增强。与年龄和 BMI 相匹配对照组相比，PCOS 患者的肌肉交感神经活性更强，心率变异性更大，运动后心率恢复减慢，这些均提示这类患者的交感神经活性广泛增强，而交感神经活性增强又可导致慢性炎症，并促进卵巢功能发生改变和卵巢形态发生多囊化。啮齿类动物模型研究显示，卵巢交感神经活性和传出冲动增强、卵巢内神经生长因子合成增多，二者共同参与卵巢病变的发生与发展。

PCOS 高雄激素血症通过促进腹型肥胖或改变上呼吸道解剖结构而使 PCOS 患者易患 OSA，反之，OSA 又可直接或通过与胰岛素抵抗的关联和降低性激素结合球蛋白水平促进 PCOS 患者发生高雄激素血症。此外，PCOS 增强了交感神经活性和氧化应激，可促进胰岛素抵抗的发生，而 OSA 通过相同机制加剧 PCOS 代谢异常，尤其是胰岛素抵抗。

（4）PCOS 合并 OSA 对机体的影响

①影响睡眠质量

OSA 患者和 PCOS 患者的睡眠质量均会受到影响，而合并 OSA 的 PCOS 女性受到的影响更大，这些患者常存在睡眠结构异常和睡眠障碍，表现为非快速眼动睡眠中的浅睡眠期增多和深睡眠期减少，快眼动睡眠时间缩短，睡眠效率更低；在夜间出现打鼾、憋气和睡眠不宁等症状，在白天出现过多嗜睡、易疲劳和工作效率降低等表现。

②性功能障碍和不孕症

OSA 和 PCOS 二者均影响性功能。与无 PCOS 的女性相比，PCOS 女性的性满意度评分更低。OSA 所致的炎症、氧化应激、交感神经兴奋性增强、引起片段化睡眠和睡眠结构异常，可减少促性腺激素及其释放激素的分泌量，进而影响 PCOS 患者的生殖功能和导致不孕症。

③代谢性疾病发生率更高

合并 OSA 的 PCOS 女性常存在更严重的代谢障碍，不仅有着更高水平的空腹血糖、葡萄糖耐受不良和胰岛素抵抗，而且 BMI 高于无 OSA 的 PCOS 女性。与对照组相比，存在 OSA 的 PCOS 女性反映代谢异常的指标更差，发生代谢性疾病的风险更高；胰岛素抵抗指数和代谢综合征患病率更高；发生高血压、血脂异常和高甘油三酯的比例也明显高于无 OSA 者。此外，OSA 可以增加 PCOS 女性发生非酒精性脂肪肝的风险。OSA 的 CPAP 治疗能够改善 PCOS 患者的胰岛素敏感性，降低交感神经活性，减少尿液中去甲肾上腺素的排泄量。

④发生心血管事件的风险更高

与无 OSA 女性相比，存在 OSA 的 PCOS 女性的收缩压、舒张压和甘油三酯水平均更高，在调整 BMI 后，这种差异仍存在。高血压、可致动脉粥样硬化的高血脂和代谢综合征均是 PCOS 患者发生心血管事件的重要危险因素，而针对 OSA 的有效治疗可以在一定程度上改善这些患者的心血管功能。

（5）有效治疗 OSA 对于 PCOS 病情进展及预后的影响

根据以上推理，如果 PCOS 患者同时合并 OSA，确诊后对 OSA 进行有效治疗理应有助于控制 PCOS 的病情进展，减轻疾病的严重程度，减少合并症，提高患者的生活质量，改善预后，然而关于这方面的研究结果甚少。在一项研究中，Tasali 等对一组年轻、肥胖同时合并 OSA 的 PCOS 患者采用 CPAP 通气进行治疗，结果显示，在校正 BMI 因素后，CPAP 可有效改善 PCOS 患者的胰岛素敏感性、降低血压。Helvaci 等在一篇 Meta 分析和文献复习的结论中提出 PCOS 患者容易发生 OSA，而成功治疗 OSA 可以改善 PCOS 患者的心脏代谢功能，故认为对 PCOS 患者中同时存在的 OSA 进行治疗是十分必要和重要的。

（6）展望与今后进一步研究的建议

OSA 在肥胖的 PCOS 患者中很常见，但在现有的相关学科制定的 PCOS 诊治指南或共识中，尚缺少高质量的证据说明筛查并干预同时存在的 OSA 的益处，说明在超重和肥胖的青春期女性和 PCOS 患者中筛查 OSA 的必要性。PCOS 可能先于 OSA 发病，并且促进 OSA 的发生和发展，反之，OSA 也可能会影响到 PCOS 的临床表现，甚至加重后者的病情。两者均可以引起一系列相同或相似的并发症，如高血压、脂类代谢异常、糖耐量受损、胰岛素抵抗、难以解释的疲劳和抑郁等。为了更好地指导临床实践，以及为制定临床指南提供证据，需要进行一系列高质量的临床研究进一步阐明这两种疾病之间的关系，在设计和进行临床研究时务必注意以下几点。

①尽可能有计划地进行前瞻性、多中心、大样本研究。

②最好对研究对象进行较长时间的随访，如 5 ～ 10 年，观察 PCOS 患者发生 OSA 的情况或 OSA 患者发生 PCOS 的情况，并明确相关发病危险因素。

③鉴于 PCOS 和 OSA 患者均容易合并心血管疾病和代谢异常，在对 PCOS 患者中的 OSA 进行干预时应重点观察干预措施是否会降低心血管疾病风险，改善糖和脂肪代谢水平，甚至能提高生育水平。

④在对 PCOS 合并 OSA 进行干预时，一方面要注意综合评价各种干预措施对于患者病情、合并症、生活质量和预后的影响；另一方面特别要注意除外各种混杂因素的影响，可以通过合理配对设计、多因素回归分析全面评价各种混杂因素的影响。

20. 睡眠呼吸暂停综合征与恶性肿瘤关系密切

随着对 OSA 研究的深入，越来越多的证据显示 OSA 与肿瘤的关系密切，越来越多的关于 OSA 和肿瘤的流行病学和临床研究正在逐渐揭示两者之间的相关性。

2012 年，Wisconsin 睡眠中心对 1522 例患者进行了长达 22 年的随访研究，研究结果显示，罹患轻、中、重度 OSA 的肿瘤患者的病死率分别为对照组（即单纯肿瘤患者）的 1.1、2、4.8 倍；AHI ≥ 30 次 / 小时的肿瘤患者病死率高达 7.27%，为对照组患者的 4.8 倍；同时，该研究小组依照夜间低氧程度将患 OSA 的肿瘤患者分为轻、中、重度低氧组，研究发现其病死率分别为对照组的 0.6、1.9、7.6 倍，发现各组患者夜间脉氧饱和度低于 90% 与其病死率相关。澳大利亚 Busselton 的一项基于社区的队列研究也证明了两者的相关性。Nathaniel 等对 397 名 OSA 患者进行了 20 年的评估，研究结果显示中、重度 OSA 患者肿瘤病死率的估计值（*HR*：3.4）与 Wisconsin 睡眠中心的研究结果——中、重度 OSA 肿瘤患者的病死率分别为单纯肿瘤患者的 2 倍和 4.8 倍一致。

综上所述，OSA 人群的肿瘤发病率和病死率都呈增高趋势，且与 OSA 的低氧程度和持续时间密切相关；同时，越来越多的证据也显示 OSA 人群与多种特定类型的肿瘤发生、发展相关。吸烟、饮酒和病毒与免疫相关肿瘤与 OSA 关系更为显著，不良的生活习惯和机体免疫功能低下，也增加了 OSA 患者发生肿瘤的风险。

（1）OSA 促进肿瘤发生、发展的机制探讨

OSA 与肿瘤发生、发展的具体机制尚不十分明确，目前认为可能包括以下几种机制。

①间歇性缺氧

在 2006 年时就有研究发现暴露于 IH 条件下的内皮细胞表型会发生改变，如耐凋亡、放疗抵抗、运动能力增加，内皮细胞分泌的血管生长因子上调可导致血管重塑和血管生成，从而促进肿瘤的生长和转移。进一步的动物试验表明，与处于常氧条件下的肿瘤小鼠相比，暴露于 IH 条件下的肿瘤小鼠放疗后肿瘤的生长速度更快。近年来模拟 IH 与肿瘤关系的动物研究越来越多，主要集中在肺癌和黑色素瘤模型。Almendros 的研究发现与常氧对照组相比，肿瘤小鼠在 IH 的条件下出现肿瘤肺转移的数量增多、肿瘤体积增大和肿瘤内坏死的体积增大，并且还发现当小鼠皮下或静脉内注射黑色素瘤细胞时，不论是肿瘤的早期还是晚期，暴露于 IH 条件下更容易出现转移。

②睡眠片段

将接种肺癌细胞的小鼠置于睡眠片段和持续睡眠的环境中，结果发现睡眠片段暴露组的肿瘤大小和重量明显增加，侵袭性更强。Nair等研究让小鼠睡眠期间处于间断觉醒的状态，而不减少睡眠的总时间，1 周后给小鼠皮下种瘤，4 周后观察肿瘤的大小，其结果与上述研究出现类似的规律。

③低氧诱导因子 –1

HIF–1 是一种缺氧诱导产生的最重要的转录激活因子，大量研究发现 HIF–1 在 OSA 模式下 IH 引起的多系统损伤中起着重要作用。HIF–1 的激活是细胞内大部分低氧相关事件发生的促发者，可调控或激活超过 150 种基因的表达，进而参与血管生成、肿瘤转移、肿瘤细胞代谢等过程。HIF–1 是由 HIF–1α、HIF–1β 两个亚基构成的异源二聚体，其中 HIF–1α 是氧调节亚基，决定 HIF–1 的活性；在常氧情况下 HIF–1α 被脯氨酸羟化酶降解，而低氧时脯氨酸羟化酶活性受到抑制，HIF–1α 无法降解，从而 HIF–1α 在细胞内大量积累，与 HIF–1β 结合后进入细胞核发挥转录因子的功能。与持续性缺氧相比，IH 诱导生成的 HIF–1α 结构更加稳定、转录活性更强，产生的效应也与持续低氧不同。Ryan 等报道 HIF–1α 的表达在良性肿瘤中不升高，但在很多原发恶性肿瘤中明显升高，而在大多数转移性肿瘤中升高更显著，提示 HIF–1α 在肿瘤的发生、发展中可能起着重要作用。之后大量研究证实 HIF–1α 可以促进肿瘤的发生、侵袭和转移，这主要是因为 HIF–1α 与肿瘤血管生成有关。血管内皮生长因子（vascular endothelial growth factor，VEGF）是 HIF–1α 最重要的下游基因之一，HIF–1α 通过转录活化编码 VEGF 基因，上调 VEGF 基因的表达，而刺激血管新生，满足肿瘤生长的血液供应，支撑肿瘤的存在和发展。

④氧化应激和炎症

从某种意义上说，OSA 是一种氧化应激性疾病，同时也是一种慢性炎症性疾病。OSA 模式 IH 与 CIH 的最大区别是这种模式的低氧是间断的，夜间反复发生呼吸暂停，相应会引起反复 IH 和再氧合过程，反复发生的低氧和再氧合过程还可使机体产生大量的 ROS，患者体内增加的 ROS 可激活多种炎症相关信号通路和转录因子，包括 NF-κB 和 HIF-1、AP-1、STAT-3 等，继而上调多种促炎症细胞因子的基因表达，启动炎症反应并呈级联放大；同时炎症反应的启动也可以诱导 ROS 的产生，ROS 与促炎因子两者互相刺激并加强，形成正反馈环，并呈瀑布级联效应，从而产生大量的 ROS 和炎性因子。

炎症状态下激活的 NF-κB、STAT-3 等转录因子可产生大量炎症因子，如 IL-6、IL-1、ICAM、TNF-α 等，这些炎症因子可通过调控 NF-κB、STAT-3 等通路生成 MMP 等，MMP 可分解细胞外基质而促进肿瘤的侵袭与迁移。

炎症分子或细胞因子的上调与肿瘤增生、侵袭和转移有关。Gutsche 等的研究表明，在炎性乳腺癌细胞中，IH 通过 NF-κB 诱导多个促转移基因的表达。曹洁等 2018 年报道 OSA 模式下的 IH 显著增加了黑色素瘤肺转移小鼠模型中 NF-κB 的蛋白水平和炎症标志物的 mRNA 水平，包括 TNF-α 和 IL-6。同时发现 OSA 患者 TNF-α 和 IL-6 等炎症因子水平升高，也验证了 OSA 可以促进肿瘤的增生与转移。

⑤交感神经兴奋性升高

Ondicova K 等研究者在 *Lancet* 上发表的文章中提出交感神经系统与肿瘤发生有明确关系，近年来交感神经系统参与肿瘤生物学行为的调节已成为当前肿瘤领域的研究热点。既往认为肿瘤内无神经分布，现已证实肿瘤内分布着神经纤维，并且肿瘤生长、转移的很多部位均有 β-肾上腺能受体家族（β-adrenergic receptor，β-AR）的表达，并且该家族的众多下游信号通路可以调节多种与肿瘤相关的细胞功能，如上皮细胞、血管平滑肌细胞、周细胞、成纤维细胞、脂肪细胞、神经细胞、淋巴结和骨髓中的免疫细胞等。同时，相关临床研究证实长期服用 β-AR 阻滞剂能够降低多种肿瘤的发生率。而在体外试验研究中也发现肾上腺素能信号通路，尤其是 β-AR 介导的通路能够调节多种与肿瘤发生和发展有关的事件，包括肿瘤细胞的增生、细胞外基质的侵袭、血管生成、MMP 的激活、炎性因子和趋化因子的生成等；尤其是后者还可将巨噬细胞募集到肿瘤部位，进而产生更多的 IL-6、IL-8 等促炎因子，促进肿瘤的侵袭、转移。另外，肾上腺素能受体还可影响在固有免疫中发挥重要作用的 TLR-2 和 TLR-4 的表达和功能，巨噬细胞和单核细胞自身合成分泌的儿茶酚胺还可作用于自身受体，进而调控自身功能状态，而巨噬细胞的募集和分化会促使基因突变，致使肿瘤发生率的增加。总之，交感神经系统活性的增加可促使肿瘤的发生、发展。

作为 OSA 主要特征的 IH 和睡眠剥夺均可以引起交感神经系统活性增加，而研究已经证实交感神经系统活性的增加可通过促瘤细胞增生、促血管生成、促细胞外基质的降解等多个方面，促进肿瘤的发生和发展，那么可以推断 OSA 引起的交感神经系统活性增强在 OSA 患者肿瘤的发生和发展中可能起着重要的作用，β-AR 阻滞剂或许可能用于 OSA 患者肿瘤的治疗，这些均有待进一步探索，但无疑为 OSA 患者合并肿瘤的治疗提供了新的策略。

Campbell 等的研究表明，在 β- 受体激动剂刺激后骨髓成骨细胞中表达的 *RANK* 基因增加，诱导 MDA-231 细胞迁移。同时研究证明，用 β- 受体阻滞剂普萘洛尔可以阻断交感神经激活对体内乳腺癌骨转移的刺激作用，降低 MDA-231 细胞中 *RANK* 基因表达来阻断交感神经的激活作用。Almendros 等研究表明，IH 使 TAM 功能发生改变，从而促进肿瘤细胞的增生和转移。应用 β- 受体阻滞剂可以消除 TAM 的这种作用。那么可以推断交感神经的激活可能在肿瘤的发生、发展中起到一定作用。

⑥免疫功能

许多试验表明，在反复 IH 的条件下免疫细胞的数量和功能会发生变化。巨噬细胞是机体免疫反应中的一种重要细胞，参与肿瘤发生、发展的各个阶段。聚集在肿瘤微环境中的 TAM 主要存在两种类型：第一种为促进炎症反应、发挥抗肿瘤作用的 M_1 型；第二种为抑制炎症反应、促进肿瘤进展的 M_2 型。睡眠片段或 IH 条件下肿瘤的微环境会发生改变，TAM 会受到肿瘤微环境因素的影响，出现 M_1 型向 M_2 型转化，从而促进肿瘤的快速增长。

Almendros 等研究表明，与对照组相比，处于 IH 条件下小鼠的肿瘤组织中促进肿瘤生长的 M_2 标志物 TFRC、CD206 的表达明显增加，同时 M_1 标志物 CD86、CD40 减少，表明了 IH 使肿瘤组织的 TAM 由 M_1 型向 M_2 型转化。为了更进一步验证 IH 是否会引起肿瘤组织中的 TAM 改变，研究者从 IH 组小鼠与对照组小鼠的肿瘤组织内提取原代巨噬细胞，分别与肿瘤细胞在体外共培养后，发现与 IH 组小鼠共培养的肿瘤细胞增生能力、侵袭能力更强。此外，Hakim 等研究发现在暴露于睡眠片段化的小鼠肿瘤中，M_2 型巨噬细胞数量也增加。

OSA 作为一种兼有睡眠片段化和 IH 的疾病，可以引起患者体内 TAM 由 M_1 向 M_2 型转化，促进肿瘤的发生、发展。

⑦外泌体

外泌体是多种细胞（如血小板、内皮细胞、单核细胞等）分泌至细胞外的小囊，包含 DNA、脂质、蛋白质、mRNA、miRNA 等形式的信息，并可将这些信息转移到其他细胞以调节其转录和表达。Conigliaro 和 Yi 等研究发现在肝癌和卵巢癌中，外泌体通过释放成纤维细胞生长因子、VEGF 等促进血管形成，并且通过对内皮细胞表型的调控进而促进血管的新生，为肿瘤的生长提供了适宜的条件。

Almendros 等报道了 OSA 模式下 IH 可通过增加血循环中的外泌体进而增加肿瘤细胞的增生、转移、侵袭能力。Khalyfa 等研究发现睡眠片段化也会促进血循环中的外泌体增加。IH 促进外泌体释放至循环中，从而促进肺腺癌细胞的增生、转移、侵袭和内皮细胞屏障的破坏。

⑧昼夜节律

OSA 患者的昼夜节律发生变化，而昼夜节律破坏与细胞增生和肿瘤的进展有关。昼夜节律破坏的动物模型研究也证实了这一点。大量动物研究显示睡眠中断可能成为 OSA 与肿瘤共存的机制之一。

（2）CPAP 治疗与肿瘤

Gharib SA 等研究筛选了平均年龄为 48.8 岁的 18 名未经治疗的 OSA 患者，入选标准为：① AHI ≥ 30 次 / 小时，并且 $SpO_2 < 90\%$ 的时间 / 总睡眠时间 ≥ 2%。②除外口服糖皮质激素和不能随诊者。对入组的患者进行不少于 2 周时间的 CPAP 治疗且每晚治疗不少于 4 小时，用基因集富集分析方法检测 CPAP 治疗前后外周血白细胞全基因组的表达，筛选差异性较大的基因，再通过共表达网络分析来判断受 CPAP 影响的主导基因。研究结果显示，通过基因集富集分析方法和共表达网络分析确定了关键的基因，这些基因在经过 CPAP 有效治疗后表达下调，更令人意外的是，在这些下调的基因中有许多参与肿瘤的过程，是肿瘤生长的重要调节因子。

这项研究首次评估了 OSA 患者经 CPAP 治疗后循环白细胞的全基因组转录情况，并且发现许多患者经过 CPAP 治疗后肿瘤相关的基因表达下调，这些基因可能是 OSA 与肿瘤关系研究的候选基因，将来有必要深入研究将 OSA 与肿瘤风险联系起来的这些基因，这有可能成为潜在的新机制。

（3）展望

目前已有大量研究表明，OSA 的两大特点，即 IH 和睡眠剥夺可以提升 OSA 患者罹患肿瘤的风险，IH 和睡眠剥夺通过对肿瘤生物学行为的潜在影响致使 OSA 患者肿瘤的发病率和致死率增加。目前认为其对肿瘤的调控，主要是与 OSA 引起的交感神经系统兴奋、肿瘤血管生成、免疫功能改变、生成外泌体等有关。尽管如此，OSA 对肿瘤影响的具体病生理机制仍不十分清楚，还需要有更多的研究证实两者间的关系，从而减少 OSA 患者肿瘤的发生，延缓 OSA 合并肿瘤患者病情的进展。

阻塞性睡眠呼吸暂停低通气综合征会影响儿童的身高和认知功能发育

21. OSA 对儿童身高的影响

儿童 OSA 是指睡眠过程中频繁发生部分或全部上气道阻塞，扰乱儿童正常睡眠通气和睡眠结构而引起的一系列病理生理变化。常见的临床表现有睡时打鼾、张口呼吸、呼吸暂停、反复憋醒、出汗等，可引发一系列并发症，如注意力不集中、记忆力差、智力受损、体重过低或肥胖、生长发育迟缓、非特异性行为困难，其中生长发育迟缓这一点受到了越来越多学者的关注。

（1）OSA 影响儿童身高发育

国外学者发现 OSA 患儿身高和骨龄均低于正常对照组。国内研究发现 OSA 儿童中生长发育迟缓率为 8%，显著高于城市儿童的 3.8% ～ 4.1%，提示 OSA 可能会造成生长迟缓。蔡晓红等在 OSA 对儿童多系统影响的研究中证实了 OSA 儿童身高的确低于正常组，而且有研究指出即使轻度 OSA 组患儿，其身高和坐高也低于对照组儿童。娄凡等对不同年龄段的 OSA 儿童与正常对照儿童的 BMI 进行了比较，发现 OSA 越严重，对 BMI 影响跨越的年龄范围越大，影响越严重。

（2）OSA 对儿童身高发育的影响机制

OSA 的确可以引起生长发育迟缓，其可能的影响机制包括以下几个方面。

① OSA 造成低氧、高碳酸血症，影响身高发育

OSA 患儿由于上呼吸道通气阻力增加，OSA 频繁发作导致低氧和高碳酸血症，影响生长激素的分泌，影响身高发育。

低氧和高碳酸血症可以影响下丘脑 – 垂体 – 生长激素 –IGF、IGFBP 轴，影响身高发育，其中大部分研究结果均支持 OSA 儿童血清中 IGF–1 水平降低，而 IFGBP 水平的变化在不同研究结果中不同。早在 1998 年，Phillip 等就发现在生长发育受损的儿童血清中 IGF–1 水平减低，IGFBP–3 水平升高，分析其原因是 70%～80% 的 IGF–1 与 IGFBP–3 结合，上升的 IGFBP–3 会限制 IGF–1 的水平而影响身高。Bar 等发现 OSA 患儿腺样体、扁桃体切除术后血清中 IGF–1 显著升高，提示了术前 IGF–1 的分泌可能受抑制，从而影响生长激素的促进生长作用。Sen 和 Aycicek 发现腺样体、扁桃体肥大儿童血中 IGF–1 低于正常对照组，证实了 OSA 患儿术前 IGF–1 的分泌可能受到抑制的推断。Aydogan 等的研究结果发现术后患儿血清中 IGFBP–3 明显升高，而 IGF–1 无显著变化，这可能是测试 IGF- Ⅰ 和 IGFBP–3 的方法不同造成的。Tatlipinar 等的一项研究发现腺样体、扁桃体肥大切除术后 IGF–1、IGFBP–3 明显升高，A/N 比值下降（A 为腺样体的厚度，即取腺样体下缘最凸点至枕骨斜坡颅外面切线的垂直距离；N 为腺样体最凸部鼻咽腔的宽度），并首次阐述术前术后血清中 IGF–1、IGFBP–3 差值与 A/N 比值术前、术后差值无相关性，提示阻塞程度的减轻与生长激素的分泌不成线性关系，分析其原因可能是儿童 OSA 除了与解剖阻塞相关外，还与神经肌肉功能相关，且需要考虑肥胖、扁桃体肥大和睡眠状态对 A/N 的影响。

Buzi 等提出 OSA 患儿夜间的低氧血症可直接引起生长激素的分

泌，还发现生长激素分泌与睡眠时相和效率无必然联系，OSA 可能直接引起某些神经内分泌的改变，从而影响生长激素的分泌。国内研究指出 OSA 对儿童身高发育的影响可能来自 IH 对下丘脑和内分泌的其他调节中枢的直接作用，侯瑾等发现 IH 大鼠血清中 IGF-1、IGFBP-3 水平下降，并随着缺氧程度加重和血氧饱和度的降低而降低，说明 IH 在生长发育迟缓过程中起到一定作用。

甲状腺激素有协同生长激素的促生长作用。甲状腺激素可直接或间接地调节 IGFBP-3 的合成和分泌，间接影响 IGF-1 的生物效应。

OSA 患儿长期间断性缺氧和 CO_2 潴留可导致呼吸性酸中毒，在肾脏的代偿调节下，机体可出现代偿性代谢性碱中毒，有研究证实长期处于代谢性碱中毒情况下的儿童其头围和身高均落后于同龄儿。Monneret 等发现肥胖低通气综合征患者血清中 IGF-1 和 IGFBP-3 与血 PCO_2 和碳酸氢根呈负相关，提示高碳酸血症和代谢性碱中毒使得生长激素 IGF-1、IGFBP-3 轴受到影响。

②OSA 影响睡眠结构，发生睡眠片段化，影响身高发育

人体生长激素以长期缓慢分泌为主，间或有脉冲分泌，夜间入睡后分泌旺盛，3～4 期睡眠达到巅峰。OSA 患儿的睡眠结构发生变化，有效睡眠不足，影响生长激素分泌，从而影响身高的发育。国外学者 Bar 等发现 OSA 患儿腺样体、扁桃体切除术后慢波睡眠明显增加，指出 OSA 主要通过减少慢波睡眠而影响生长激素分泌。也有学者认为 OSA 主要是通过造成患儿夜间反复觉醒，睡眠片段化而影响生长激素分泌。Tal 等发现 OSA 患儿术后变化最明显的为每小时觉醒次数，提示频繁觉醒与生长激素的分泌减少相关。

③能量消耗增多，摄入减少，影响身高发育

OSA 患儿夜间存在反复呼吸道阻塞，呼吸努力增加，同时缺氧使交感神经兴奋，儿茶酚胺分泌增多，机体代谢旺盛，共同导致能量消耗的增加，造成生长发育迟缓。能量摄入减少包括机械和激素方面的原因，肥大的扁桃体造成口咽部的机械性阻塞，腺样体或扁桃体肥大

造成呼吸道阻塞，引起患儿进食时吞咽不畅，造成厌食、挑食和进食时干呕，引起能量摄入减少，引起生长发育迟缓。胃促生长素可以刺激生长激素释放，通过增加食物摄入、减少脂肪利用使体重增加，Sen 和 Aycicek 发现腺样体、扁桃体肥大的儿童术前血清中胃促生长素测定低于正常对照组，提示能量摄入不足。腺样体、扁桃体切除术后患儿食欲明显好转，食欲不振的发生率显著下降，但由于未进行激素测定，故无法判断食欲增加是由于机械梗阻的解除还是由于激素分泌的改变引起。

（3）治疗 OSA 后身高的变化

儿童 OSA 的主要病因为腺样体、扁桃体肿大，及时行腺样体、扁桃体切除术解除梗阻后患儿的症状、AHI 和最低脉氧饱和度均可明显改善，身高是否也可以得到恢复？国外研究发现术后患儿身高、IGF-1、IGFBP 均较术前明显增加。国内学者发现 OSA 儿童术后 1 年平均身高和 IGF-1 均可达到正常对照组儿童水平。

22. OSA 对儿童认知功能的损害和机制研究

1976 年首次报道儿童 OSA，其后逐渐被认识并受到重视，其中 OSA 与儿童认知功能损害的关系近年来逐渐受到广泛关注。

认知功能是人类高级神经活动的重要组成部分，包括神经行为功能、智力和言语功能。神经行为功能包括定向、注意、集中、警觉、行为、执行等多种功能，而智力和言语功能包括记忆、学习、计算、语言、理解、判断和逻辑推理等多个方面。认知功能障碍是指各种程度的认知功能受到损害，轻者表现为记忆力下降、注意力不集中、视觉空间功能与执行能力受限等，严重者出现失语、失认、失用。随着对 OSA 患儿认知障碍发生机制研究的进一步深入，儿童 OSA 及其引起的认知障碍逐步受到关注。与成人 OSA 常发生白天嗜睡不同，5～9 岁的 OSA 患儿主要表现为学习记忆能力减退。OSA 患儿的认知功能障碍主要表现为以下几个方面。

①学习记忆能力减退。OSA 患儿往往在学校表现差，学习成绩落后。Amasaki 等采用心理学测试和反映记忆、学习能力的 Rey 试验对 6 ～ 12 岁儿童进行研究，结果发现 OSA 儿童记忆和学习能力、注意力评分均显著低于健康儿童。

②行为异常。OSA 患儿和成人表现不同，成人的症状如白天嗜睡等在儿童中较少发生，因此行为异常、注意力不集中等问题可能是 OSA 患儿认知障碍的主要表现。明显的行为异常包括过度兴奋、反叛行为、攻击性、注意力不集中等。Owells 发现 OSA 儿童中有较高的神经行为问题，包括冲动、注意力降低、多动和冒险行为等。

③言语表达能力下降。在语言表达方面，OSA 患儿存在表达不清晰、发音障碍、在言语技能上发展落后等情况。

（1）OSA 患儿认知功能障碍的评估

OSA 患儿认知功能损害需结合其临床特征，结合神经心理学量表、影像学检查和实验室检查进行诊断，目前常用的评估方法如下。

①生活质量评估

常采用具有良好信度和效度的儿童阻塞性睡眠呼吸暂停疾病生活质量调查表进行评估，问卷均由监护人依据患儿症状填写，该问卷由睡眠障碍（S）、身体症状（P）、情绪问题（E）、日间功能（D）和监护人关心的问题（C）5 个维度 18 个小项组成，S、P、C 这 3 个维度中每个维度包含 4 个小项。其余 2 个维度各包含 3 个小项，每个小项依照发生的频率分为 1 ～ 7 分，量表总分为 18 ～ 126 分，以总分＜ 60 分、60 ～ 80 分、＞ 80 分划分为轻、中、重度。

②认知评估

临床和社区研究中常用的神经心理学量表有韦氏智力量表、韦氏记忆量表、扩充痴呆量表、简易精神状态量表、蒙特利尔认知评估表等。韦氏智力量表包括言语量表和操作量表，每一量表本身又分为 5 个分测验，分别计算各项分测验的量表分、言语智商（VIQ）、操作智商（PIQ）和总智商（FIQ）。韦氏量表可以全面评估患者记忆、智能损害，适用于 4 ～ 6 岁儿童，总测验时间为 45 ～ 60 分钟，是国际心理学等公认的儿童认知功能障碍工具，但操作较复杂、耗时较长，不适合临床大规模应用。国内也采用由戴晓阳教授编制的《中国修订韦氏幼儿智力量表》进行认知功能评估。儿童处于生长发育阶段，记忆力、注意力、判断力、警觉等方面发育尚未完全，可采用 Conners 儿童行为简明症状问卷调查研究对象的认、知、行，适合 4 ～ 17 岁儿童，具有较好的信度和效度，由父母完成填写，共有 10 个问题，易填写，总分＞ 10 分为有认知行为异常，但这一问卷只能作为判断认知障碍主观依据，并与患儿家属的文化背景和受教育程度有关。

③行为能力测试

采用 Achenbach 儿童行为量表进行行为问题测评，此量表由著名心理学家 Achenbach 等于 1970 年编制，后经徐韬园教授根据我国国情修订，主要用于筛查儿童社交行为能力，适用于 4 ～ 16 岁的儿童。该量表主要分为 2 个部分：第一部分为社交能力；第二部分为行为问题。每条项目均由家长依据儿童近 3 个月的行为表现按"没有（0 分）""偶尔有（1 分）""经常有（2 分）"进行评分，总分越高表示行为问题越大，分数越低则相反，总测验时间为 30 ～ 45 分钟。

④影像学检查

越来越多的证据表明由于 OSA 患儿存在显著的脑结构、代谢和功能改变，为深入了解 OSA 神经认知功能改变的病理生理学机制、指导临床治疗和判断预后提供了重要信息。颅脑 MRI 检查发现 OSA 患儿额叶、颞叶、顶枕叶、丘脑、海马区域会发生不同程度的脑容积萎缩、血流灌注减少和代谢异常，这为 OSA 患儿认知功能障碍提供了客观证据。

⑤事件相关电位

起源于皮层下脑结构的事件相关电位是脑组织皮层下结构神经生理活动的客观反映，它的异常改变提示着脑功能异常，而这种异常改变可能先于认知功能损害出现，故在评估 OSA 患儿认知功能缺损方面事件相关电位更具客观性、敏感性。特异性电位测量在简单的注意力任务中能够可靠地识别 OSA 相关的认知功能障碍，在对 OSA 患儿进行特异性认知功能检测时，电生理技术可作为认知功能障碍的简单补充和可靠的测量手段。

（2）OSA 患儿认知障碍的相关报道结果

张碧云等的研究结果显示，OSA 患儿组在类同、词汇、理解、积木、图画概念、言语理解、直觉推理中的得分均低于正常对照组，差异均有统计学意义（$P < 0.05$）。据汪瑶等报道，患有 OSA 的学龄前期儿童在知识广度、记忆力与时间、观察度、逻辑推理与思维、学习力、注意力、手眼协调与解决问题的能力等方面均已存在损害，这与秦洁等学者的研究结果相似；在操作测试中发现，病例组学龄前期儿童的图画填充、视觉分析、木块图案和操作测验总得分与对照组的差异均有统计学意义（$P < 0.01$），说明病例组学龄前期儿童的注意力、视知觉能力、记忆力和推理能力均存在损害，这与国外一项 Meta 分析的结果一致，在 IQ 测试中发现，病例组学前期儿的言语智商、操作智商和总智商与对照组比较，差异均有统计学意义（$P < 0.01$）。

O'Brien 等发现未经治疗的原发性打鼾儿童的神经认知功能低于无鼾症儿童，更容易具有注意力不集中、焦虑、抑郁等症状。OSA 患儿更容易出现易怒、警觉性下降、情绪不稳定和智力下降等情况。

臧燕等的研究结果表明，SDB 因反复发作的低氧血症和高碳酸血症，严重影响儿童生长发育和中枢神经系统的发育，导致认知功能异常、注意力不集中、记忆力下降和智商降低等。张子和等报道 OSA 患儿的 Conners 评分、发生认知行为异常的比例均高于对照组（$P < 0.01$），观察组的 Conners 评分、发生认知行为异常的比例（71.7%）均高于对照组（2%），差异有统计学意义（$P < 0.01$）。于洋等的研究结果显示，OSA 组 VIQ、FIQ 均明显低于对照组和原发性鼾症组（$P < 0.01$），智力测验各分项目评分比较结果显示，原发性鼾症组儿

童算术、动物下蛋、图画填充、迷津的得分低于对照组（$P < 0.05$）；OSA 组与对照组相比，除几何图形的分项目测验得分差异无统计学意义外，余 10 项测试均低于对照组（$P < 0.05$）；OSA 组在言语量表测验中知识算术、图片概括、领悟和操作量表中的动物下蛋 4 个分项目得分较原发性鼾症组低（P 均 < 0.05），其他分测验项目得分差异无统计学意义（$P > 0.05$）。结论认为，学龄前期 OSA 患儿与原发性鼾症患儿均存在多种认知功能方面的缺陷，并可导致认知功能的损害，影响儿童智力发育，与 O'Brien 研究结论相似，应尽早采取干预措施以保障儿童健康成长。田红梅等通过观察儿童的身高、BMI 和认知功能指标探讨睡眠呼吸障碍对儿童体格和智能发育的影响，结果显示 OSA 组患儿言语智商和总智商显著低于原发性鼾症组和对照组（$P < 0.05$ 或 $P < 0.01$）。原发性鼾症组儿童智力表分项目测验结果中仅在算术、动物下蛋、画图填充、迷津评分方面显著低于对照组（$P < 0.05$）。OSA 组儿童除几何图形评分外，其他项目评分显著低于对照组评分（$P < 0.05$ 或 $P < 0.01$）。OSA 组在知识、算术、图片概括、领悟和动物下蛋得分方面均低于原发性鼾症组（$P < 0.05$），结论与 O'Brien 研究结论相似。赵等对 159 例 OSA 患儿行进行研究，结果显示，与健康儿童相比，OSA 患儿的全量表智商、言语智商、理解测验和视觉分析得分均显著降低。田京红等应用韦氏智力量表和 PSG 监测评估儿童睡眠质量与智力水平的关系，结果显示 OSA 组儿智力发展水平落后，且患儿操作智商水平与 SpO_2 呈负相关。

（3）OSA 患儿认知功能障碍发生机制

①慢性间歇性缺氧

CIH 是 OSA 患者特征性的病理生理改变。有学者认为，反复发作的夜间低氧血症是导致 OSA 患儿认知功能损害的重要机制。IH 可以影响中枢和周围神经系统，增加相关神经元的凋亡并且降低大脑言语和记忆功能。Sanchez 等认为 OSA 患者睡眠结构紊乱和夜间低氧血症可能是导致额叶轻度损害和短时记忆缺陷的重要因素。这些都说明 OSA

患者的呼吸暂停和低通气导致的间歇性低氧血症可引起脑损害。IH 动物模型和临床研究证实 IH 可引起脑组织细胞代谢紊乱、结构改变和功能异常。Cai 等通过建立 CIH 2 周、4 周模型组与相应的空气模拟对照组和空气对照组，观察内质网应激对 CIH 幼鼠记忆损害的影响，结果发现 CIH 可导致幼鼠海马神经元凋亡，引起学习记忆障碍且呈时间依赖性，CIH 可产生氧化应激，引发内质网应激选择性激活内质网 PERK通路，上调免疫球蛋白结合蛋白。海马对低氧敏感性较高，低氧对海马的损害可能是导致认知功能损害的重要因素。

②睡眠结构紊乱

OSA 患儿夜间反复发生呼吸暂停和睡眠片段化，表现为浅睡眠和觉醒增加，快速眼动睡眠和深睡眠时间减少，Ⅲ 期、Ⅳ 期睡眠时间缩短，并引起白天困倦嗜睡。总睡眠时间减少和夜间反复发生低氧血症都会影响患儿的认知功能。在 REM 睡眠时醒过来的人不同于在其他睡眠阶段，而是充满警觉。REM 睡眠期间由垂体分泌的生长激素多对于保证幼儿的生长发育具有积极的意义。REM 期睡眠对神经系统的发育具有重要意义，REM 期睡眠阶段体内各种代谢功能明显增强，从而保证脑组织蛋白合成，促进神经系统正常发育，同时还为第二天活动提供力量。认知行为异常患儿 REM 期睡眠时间缩短，影响其神经发育，研究表明睡眠片段化可导致广泛的脑部细微结构损害，如岛叶皮层、扣带回、腹内侧的前额叶皮层损害等，同时轴突完整性也可出现损伤，这些变化是患者发生认知障碍的病理基础。白天嗜睡可导致短期记忆力和持续注意力下降。

③代谢紊乱

OSA 常常合并或加重心血管系统、内分泌系统、神经系统等多系统损害，OSA 患者也易出现机体代谢紊乱。慕超等研究发现血清 HIF-1α、IGF-1 和脑源性神经营养因子可能共同参与并维持机体正常认知功能，IGF-1、脑源性神经营养因子对机体认知功能变化较为敏感。HIF-1α 是一种机体缺氧应答的全局性调控因子，通过与靶基因结合而调控其转录。全身慢性炎症和氧化损伤是 IH 和睡眠片段引起认知行为障碍的主要致病途径。

④内皮功能异常参与认知行为受损的发病过程

Huang 等研究发现 OSA 患儿与慢性全身性炎症和损害有关。炎性细胞因子，特别是 IL–17、IL-23 与认知功能相关，IL–17 高水平表达导致儿童 OSA 的认知功能损害。

（4）OSA 患儿认知障碍的治疗和预后

OSA 患儿认知障碍最基本的治疗原则是解决睡眠时的气道阻塞。针对这一问题目前常用的手段主要是 CPAP 和各种以扩大气道口径为目的手术或器械治疗，如腭垂腭咽成形术（uvuloplatopharygoplasty，UPPP）及其改良式。至于具体如何选择治疗方法，必须遵循个体化原则，应用 CPAP 治疗时还必须考虑到如何保证治疗的依从性。有研究者认为，手术治疗对单纯腺样体增生、扁桃体肥大患儿的切除效果较好，但也有人认为手术治疗后有相当数量的患儿存在复发问题。目前多数学者仍然倾向于使用 CPAP 治疗，而只在患儿对于 CPAP 抵抗或有明显的鼻咽病理改变引起气道阻塞时，才建议其考虑手术治疗。OSA 患儿常表现出一定的认知障碍，其学习成绩往往落后于同龄儿童。OSA 可影响儿童身心发育，因此应及早诊断和治疗，采取有效手段对 OSA 进行早期干预，对减轻和防止认知功能损害具有重要意义。多项研究证实 CPAP 或 UPPP 治疗可以恢复 OSA 认知障碍患儿的认知功能异常。目前对于 OSA 患儿经有效治疗后认知功能障碍能否得到改善这个问题，各研究结果不同，这可能与目前应用的认知功能测试量表不够敏感或样本量较小有关。此外，OSA 认知障碍的出现不是单一的缺氧因素造成的，因此单一的 CPAP 治疗也不能解决所有的问题。Marine 等研究发现 OSA 患儿经 CPAP 或手术治疗后，RDI 和日间嗜睡均较保守治疗组减轻，但认知功能检测变化不大。

综上所述，有学者认为 OSA 患儿经有效治疗后认知障碍有明显改善，但也有文献报道有些患儿经治疗后认知损伤仍然存在。OSA 患儿出现的脑损害是否可逆，早期干预治疗对儿童 OSA 所引起的认知功能损害是否真正、彻底有效，仍有待研究，因为对于有些患者而言，认知功能的缺损将会是永久的。近来研究发现，部分接受有效 CPAP 治疗的患儿仍然存在持久性认知障碍。

（5）OSA 患儿认知障碍的未来与展望

OSA 以上气道部分或完全阻塞为特征，可导致夜间缺氧、睡眠片断化和交感神经兴奋性增高等，从而引起神经体液的一系列改变，最终出现组织器官缺血、缺氧，导致多器官功能损害，可对儿童身体健康造成极大的危害。学龄前期是儿童教育的关键时期，也是体格迅速生长发育、心理迅速发展和形成特定的个性心理特征的敏感时期。国内外学者研究认为学龄前期是言语发育的高峰，也是早期智力开发的最佳时期，因此 OSA 对学龄前期儿童的言语智商影响很大。由于儿童处于中枢神经系统发育成熟过程中，儿童早期 OSA 所致的脑部结构和功能改变可能会导致长远的甚至不可逆的心理行为和神经认知功能异常。国外研究提示儿童 OSA 所致的心理行为和神经认知功能损害可能是不完全可逆的。现在每一位家长都对其子女的成长寄予极大的期望，包括体格发育和智力发育，然而对可能影响儿童身体和智力发育的各种因素缺乏全面和科学的认识。从事幼儿和小学教育的教师对可能影响儿童身高和智力发育的因素也知之甚少，学生上课打瞌睡，记忆力下降，成绩退步，很难想到是睡眠呼吸障碍的问题，而动不动就请家长。因此，针对以上问题，一方面要向广大群众加强科普宣传，对象包含患儿家长和教师；另一方面还要努力做好儿童 OSA 的早期诊断和治疗，从而避免将来发生不可逆的损害。

阻塞性睡眠呼吸暂停是道路交通事故的重要危险因素

23. 阻塞性睡眠呼吸暂停与道路交通事故相关的证据

OSA 与道路交通事故（road traffic accident，RTA）之间存在着强烈的相关关系。OSA 引发 RTA 高风险的原因可能与以下因素有关：开车人过度嗜睡、认知功能受损。减少 OSA 引起的 RTA 最重要和最有效的方法就是应用 CPAP 治疗 OSA，而其他治疗方法减少 RTA 的证据不多。

评估 OSA 个体驾车风险具有挑战性，使用各种主观和客观的检查手段均有一定的局限性。评价驾驶风险的模拟驾驶器可能是一种有潜力的检查手段，但在现阶段还只能用于研究，并不能广泛应用于常规临床实践。现在不可能采用单一检测手段确定一个明确的分界值，以此确定患者驾车风险大小，并决定哪位患者可以驾车、哪位不可以驾车。临床医师应当继续发挥主要作用，全面估量可能会影响到驾车安全的各种不同因素的作用。

在世界范围内，RTA 在 5 ～ 44 岁人群全因死亡中排第 3 位，预计在全年龄组主要死因中居第 5 位，预计每年死亡 2400 万人。2011 年欧洲有超过 3 万人死在路上，这等于一个中等城市的人口。据估计在欧洲每发生 1 例道路交通死亡，相应还会有 4 人遭遇持久性失能性损伤（包括大脑和脊柱外伤）、8 个严重外伤和 50 人轻伤。据估计，RTA 造成的经济损失占各国国民生产总值的 1% ～ 3%，总体超过 5000 亿美元，联合国大会 2010 年 3 月发布了一项关于 2011—2020 年道路安全的 10 年规划，提出全球的目标在于稳定并减少预期道路交通灾难水平。

现有有力的证据表明，嗜睡，无论是什么原因引起的嗜睡都是机动车事故的主要危险因素。虽然很难确定准确数量，但以往的研究结果提示在 RTA 中嗜睡是一个重要因素，起着显著的作用。Sagaspe 等对 4774 名法国驾驶员进行电话采访，结果发现其中 11.8% 的人 ESS 评分 ≥ 11 分，28.6% 的人报道开车过程中发生过嗜睡，严重程度达到需要停车；46.8% 的人报道夜间行车时感到思睡；39.4% 的人在白天开车时也会出现思睡；10% 的应答者承认在过去几年中都曾经发生事故或未遂事故（其中 46% 与思睡相关）；6% 发生交通事故（其中 5.2% 与思睡相关）。18 ～ 28 岁年龄段的驾驶员单独驾驶或长途驾车中间不休息、倒班或睡眠疾病没有得到治疗时引起嗜睡而造成 RTA 是很常见的。两种或多种危险因素对于增加驾车时瞌睡和发生 RTA 的风险具有协同作用。由于多种因素相互作用，包括倒班、职业驾驶员驾车时嗜睡，职业驾驶员常常具有嗜睡的高度危险性。来自英国爱丁堡的 677 名公交驾驶员的睡眠问卷调查结果显示，20% 的 ESS 评分 ＞ 10.8 分的驾驶员中每个月开车时至少出现 1 次嗜睡，7% 的人报道出现过 1 次事故，18% 的人报道工作中由于嗜睡几乎发生事故。在一项对 996 名重型货车驾驶员的调查中，回顾以往 3 年平均每年发生责任事故 0.26 次，随着 ESS 评分增加，责任事故会相应增多，可能是由于开车速度太快，驾驶员对即将发生的事故来不及做出反应，与睡眠相关的 RTA 引起的病死率和死亡率也是很高的。来自中国的一个大样本研究显示长期嗜睡者（ESS > 10 分）中 RTA 发生率较高。

（1）OSA 与驾车的风险

自 20 世纪 80 年代以来，医学杂志上发表的若干研究成果显示，OSA 与 RTA 之间相关（表 5）。目前尚难确定 OSA 患者中发生 RTA 的频率。研究结果显示，患者不愿意报道事故的发生率，并且很少报道他们的症状，即使是来自警察、驾照和保险的资料都可能存在低估的问题，因为并非全部事故都会被报道，特别是侥幸脱险或有惊无险或驾车时发生嗜睡并不一定都会引起事故。然而，据报道与普通人相比，驾驶员中 OSA 引起的行为损害、EDS 与越来越多的 RTA 风险相关。一项旨在比较各种医学情况下发生 RTA 的 Meta 分析结果显示，作为一般性 RTA 的危险因素，OSA 的风险最高，相对 RR 值为 3.71，仅次于年龄和性别。2009 年发表的有关商业机动车驾驶员中发生 OSA 相关 RTA 风险的系统回顾和 Meta 分析结果显示，与 OSA 相伴的平均撞车事故的 HR 为 1.21 ～ 4.89，提示患有 OSA 的驾驶员特点包括 BMI 高、AHI 高、脉氧饱和度降低，还可能有白天嗜睡。Young 等的研究结果显示，在尚未诊断为 OSA 的人群中大部分也具有 RTA 的高风险，根据他们完成的以人群为基础的研究，推测 AHI > 5 次 / 小时的男性在 5 年中完全可能至少发生 1 次交通事故，而 AHI > 15 次 / 小时的男性和女性 5 年内可能会发生多次交通事故（OR：7.3）。驾驶机动车是一项复杂的活动，需要驾驶员具有良好的警觉性和手眼协调能力。通常认为 EDS 是 OSA 患者驾驶功能受损的最明显原因，但关于这一点，文献的认识尚不完全一致。应用神经扫描技术已经观察到 OSA 患者大脑的结构和代谢功能发生变化，神经认识的作用和白天的功能损害在 OSA 患者发生 RTA 高风险中可能是一个重要的共同风险。

表 5　OSA 和 RTA 之间的关系

第一作者	研究对象（例）	发生交通事故的危险度（*OR*）
Findley	样本数 29，对照 35	7
Haraldsson	样本数 140，对照 142	12
Young	普通人群样本数 913，	3.4
George	样本数 460，对照 581	2
Teran-Santos	样本数 102，对照 152	6.3（AHI > 10 次 / 小时）
Horstmann	样本数 156，对照 160	12
Mulgrew	样本数 783，对照 783	重度 OSA：*RR 2*

（2）OSA 患者驾车风险的评估

在现代生活中，驾车是一项最基本的活动，大部分 OSA 患者也常常驾驶机动车。医师面对 OSA 患者时对驾车风险做出评估是很必要的，这是对睡眠医学最重要的挑战之一，在这个过程中需要考虑许多不同因素和潜在解决办法。

（3）嗜睡的主观评估

1992 年在医学中 ESS 评分被认为是有效的，可作为一种评估白天嗜睡的最常用的计分系统。对评估白天嗜睡的程度而言，这种方法容易实施，但也有各种局限性，如一项在老年人中进行的研究表明，大部分老年人都不能回答 ESS 评分系统的全部问题，对老年人进行 ESS 评分可能会低估其嗜睡的严重程度。现在我们需要考虑的关键是 ESS 评分能否反映出患者驾车时出现的嗜睡。Masa 等提议询问有关白天驾车时过度嗜睡的情况而不是平时的嗜睡情况，这可能会更好地提示哪些 OSA 患者具有发生 RTA 的风险，所有的有关嗜睡的主观测量还常常依赖受试者的自知力和诚实，并考虑到其应用的局限性。

（4）嗜睡的客观评价试验

没有一项试验可视为金标准，多次睡眠潜伏期试验（multiple sleep latency test，MSLT）、警觉维持试验（maintenance of wakefulness test，MWT）和牛津睡眠阻抗试验（Oxford sleep resistance，OSLER）对评价 EDS 而言都是有用的临床评估工具。MSLT 评价的是患者入睡的能力，然而当患者开车时并不会尝试入睡，因而这种试验不适合评估驾驶员。Young 等发现无论受试者是否发生 RTA，MSLT 计分都无显著性差异，MWT 或作为选择行为的 OSLER 试验都是更符合逻辑的。MWT 可能是一种有效的客观测量个体清醒状态下能力的工具，同时又能更好地反映出驾车者个体性能，即维持醒觉状态，因而对评估嗜睡患者驾车时的表现更有用，但其是否完全适用于评估现实世界情况和（或）发生事故风险尚存疑。MWT 提示的病理性睡眠潜伏期可以预示源于中枢的过度嗜睡和 OSA 患者模拟驾车时的状态，Philip 等在一项小样本研究中将未经治疗的 OSA 患者与对照组进行比较，结果发现嗜睡患者比对照组发生更多的不适当的线路交叉，并且与 MWT 计分相关（$R^2 = -0.339$，$P < 0.05$），然而这种测量并不足以识别每天实际情况的差别。此外，患者完全有理由依据异常的 MWT 测量结果提出问题，如该测量结果是否可以决定他们能否继续开车，争论当他们开车时是否会受到刺激并影响注意力，其实在进行 MWT 时情况并非如此。

（5）模拟驾驶器

由于种种原因和安全性，在驾车时进行实地研究是不可行的，因此开发出了各种不同类型的模拟器，用于反映不同的驾车熟练程度和现实情况，提供安全和可控的低耗环境，评估嗜睡对于驾车的影响，重要的挑战在于它们如何为路上驾车时视觉、前庭和本体感受器发生的变化提供依据。

各项研究报道了 OSA 患者及其对照组在模拟驾驶时的行为表现，采用个体化的计算机程序模拟出一种单调的汽车道路驾驶，Findley 等发现在 30 分钟内 OSA 患者驾车的表现要比对照组更差，OSA 患者比对照组出现更多的事件 [（44±52）：（9±7），$P < 0.05$]。George 等发明了一种以实验室为背景的分散注意力的驾驶模拟器，以饮酒者为对照组 [平均血液酒精含量为（95±25）mg/dL]，评估男性 OSA 驾驶员驾车时的表现，结果显示 OSA 患者在模拟驾驶试验时各项指标都比对照组更差，最大差别在于轨道过失，半数患者的表现不如对照组全体人员中的任何一位，某些 OSA 患者的表现比每天饮酒者还差。应用 Steer-Clear 计算机程序，Barbe 等研究了 OSA、RTA 和模拟器表现之间的关系，据 OSA 患者报道，其比对照组发生的事故更多（OR：2.3，95% CI：0.97 ～ 5.33），而且发生一次以上的事故概率可能更高（OR：5.2；95% CI：1.07 ～ 25.29；$P < 0.05$），OSA 患者的警觉性水平更低，驾驶时表现更差（$P < 0.01$），然而其白天嗜睡程度、OSA 的严重程度、警觉水平、模拟表现与 RTA 的危险性之间并没有显著相关。Risser 等在一项病例对照研究中使用计算机为基础的驾驶模拟器，记录了变换车道、车速变化、转向频率的变化和事故的频率，同时测定了脑电波确定的注意力失误的频率和持续时间，该研究显示与对照组相比，OSA 患者的变换车道、车速变化和转向频率的变化更大，同时出现更多的事故。驾驶时的表现失误与脑电波显示的注意力失误有关，变换车道似乎是评估和量化损害的最敏感指标。这项研究表明拙劣的驾驶表现和交通事故不仅是由于 EDS 引起的，而且与因嗜睡导致的注意力失误有关。Juniper 等采用一种前视技术发明了一种模拟驾驶器，可以分别评估驾驶小汽车需要的二维操作性能：①在路上参照路边的景物迅速刹车。②对面道路曲线评估，驾车时人们需要观察 4 个角度（眼观四方），通过按压方向盘两边的圆球状物，确定每次需要的目标数字，如依据驾驶错误、明确靶数所需时间和出轨事件 3 项不同的驾驶技术作为标准，OSA 患者的表现显然不如对照组。Turkington 等的研究显示既往 1 年中发生交通事故的记录与驾驶员注意力监测系统上的表现显著相关。这项研究纳入了 129 名 OSA 患者，采用 Steer-Clear

模拟器和分散注意力驾驶模拟器，结果显示饮酒、SF–36 问卷相关因素都与模拟器表现不佳有关。Philip 等的研究结果也显示，OSA 患者在90 分钟实时驾驶期内，驾车最终表现结果与 MWT 和 ESS 评分相关。

简单模拟驾驶器存在的问题在于其可信度不够。Turkington 等进行了一项研究，在历时 20 分钟的驾驶过程中，OSA 患者发生了多次出轨事件。而在另外一项研究中，研究者也采用驾驶员注意力监测系统，在 4 个 20 分钟的驾驶时间内，观察到尽管与 OSA 患者相似，驾驶技术显著提高，但他们在 20 分钟的驾驶过程中仍然发生 0 ～ 40 次出轨事件。

路考不能广泛推行模拟驾驶器，对于具有高度发生事故风险的OSA 患者而言，伦理上也成问题。全景模拟器可以为路考时可能发生的视觉、前庭功能和本体感受器变化提供全模拟效果，但建设费用十分昂贵，常规临床应用也不切实际。更复杂的计算机模拟器已经问世，其综合了全方位模拟器的视觉图像。计算机模拟器用于研究 OSA患者驾驶时表现的研究结果显示，OSA 患者比正常人更容易受到饮酒和睡眠受限的影响。这些模拟器对理解 OSA 可能影响患者驾车的安全性方面还是有用的，然而目前尚没有足够的资料证实其能够用于常规临床实践，明确患者当中哪些人开车安全、哪些人不安全。

（6）如何进行驾驶评估

临床医师应当继续建议患者采用其个人最好的判断标准，来自英国胸科协会的一项研究询问临床医师是否会允许 OSA 患者开车。在一项争议较小的方案中，94% 的临床医师会允许患者开车；在最有争议的情况下，患者会有 50% 的概率被允许开车，这种差异性说明临床医师需要更多的指南以更好地评估 OSA 患者能否开车。OSA 的严重程度与发生 RTA 的风险之间的相关性较弱，不应仅仅根据患者是否存在 OSA 来预防开车时的风险，美国胸科协会发布的《呼吸睡眠暂停、嗜睡和驾驶风险临床实践指南》中提出，如果有中、重度嗜睡，再加上既往有 RTA 的记录，OSA 患者属于高风险驾驶员。临床医师在评估

OSA 患者时，应当询问有关驾驶习惯、既往发生交通事故或侥幸脱险等专业问题。当同一个人身上存在 2 个或更多的危险因素时，这些因素在增加事故风险过程中会产生协同作用。因此，临床医师应当同时评估可能会增加驾驶风险的其他共存情况，如用药史（如镇静剂）、饮酒、其他睡眠问题和合并其他疾病，所有因素都可能会通过引起嗜睡而增加驾驶风险。尽管这项行为的作用有限，但在缺乏更好的实验证据的情况下，上述客观性试验仍旧可能具有一定作用。

（7）减少 OSA 患者开车风险的办法

治疗 OSA 不仅可以改善 OSA 患者的日常生活质量，还可以降低 OSA 患者开车时发生交通事故的风险，改善模拟驾驶时的表现。两项研究结果显示，对 OSA 患者进行 CPAP 治疗可使受试者模拟驾驶时的表现回归并达到健康对照组的水平。而另一项临床观察研究报道，CPAP 治疗可以降低机动车交通事故的发生率，达到一般人群中的基线水平。Meta 分析显示，应用 CPAP 治疗 OSA 后，会显著降低 RTA 的发生率（OR：0.21，95% CI：0.12 ～ 0.35），减少几乎出现事故发生率（OR：0.09，95% CI：0.04 ～ 0.21）。Sassani 等在美国评估 RTA 与 OSA 的相关作用，并预测应用 CPAP 治疗患有 OSA 的全部驾驶员，每年会消耗医疗费用 318 万美元，但会为美国节省用于处理交通事故耗费约 1110 万美元，拯救约 980 人的性命。另有许多研究分析了 CPAP 治疗对于现实生活中发生的事故和潜在事故的作用，和 CPAP 治疗对于改善模拟驾驶表现具有显著的效果。

一旦患者被确定进行 CPAP 治疗，其发生 RTA 的风险就会降低，然而哪些症状被认为是可控的、应用 CPAP 的依从性如何，都是需要确定的，并且需要做出当面解释。欧洲医学研究通讯推荐发放驾驶执照时仅仅限制嗜睡，而倒班、患有睡眠疾病人群，以及尽管应用了合适的 CPAP 进行治疗、但仍存在白天残余嗜睡的 OSA 患者并不受限。只有在一项小规模的研究中，9 例患者应用口腔矫治器，10 例患者应用 CPAP 治疗，对比两者在模拟驾驶时的表现，发现效果相似。在一项随机横断面研究中，Philip 等比较了为期 1 个月的 CPAP 与使用下颌提升设备的疗效，结果显示 100 名患者经过上述 2 种方法治疗后，模拟驾驶时的表现发生同等程度的改善，两者均可有效地控制 OSA，特别是可以通过减少嗜睡，达到减少驾驶风险的目的。

（8）如果驾驶员认为继续开车有风险，医师应该怎么办？

为了减少可能预见的伤及患者自身的风险，通常临床医师有责任和义务让患者采取措施，医师的这种职责通常包括描述发生损伤的危险性，并且提醒患者应当采取适当的预防措施。如果患者的疾病同时对其他人构成危险，临床医师还有责任提醒潜在的受害者采取适当的预防措施来降低这种风险。临床医师有责任告诉 OSA 患者其罹患的疾病会增加发生交通事故的风险，在没有经过治疗时开车是有风险的。临床医师还应当告知患者其所在的国家现有的相关管理规则。在某些国家临床医师还有责任通知驾照管理单位。1990—2011 年发表的一项文献荟萃分析结果显示，对潜在的不安全驾驶问题提出呼吁并没能引起人们的重视和警觉，也没有转化为正向性习惯改变，从而减少驾驶习惯性风险。最近加拿大的一项研究显示，医师对于潜在的不适合开车的人们进行警告、劝诫可能减少来自 RTA 的创伤，但患者的情绪性疾病可能会加重，损害医患关系。某些医师并不认为他们具有做出决策性决定的义务，提醒某人开车是否安全并不是医师的责任，特别是如果医师允许某个人开车，但后来这个人因为开车时嗜睡发生了交通事故，那么医师则要承担一定责任，并受到牵连。欧洲驾照颁发委员会 2012 年建立了 OSA 工作组，这个工作组于 2013 年发布了一项报道，旨在将 OSA 引入到欧洲指令附件 3 中，设计出一项筛选策略，包括一系列简明适用的客观数据，主要是人体测量学，加上 RTA 相关的若干问题、症状、OSA 经常伴发的主诉和 ESS 评分，即提供一种简单的半定量分析手段，并将其应用于 OSA 患者，这就需要在不受限制地发放驾照之前，有一个补充的医学建议程序。在由欧盟共同体的提案中会向驾驶员提问是否被诊断为 OSA，作为申请驾照或重复申请驾照过程中的一个部分，假如驾驶员对这些问题的回答提示其可能患有 OSA，就会得到有限制的驾照，除非临床医师另有说明。这样会非常明确地认定临床医师的责任，剥夺一个人的驾照对医师个人和社会生活具有重要的潜在意义，这可能会使医师与其患者陷入纠纷当中，然而现在还没有更好的办法来取代医师做出这些困难的决定。

驾驶员对自己的行为要负责任，这一点应当不断强化，不论其疾病是否会引起嗜睡，在任何情况下，只要驾驶员感到疲劳或不能维持饱满的注意力和警觉性时都不应当开车。已经得到良好控制的 OSA 患者在大多数情况下开车是安全的，但在睡眠不足时则不能长途驾车。另外，如果一个人平时没有可以引起嗜睡的疾病，但在倒班时开车也可能比 OSA 患者开车具有更大的危险性。对公众进行疲劳驾驶的危险性教育，可以促进安全行车。2013 年，欧洲 OSA 工作组建议涉及 RTA 报道时警务人员应当接受这样一种信念，驾车时嗜睡或进入熟睡可以作为 RTA 的潜在因素，在发生 RTA 的情况下，应当能够评估并运用法律形式警告这种可能性。

（9）国内有关阻塞性睡眠呼吸暂停与道路交通安全关系的研究

国外多种关于睡眠呼吸病学的专著中已将 OSA 与道路交通安全列为重点内容。国内最早在 1997 年即有个案报道，其后在医学专业期刊上又发表述评强调必须密切关注这个问题。2009 年出版的《睡眠呼吸病学》中特设一章介绍了这个问题。尽管如此，国内相关部门对这个重大的社会问题或公共卫生问题并没有给予应有的重视，这几乎是个盲区或死角。我们曾经统计过 1993—2012 年国内 44 篇有关全国各省市 RTA 的调查分析，结果竟然没有一篇文章涉及这个问题，哪怕是鼾症也好。2016 年，笔者应邀在郑州召开的全国创伤大会上就这个问题做了专题报道，与会者反应冷淡，充分说明这个问题至今仍旧没有得到充分的认识和应有的重视。为了从更高层面上解决这个重大社会问题，我们曾先后于 2008 年和 2010 年两次以提案形式上书"两会"，最终也是不了了之，这从另一个层面上说明了问题的严重性。

国内陆续有一些研究调查 OSA 与道路交通安全问题。2008 年景卫革等首次报道了驾驶员中 OSA 的患病率,研究者采取随机抽样法,从河北省承德市驾驶员中抽取 718 名进行调查,如果以 AHI ≥ 5 次 / 小时为标准,结合 ESS 评分 ≥ 9 分,驾驶员中 OSA 的患病率为 4.1%,与该市人群中 OSA 的患病率相近。王倩等采用问卷调查和便携式睡眠呼吸检测仪,最后确定驾驶员中 OSA 的患病率为 11.8%,高危因素包括年龄、肥胖、缺少体育锻炼和饮食缺乏控制等。刘莺等采用问卷调查、ESS 评分及家庭中睡眠呼吸监测,如果以 ESS 评分 ≥ 9 分、AHI ≥ 5 次 / 小时为准,最后确定驾驶员中 OSA 共 111 例,患病率为 13.5%,其中轻、中、重度分别为 47 例、38 例和 26 例。患有 OSA 的驾驶员的颈围、BMI 和 ESS 评分均显著高于非 OSA 者。王京娜等采用整群抽样法对河北省承德市长途客车驾驶员进行问卷调查和简易睡眠呼吸监测,结果显示 449 名驾驶员中 OSA 的患病率为 9.9%。郑涛等的研究结果显示经过问卷调查和 PSG 监测,335 名货运驾驶员中 OSA 的患病率为 12.5%。多元逐步回归分析结果显示年龄、饮酒、打鼾家族史、BMI 和上气道异常是 OSA 患病的危险因素。

孔德磊完成的小样本研究结果显示,患有 OSA 的驾驶员驾车能力下降,ESS 评分高于对照组(单纯打鼾者),随着 AHI 的增加,最低 SpO_2 下降,ESS 评分增加,多元回归分析结果显示 AHI 与驾驶员嗜睡程度显著相关。刘莺等的研究结果显示 826 名驾驶员中 1 年内总体交通事故发生率为 5.8%,其中 OSA 组发生率 17.1%,显著高于非 OSA 组(4.1%)($P < 0.001$);多元回归分析结果显示,OSA、嗜睡、车龄为发生交通事故的危险因素(OR 分别为 14.062、30.578、2.345)($P < 0.05$);平均夜间睡眠时间为保护因素(OR:0.0037)($P < 0.001$)。郑涛等的研究报道显示 ≥ 2 级的打鼾者和 OSA 患者白天行车过程中经常感到嗜睡的占 65.4%,因嗜睡发生过交通意外或险些发生意外的占 42%。

景卫革等的研究结果显示,驾驶员中 43.2% 的人认为打鼾不是病；16.7% 的人认为打鼾是病，但不需要治疗；40.1% 的人认为打鼾是病并且需要治疗；仅有 1 例接受过治疗。王京娜等的调查结果显示，46% 的人认为打鼾不是病；14.6% 的人认为打鼾是病，但不需要治疗；仅有 39.1 的人认为打鼾是病并且需要治疗；仅 1 人接受过治疗。周建群等报道，12.84% 的驾驶员不知道 OSA；20.9% 的人认为打鼾不是病；13.88% 的人认为打鼾是病，但不需要治疗。王倩等报道，接受调查的 389 人中，59.3% 的人认为打鼾不是病；22.7% 的人认为打鼾是病，但不需要治疗；只有 11% 的人认为打鼾是病并且需要治疗。据刘莺等报道，77.6% 的人认为打鼾对驾车没有影响；64.9% 的人认为打鼾不需要治疗；只有 1 人接受过 CPAP 治疗。郑涛等报道，95.5% 的驾驶员认为打鼾不是病；98% 的被调查者不认为行车时发生意外与打鼾有关。

据公安部交管局统计，截至 2021 年 9 月，全国机动车保有量为 3.9 亿辆，其中汽车 2.97 亿辆；机动车驾驶员 476 亿人。2020 年机动车交通事故为 211074 起，死亡 55950 人，其中汽车交通事故涉及 43098 人，214442 人受伤，直接财产损失为 13136.6 万元。

RTA 会剥夺大量鲜活的生命，给家庭、社会造成惨重且不可挽回的精神创伤和经济损失，其危害性是如何形容也不过分的。然而与此形成强烈反差的是目前全社会，包括普通百姓、驾驶员、道路交通管理部门和医学界对这个问题都缺乏基本认识和应有的关注，因而应当广泛地进行科普宣传，以期引起重视，使大家尽早认清其危害的严重性。

笔者建议全国和各省市道路交通管理部门将对驾驶员 OSA 的筛查、治疗和监管纳入日常工作中。驾驶员年检中必须有相关 OSA 的问卷，每位驾驶员必须如实认真地填写问卷；凡是属于 OSA 高危人员者必须接受相关检测（PSG 监测或便携式检测）；凡经检测被诊断为 OSA 的驾驶员必须接受正规治疗，治疗后经过正规医院复查证明疾病得到良好控制时方能驾车上路，否则不能上路；违规驾车者应依法处罚，尤其是造成 RTA 时更应从严处理；在这个过程中隐瞒病情、拒绝

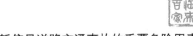

相关检测和治疗者，必须给予相应处罚；国家相关机构应当制定专门的法律条文管理好这件大事。

笔者建议由我国临床学者（包括呼吸病学和创伤学科学者）、交通管理部门、有关法律律师、相关企业成立联合研究管理协会，其主要任务是开展大型调查、制定相关法律和开展学术交流等。

24. 阻塞性睡眠呼吸暂停与疲劳驾驶和道路交通安全的关系

长期以来，无论是在人们的认识层面还是各种 RTA 的流调结果中，均认为疲劳驾驶是造成 RTA 的重要原因。2014 年，笔者在一篇分析我国 RTA 原因的研究中纳入 44 篇相关文献，在造成交通事故原因的分析中有 19 篇涉及疲劳驾驶（43.2%）。陈芳等曾经对我国机动车道路交通伤害危险因素进行 Meta 分析，共进行了 18 项研究，纳入合计368845 例发生交通事故的机动车驾驶员和 411147 例对照人员，结果显示疲劳驾驶与 RTA 密切相关，所以认为疲劳驾驶是机动车道路交通伤害的主要独立危险因素，长时间驾驶、睡眠不足和睡眠状态不佳都可能使驾驶员产生疲劳驾驶。马苏等在《中国驾驶员道路交通伤害危险因素 Meta 分析》一文中报道疲劳驾驶与道路交通伤害密切相关。由此学者自然会提出什么是疲劳驾驶、如何定量评估这种现象，引起疲劳驾驶的原因又是什么，疲劳驾驶是否与 OSA 相关等问题。下文将就疲劳驾驶的定义、分类、分度、主要表现和产生疲劳驾驶的相关因素进行论述。

（1）疲劳驾驶的定义

疲劳是一个抽象的概念，人类对于疲劳的研究至今已有一百多年的历史，但到目前还没有一个公认的、统一的定义。Brown 等曾经对疲劳进行定义，该定义随后被很多学者引用，但均未得到大家认可，因为疲劳是一种复杂的生理、心理现象，其机制还处于不断的研究和探索之中，理论上尚难以做出定量的准确描述，具体表现也因人而异。疲劳是一种状态，是人在劳动生产过程中作业能力明显下降、注意力不集中、思考困难、工作效率降低、容易出现差错或由于厌倦而不愿意继续工作的一种状态，这种状态相当复杂，并非由一种明确的单一因素构成。

有些学者建议疲劳驾驶的定义如下：疲劳驾驶是脑力、体力同时参与的技术性疲劳，由于驾驶员动作反复、连续，且重复的次数太多，使其生理、心理上发生某些变化，出现驾驶技能低落现象，主要表现为注意力分散、打瞌睡、视野变窄、信息漏看、反应判断迟钝、驾驶操作失误或完全丧失驾驶能力。

（2）疲劳驾驶的分类

目前，通常将疲劳分为以下几类。①心理疲劳：当人体反复感受到单调或枯燥的信息时，驾驶员产生困倦，出现瞌睡、注意力不集中等现象，特别是当驾驶员行驶在单调的高速公路或山区偏僻道路时更容易产生困倦。根据发生疲劳的器官不同，心理疲劳又可分为视觉疲劳、听觉疲劳。②生理疲劳：主要指肌肉疲劳，如果人体内的糖和脂肪等能量供应物质大量消耗造成乳酸堆积，导致人体肌肉酸痛等疲劳表现，进而可能涉及认知、判断、情绪和反应等问题。

（3）疲劳驾驶的分度

根据驾驶员的表现疲劳程度可分为 3 个阶段。①清醒阶段：驾驶员基本没有疲劳感受；②轻度疲劳：驾驶员感到疲乏，对安全的注意力下降，不能按照路况的变化及时调整汽车运行的状态；③重度疲劳：驾驶员意识水平降低，驾驶水平进一步下降，对汽车的控制极其困难。

（4）疲劳驾驶的主要表现

驾驶员产生重度疲劳的表现主要有哈欠连天、颜面发木、头脑发沉、不自觉的频频点头（打瞌睡）、难以保持抬头的姿态，全身肌肉松弛、眼睑下垂甚至闭眼、视线模糊，眼睛发红、发干，视野变窄，漏看和错看信息，反应迟钝，判断迟缓，注意力无法集中，思维能力下降，动作僵硬，节奏缓慢，失去方向感，驾车左右摇摆，随意变换车速，行驶速率不定。

（5）产生疲劳驾驶的相关因素

疲劳驾驶的产生与时间、背景、环境、社会、驾驶员体力、驾驶员心理负荷、道路负荷、车辆等因素密切相关。据此有人将疲劳驾驶分为以下5种模式：肌肉疲劳、感知疲劳、信息处理疲劳、思维疲劳和创造性疲劳，其中感知疲劳和信息处理疲劳是驾驶作业疲劳的核心疲劳形式。

大量研究将引起疲劳驾驶的原因归纳如下。①性别：男性驾驶员事故率明显高于女性驾驶员，青年男性是容易因疲劳驾驶而发生交通事故的群体。②年龄：20～30岁的驾驶员疲劳驾驶的事故率较高。③驾龄：驾龄在3年以下和10年以上的驾驶员容易发生交通事故。④驾驶技术不佳。⑤驾驶员的个性、生活习惯、睡眠不足和睡眠质量不佳。⑥道路状况和标识、长距离驾驶、环境单调、信息重复容易引起驾驶员瞌睡，此外还包括交通标识不清、颜色退变、道路曲径半径过小、道路坡长弯多、直线距离过长等。⑦月份：每年7月、8月是RTA的高发月份。⑧驾驶员的生理节奏：0～6时、13～16时是人体容易感到疲劳的时段，也是交通事故高发的时段。⑨车辆的状况：包括车内的温度、噪声、车内各种仪器表盘是否灵敏、各种交互界面的设计、运营车辆的种类和运营目的。⑩天气状况：气温较高的盛夏季节、阴雨连绵的季节都会影响驾驶员的心态和驾驶技术，大雾天、黑夜或路面结冰时驾驶均容易发生交通事故。

以上原因看起来对疲劳驾驶分析得颇为详细和全面，其实有些项目并非是导致疲劳驾驶的原因，而是导致交通事故的原因，如第②条、第③条、第④条、第⑦条、第⑩条。此外，上述各位研究者都忽视了一种导致疲劳驾驶的至关重要的因素——OSA。

学者多年来一直在思考造成 RTA 的原因，除了以上 10 种因素外，是否还有其他更重要的原因？笔者在《我国阻塞性睡眠呼吸暂停与道路交通安全的现状》一文中对这个问题提出了一些新的观点，现将其中最重要的几个问题分述如下。

①驾驶员中白天嗜睡的发生率

白天嗜睡是 OSA 的常见症状之一，对于驾驶员驾车的表现影响很大。吴慧莉等报道验车驾驶员中过度嗜睡评分（ESS）评分 ≥ 9 分的共 529 人，占 53.9%。王京娜等的研究结果显示驾驶员中嗜睡的患病率为 12.2%，且 157 名打鼾驾驶员中白天嗜睡的发生率（35/157）显著高于非打鼾驾驶员（16/193）（ $P < 0.01$ ）。周建群等报道 670 名驾驶员中 ESS 评分 > 9 分的占 12.54%，疲劳驾驶占 34.18%，开车注意力不集中的占 14.18%。姚文飞等的研究结果表明 824 名驾驶员中 ESS 评分 ≥ 9 分的共 154 人，占总人数的 18.69%，打鼾同时 ESS 评分 ≥ 9 分的有 118 例（14.32%），开车中发生嗜睡的有 283 人（34.34%），其中每周数次嗜睡的概率为 15.66%。

②驾驶员中嗜睡与 RTA 的关系

据苏小芬等报道，957 名驾驶员中嗜睡组（ESS 评分 ≥ 9 分）发生 RTA 的概率（73.9%）显著高于非嗜睡组（34.2%），人均交通事故的概率也有显著差异（ $P=0.005$ ）。王京娜等的研究结果显示，白天嗜睡的驾驶员发生 RTA 的风险是非嗜睡驾驶员的 2.14 倍。王倩等的报道调查显示，因为嗜睡发生交通事故或潜在发生交通事故的风险达49.3%。王京娜等报道的 449 名驾驶员中，19 人（4.2%）明确因为开车时嗜睡发生交通事故，占总交通事故的 28.36%，ESS 评分 ≥ 9 分的驾驶员中发生交通事故的概率（36.4%）显著高于 ESS 评分 < 9 分者（11.9%），习惯性嗜睡驾驶员发生交通事故的风险是无嗜睡驾驶员的4.22 倍（ OR ：4.22， $P < 0.01$ ）。

③驾驶员中 OSA 患病比较普遍

其实，国内外大量研究结果早已显示 OSA 患者由于夜间反复发生睡眠呼吸暂停，引起反复发生觉醒和微觉醒，生物节律紊乱，正常的睡眠结构遭到破坏，形成睡眠片段、睡眠剥夺，尤其是深睡眠明显减少，夜间睡眠效率明显降低，干扰了夜间睡眠恢复体力和精力的功能，导致白天出现疲劳和嗜睡，甚至是不可抵抗、不可抑制的嗜睡，因而已将白天 ESS ≥ 9 分作为 OSA 的重要诊断依据。

日间嗜睡是 OSA 患者临床的主要症状。一项研究发现，有 46% 的中、重度 OSA 患者会出现嗜睡。另一项研究运用客观检查方法判断嗜睡，发现在亚洲 OSA 患者中发生嗜睡的概率高达 87.2%。此外，在青年 OSA 患者中嗜睡的情况比老年人更加普遍，有国内研究显示老年 OSA 患者中嗜睡的发生率为 42.68%，而非老年 OSA 患者嗜睡的发生率为 55.55%。

约 80% 的 OSA 患者会出现白天困倦和认知损害，50% 有人格改变。OSA 患者的心理改变表现在认知和操作功能损害，这些损害都与 OSA 患者的睡眠障碍有关。其认知改变包括工作记忆困难、完成任务的速度减慢、反应迟钝甚至根本没反应，发生操作功能损害的患者常常难以达到最佳工作状态和最快的反应速度，有时即使达到了，但反应维持时间很短。如果患者的神经行为缺损，可表现为 RTA 增多或工作场所事故增多，国外的大量调查结果显示 OSA 已经成为 RTA 的危险因素之一，至少 34% 的 OSA 患者在过去 5 年中发生过 1 次交通事故。轻度 OSA 患者往往具有代偿功能，与正常人认知过程差异并不明显，但中、重度 OSA 患者认知功能明显低于正常人。OSA 患者认知过程的缺陷可表现为记忆力减退和注意力降低。OSA 患者的操作能力在短时间内（10 分钟）与正常人差别不大，但随着时间的推移，他们很快就会失去操作的稳定性，反应时间延长，甚至对外界刺激毫无反应。OSA 患者操作能力的损害与其病情轻重直接相关。OSA 患者驾驶能力明显下降，有研究结果显示这些患者的最大反应时间甚至比那些中等剂量饮酒者还要长。OSA 患者往往并不知道自己在认知和操作方面的损害，即使再困倦还坚持开车，以至于他们发生事故的概率远高于正常人，病情严重者出现车祸的危险性更高。在所有 RTA 中由于注意力不集中而发生的占比高达 40%，在模拟驾驶试验中 OSA 患者寻找目标的错误率和撞到障碍物的次数显著增加，反应时间和刹车时间明显延长，超出安全驾驶的时间明显增多，车辆左右摇摆的幅度显著增加。

（6）总结与展望

总之，国内外大量研究已经有力地证实 OSA 是导致驾驶员白天嗜睡和疲劳的一个重要原因，而疲劳驾驶又是 RTA 的重要原因，其危害不亚于酒驾，然而目前这个问题并没有得到大众应有的认识和重视，包括医务人员、机动车驾驶员，乃至道路交通管理部门，这个问题如果不解决，我国道路交通安全状况将难以得到根本性改善。

阻塞性睡眠呼吸暂停对人们失去劳动能力和发生伤害具有肯定作用

　　OSA 可以引起睡眠片段和反复 IH，从而造成各种不良后果，可以累及每个器官系统。这些后果包括 EDS、生活质量下降、交感神经系统活性增强、血管内皮细胞功能障碍、心血管疾病、学习技能下降、神经识别功能受损。而与睡眠质量下降相关的神经识别功能受损则包括记忆缺损、注意力不集中和警觉性下降。

　　由于 OSA 造成的广泛的社会和公共卫生损害近年来日益引起人们的关注。例如，OSA 患者驾车发生机动车车祸的危险性更大，会消耗更多的医疗卫生资源，每年耗费达数十亿美元，这些损失包括直接的医疗卫生消耗和间接的财政、非财政损失。直接的医疗卫生消耗指的是 OSA 患者本身诊断治疗费用，此外还包括由于 OSA 引发的各种疾病的医疗费用。间接的财政损失主要包括因劳动力丧失和工伤造成的非医疗性损失，与患者的生活质量下降、提早死亡有关。现在有越来越多的证据表明 OSA 在劳动力丧失和工伤这两个重要的社会范围内具有重要作用。

　　（1）OSA 与误工

　　误工通常是指雇员误工的天数或小时数。现在误工的概念正在扩展，包括由于雇员状态改变造成的工作损失，包括常规的工作时间减少、丧失工作，这些均可导致工作效率降低和提前退休。来自斯堪的纳维亚的观察性研究结果显示，与对照组相比，患有 OSA 的工人误工明显增多，这种误工和相关的财政负担主要源于 OSA 的并发症，包括高血压、血管疾病和抑郁症。一项研究显示，在澳大利亚每年治疗 OSA 的费用大约为 657 万美元，其中 409 万美元用于治疗上述合并症。此外，一项来自丹麦的观察性研究结果显示，与年龄、性别相匹配的对照组相比，OSA 患者被雇佣的概率更低，即使被雇佣，年收入也是较低的。

来自芬兰的一项研究比较了 OSA 患者与对照组误工的情况，此处的误工系由医疗病假（＜9 天）或能力丧失造成的。在这项研究中有 957 名 OSA 患者从医院拿到出院证明（全部因为初诊为 OSA）。研究者将其与年龄、性别、疾病状态相匹配的 4185 名对照者进行比较，与对照组相比，OSA 患者在其确诊前 5 年中误工的天数明显增多，特别值得注意的是，确诊前 5 年中女性 OSA 患者平均额外误工 80.5 天、男性 30 天，男性 OSA 患者误工风险为对照组的 1.6 倍（RR：1.61，95% CI：1.24～2.09），女性 OSA 患者误工风险为对照组的 1.8 倍（RR：1.8，95% CI：1.43～2.28）。

来自芬兰的另外一项研究调查了在确诊为 OSA 之后的前 6 年中，患者是否会有更多的误工（因病误工＞9 天）和能力丧失（根据国家颁发的劳动力丧失退休证书）。研究者比较了 766 名患有 OSA 的雇员（均有医院出院证明）和与之年龄、性别、社会经济地位、雇佣合同类型、组织机构类型均相匹配的 3827 名对照人员。与对照组相比，男性 OSA 患者疾病相关缺勤率为对照组的 1.7 倍，女性为对照组的 2.1 倍。另外，与对照组相比男性 OSA 患者因能力丧失退休的风险为对照组的 2 倍，至于丧失劳动能力的特殊原因，OSA 雇员均有与损伤和智力障碍相关的能力丧失的高风险。

Siversten 等在挪威进行了一项前瞻性研究，研究对象为 40～45 岁的受试者，患者自报的 OSA 症状，包括打鼾、呼吸暂停和白天嗜睡均可明确提示其具有因病误工＞ 14 天和由挪威国家保险机构承认的因劳动力丧失而退休的风险。在随访期间，与对照组相比，即使仅仅校正了性别，有症状的 OSA 患者因病假造成的误工风险也几乎是对照组的 2 倍（*OR*：1.78，95% *CI*：1.42 ～ 2.20）。当有症状的 OSA 患者完全处于能力丧失阶段，*OR* 为对照组的 2 倍以上（*OR*：2.2，95% *CI*：1.26 ～ 3.85）。

同样的，Omachi 等调查了患者自报的因丧失劳动能力而造成的 4 周内累计发生误工天数、错过晋升机会、工作职务变更、工作日程改变或与睡眠特别相关的工作酬金下降，该研究连续纳入的 183 名人员都去过加利福尼亚临床诊疗中心。因为睡眠呼吸暂停而接受过 PSG 监测的患者依据其是否存在睡眠呼吸暂停、是否存在 EDS、两者均有、两者均无被分为 4 组。他们发现有 EDS（ESS ＞ 10 分）、OSA（AHI ＞ 5 次 / 小时）的患者近期丧失劳动能力（*OR*：1.37，95% *CI*：0.39 ～ 4.80）和长期工作职务变更（*OR*：3.6，95% *CI*：1.1 ～ 12.0）的风险明显高于两者均无者。当没有 OSA 或 EDS 时，两者之间的关系则明显减弱。然而就近期丧失劳动能力而言，患有 OSA 者仍比没有 OSA 者具有更大的风险（*OR*：2.6，95% *CI*：1.2 ～ 5.8）。研究者认为这些结果支持长期以来存疑的一个问题——OSA 与丧失劳动能力有关。

（2）OSA 与工伤

OSA 不仅与误工有关，还可以影响工作时的表现，虽然通常被认为是一种表象，但这是不足为奇的事实：OSA 可以引发大量不良的认知损害，包括语言功能缺损，决定和执行功能问题，记忆、注意、警觉和精神运动技能受损。美国研究者提示由睡眠疾病引发的生产力损失约占整个社会财政损失的 2/3（除外由于能力丧失校正的生命年以外全部损失）。一项由 Guglielmi 等完成的文献复习结果认为，虽然还需要一些方法进行更加严谨的研究，但现有的工作已经明确地显示 OSA 与工作受限之间确有一致的关系（如难以维持注意力、学习新内容或进行单调的工作）。

此外，作为 OSA 的主要症状 EDS，即使在非睡眠人群中也会引起明确的工伤。由 EDS 造成的这种工作能力的损害和其他慢性疾病，如糖尿病、抑郁症、关节炎很相似。一项研究表明，1758 名自报经医师诊断的 OSA、抑郁、发作性睡病或多发性硬化症的患者，与没有上述病症的 1977 名人员相比，难以应对或适应工作。应用工作生产能力、伤害计量表和其他调查表（包括识别功能量表和 SF–36 量表）对一组人员进行评估，结果提示 EDS（存在以下任何 1 项即认为具有 EDS：ESS ＞ 10 分、自报由医师诊断的过度嗜睡或在过去的 4 周内自报存在睡眠和反应问题）的两组人员都会引起显著的健忘状态、日常活动和工作能力损害。在第一组人员中，具有 EDS 问题的人员 SF–12（47.7 ： 51.4，$P <$ 0.0001）和 6 项识别功能量表积分（82.3 ： 89.5，$P <$ 0.0001）同样低于对照组。研究者得出结论，EDS 本身对工作能力产生的可测性负性损害可能会超过所研究疾病的损害。Mulgrew 等发现在怀疑有睡眠呼吸疾病的人群中过度嗜睡和工作能力下降之间存在明确的关系。他们对一组患者进行研究，包括进行完整的 PSG 监测，其后应用工作限制问卷和 ESS 评分进行评估，从 498 名患者中收集到的资料显示其平均 AHI 为 21 次 / 小时。虽然 OSA 的严重程度与工作全面受限之间没有显著相关，但轻度 OSA 的蓝领工人（AHI 5 ～ 15 次 / 小时）与重度 OSA（AHI ＞ 30 次 / 小时）患者相比，无论是在时间管理（受限率 23.1% ： 43.8%，P=0.05），还是智力 / 精神心理方面（17.9% ： 33.0%，P=0.05），两者之间均表现出明确的关系，同时发现在主观思睡和 4 项工作受限积分方面也存在明确相关。

Ulfberg 等对一组人进行了随机研究。研究组共有 285 人，其中 223 人为非打鼾者，62 人为打鼾者。对照组包括 351 名患者，其中 289 名为打鼾者，62 名为 OSA 患者，均为被疑有 OSA 而去睡眠呼吸病诊所就诊。经过年龄、BMI 校正后，与不打鼾者相比，OSA 患者（其定义为阻塞性周期性呼吸＞总睡眠时间的 45%，同时氧减指数＞6）

更多地主诉由于疲劳和嗜睡而难以胜任其工作（82%：8.1%，*OR*：37），OSA 患者更多地主诉在接受新任务时注意力难以集中（发生率 48.0%：0.9%，*OR*：7.5）、学习新事物困难（发生率 40%：2.7%，*OR*：9.1）、难以从事单调的工作（发生率 31.0%：5.8%，*OR*：20）。

Nena 等进行了一项旨在评估 OSA 患者工作能力的研究，应用 Endicoff 工作能分表评价工作能力。115 名具有确切工龄、经过 PSG 监测证实为 OSA（AHI＞5 次/小时）而无合并症的患者接受上述评估，用 ESS 评分测量其白天嗜睡程度（如 ESS＞10 分则认为具有 EDS）。有嗜睡的 OSA 患者的平均 Endicoff 工作能力评分显著高于没有嗜睡者 [分别为（31.2 ± 16.02）：（20.8 ± 11.0），*P*＜0.001]。

Accattoli 等调查了 331 名患有 OSA 的工人工作中的表现并与 100 名非 OSA 工人对照组相比较，结果发现前者比后者更多地表现为工作质量降低，这些损害包括记忆困难、保持警觉和集中注意力困难、难以进行单调的工作、反应迟钝、学习新东西困难。其他几项研究也提供了很多证据，表明 OSA 与工作中存在的问题有关，包括难以保持清醒状态、执行功能受损、解决问题能力和语言功能下降、情绪问题。

（3）职业性伤害

职业性伤害是一个重要的社会问题。2005 年在美国共发生 5769 起工作相关性死亡，死亡率为每 4/100000。正如前面已经讨论过的，由 OSA 引起的嗜睡对失眠和工作表现具有负性作用，且神经识别系统损害者驾车时的失误引起巨大机动车交通事故的危险，包括将驾车作为其职业一部分的患者发生 RTA 的概率升高。Howard 等发现在大样本（*n*=2342）的商业运输车辆驾驶员中，患有 OSA 的驾驶员（基于症状诊断）自报的发生巨大机动车交通事故的概率高于对照组（*OR*：1.3）。这样看来，OSA 患者比从事其他工作者出现更大的风险则不足为奇了。

由 Ulfberg 等进行的研究特别重要（表 6），因为全部患者均经过夜间记录和脉氧监测至少睡眠 4 个小时以证实有无 OSA。OSA 的定义是阻塞性周期性呼吸＞总睡眠时间的 45%，同时氧减指数＞ 6。研究者回顾性分析了 10 年中在瑞典睡眠呼吸疾病与职业性伤害之间的关系，连续纳入了 704 名患有睡眠呼吸疾病的患者，与来自普通人群的年龄匹配的 580 名随机样本进行比较，重度鼾症的男性发生职业意外事故的风险大约是对照组的 2 倍；患有 OSA 的男性发生职业意外事故的风险比对照组高 50%；女性重度打鼾和患有 OSA 者的风险至少为对照组的 3 倍。研究者提出由睡眠呼吸疾病造成的警觉性和注意力下降可以解释交通事故发生率越来越高这一现象。

表 6　有关 OSA 对职业伤害的一些研究

作者	研究类型	研究样本量	主要结果
Ulfberg 等	10 年回顾性研究	连续入选 704 例 SDB 患者和 580 名无 SDB 的普通人员。SDB 的诊断基于夜间记录和脉氧监测	重度鼾症的男性发生职业意外事故的风险约是对照组的 2 倍；患有 OSA 的男性发生职业意外事故的风险比对照组高 50%；女性重度打鼾和患有 OSA 者的风险至少为对照组的 3 倍
Liderg 等	10 年随访研究	2874 名男性，工作年限为 30 ～ 69 年	本人报道为 EDS 和打鼾者发生职业性伤害的危险高于对照组（OR：2.2，95% CI：1.3 ～ 3.8）；开始时有 EDS 和打鼾的工人平均每年发生事故 0.6 次，既无 EDS 又不打鼾者发生事故的频率＜ 0.1 次 / 年
Accattoli 等	回顾性研究	患有 OSA 的工人 331 名（蓝领 144 人，白领 187 人），无 OSA 的对照组 100 人（蓝领 50 人，白领 50 人）	患有 OSA 的工人发生职业性伤害的危险高于对照组（27.2%：20.0%，P=0.013）
Spengler 等	横断面研究	1004 名美国肯塔基农民，其中 6.7% 报道有 OSA 症状	患有 OSA 的农民发生职业性伤害的危险高于无 OSA 的农民（19.4%：10.0%），即使控制了混杂因素后仍如此（OR：2.48，95% CI：1.13 ～ 5.41）

（续表）

作者	研究类型	研究样本量	主要结果
Heaton 等	1 年回顾性队列研究	来自美国肯塔基和南卡罗来纳的农民 756 名	自述睡眠过程中有觉醒和呼吸暂停的农民发生职业性伤害的危险大于对照组（*OR*：1.86，95% *CI*：1.04 ～ 3.35）

（4）CPAP 治疗对于工作生产力和职业性伤害的影响

CPAP 是 OSA 的主要治疗手段，可以显著改善 OSA 患者客观和主观的睡眠质量。与此相一致的是应用 CPAP 治疗也可提高 OSA 患者的工作效率。

Ulfberg 等纳入 152 名 OSA 患者，答复 CPAP 治疗前后自查的有关工作效能的问题，显示 CPAP 治疗后患者自报的从事新工作、学习新事物、进行单调工作时难以集中精力的情况显著减少（$P < 0.01$）。作者得出结论，认为应用 CPAP 治疗可以激发 OSA 患者的活力，提示 CPAP 治疗对改善主观性工作效能是有效的。Mulgrew 等的研究也得到了类似的结果。他们检查了 33 例应用 CPAP 治疗的 OSA 患者（AHI > 5 次 / 小时），其在工作受限问卷中的时间管理（时间受限率26% ：5%，$P < 0.001$）、人际关系（16% ：11%）和工作能力方面均有显著改善。Scharf 等在美国俄亥俄州也研究了 316 名患者，发现应用 CPAP 治疗可以增加患者的主观性工作效能（6.8 ～ 8.4，$P < 0.001$）。

尽管 CPAP 治疗可以减少职业性伤害还是一种可能性假设，同时也没有发现任何出版物对此持支持观点。

当然，上述研究还只是一些初步结果，还存在一些问题和不足，诸如有些研究样本数较小；不少研究属于回顾性研究，缺乏前瞻性研究；许多研究指标多为患者自报的指标，如打鼾、嗜睡、注意力不集中、记忆力下降等，多属于主观判断，故研究结论可靠性会受到一定影响。相比之下，国内对这个领域知之甚少，基本上属于空白，例如：① OSA 的诊断和治疗的经费耗费到底有多大，包括用于治疗 OSA

引发的各种并发症（如继发性高血压、冠心病、复杂性心律失常、顽固性心力衰竭、卒中、2 型糖尿病和胰岛素抵抗等）的医疗经费开支。②现已明确 OSA 是引发 RTA 的重要原因，而国内这方面几乎无人涉及，包括全国性和各省市关于 RTA 原因的调查根本没有包括 OSA 或打鼾这一重要因素。③到目前为止，国内已有数篇研究探讨飞行员患有 OSA 或打鼾与认知功能、判断力、反应性的关系，但非常遗憾，由于许多人以飞行员（包括空军）问题涉及保密和国家安全问题为由，不断阻挠这方面的研究进展和研究结果的发表。④已知 OSA 患者的认知功能会受到不同程度的损害，包括记忆力下降、注意力不集中、判断力受损、反应速度减慢等，因而患有 OSA 或中、重度打鼾者在从事精密性工作时，包括开机床、高炉开炉前工作等很容易发生职业性伤害，这些伤害是否可以称之为工伤？诸如以上问题对职业病的范围又提出了新挑战。⑤国外文献中已提到 OSA 患者因 OSA 和（或）合并症导致提前退休或提早去世，由此造成的损失可能更大，计算更困难，但十分重要。⑥更为细致深入地研究 OSA 对患者心理、智力，甚至其工作水平、业绩的影响。

愿更多的有志于睡眠呼吸病学的同道一起关心这些问题，这样无疑会进一步深化我们对睡眠呼吸病学的认识，全面提高中华民族身心健康素质。

患有睡眠呼吸暂停会影响同床伴侣的睡眠健康

2003 年，Ashtyani 在 *Chest* 对一篇文章的评论中提到了睡眠呼吸暂停疾病引起的附带伤害——同床伴侣的睡眠健康问题，从而引起了医学界对这部分人群的关注。睡眠呼吸障碍患者，包括 OSA 患者大多在家属的陪同下就诊，大多主诉有白天嗜睡、夜间打鼾、体力和精力下降等症状，而促使睡眠呼吸障碍患者就诊的原因除了症状引起自身不适外，还有其同床伴侣常常会受到他 / 她夜间睡眠打鼾的影响，包括白天嗜睡、失眠、焦虑、抑郁等情绪状态改变。

随着社会的进步，人们对睡眠健康的重视日益增加，OSA 作为一种常见的睡眠相关疾病，在中年人群中发病率为 2% ～ 4%，也受到大家重视，然而，长期以来对 SDB 患者同床伴侣精神生活状况的研究却比较少。1987 年，Cartwright R D 和 Knight S 等开始关注 SDB 患者同床伴侣的睡眠质量，研究者发现一方有 SDB 的夫妻的睡眠质量、婚姻关系和个人关系均比独身患者差，甚至使婚姻成为困扰夫妻的负担。随着对睡眠呼吸障碍疾病的研究进展，对 SDB 同床伴侣睡眠问题的研究也不断深入。我们回顾分析了目前对 SDB 同床伴侣睡眠的研究，以期进一步了解并改善 SDB 同床伴侣睡眠问题。

（1）SDB 患者同床伴侣睡眠状况的研究

ESS 评分是用来评估 OSA 患者病情严重程度的一种简单工具。为了解 OSA 患者及其同床伴侣的基本睡眠状况，Walter 等对 OSA 患者及其同床伴侣同时进行 PSG 监测和 ESS 评分，结果发现 OSA 患者的 ESS 评分结果与睡眠呼吸紊乱指数一致，提示 ESS 评分可用于简单地评估 OSA 患者病情的严重程度；而对于 OSA 患者的同床伴侣，其 ESS 评分结果与 PSG 监测结果明显不相符。OSA 患者同床伴侣的睡眠呼吸紊乱指数不高，但其 ESS 评分比 OSA 患者更高，提示 OSA 患者的同床伴侣比患者本人更容易受到夜间睡眠干扰，出现白天嗜睡症状。他（她）们的白天嗜睡与其夜间睡眠受干扰有关，而与其自身睡眠呼吸紊乱关系不大。

SHHS 研究中也涉及了 SDB 同床伴侣的睡眠问题，被研究人群均为夫妻，分为 3 组：①夫妻双方均没有睡眠呼吸紊乱问题（NoSDB-NoSDB）（$n=46$）；②夫妻一方有睡眠呼吸紊乱问题（NoSDB-SDB）（$n=42$）；③夫妻双方均是睡眠呼吸紊乱的患者（SDB-SDB）（$n=22$）。研究中定义 SDB：RDI ≥ 10；NoSDB：RDI < 5。研究结果发现，夫妻双方仅一方为 SDB 患者的，其同床伴侣的睡眠受影响最大，RDI 较高，BMI 较低，差异具有统计学意义。而夫妻双方均是不同程度 SDB 患者的，其中 SDB 程度较轻者作为同床伴侣，其睡眠状况受干扰影响较小，与夫妻双方均为健康人群相比无差异。

由上述研究结果可以看出，SDB 患者同床伴侣除了受到患者影响，出现夜间睡眠质量下降、白天嗜睡外，其生活的其他方面也会产生不同程度的影响，包括精神状态（焦虑、抑郁）、体力、BMI、性生活能力等。在对 SDB 患者进行干预治疗后可以看出，SDB 患者病情好转后，其同床伴侣的不适症状也明显好转。SDB 患者采用各种治疗手段后，同床伴侣的精神心理状况的改变见下文。

（2）SDB 患者同床伴侣睡眠的干预研究

对于 OSA 同床伴侣的精神状况的研究，2010 年，Uloza V 等对 36

名 OSA 患者进行腭或腭和舌根水平的射频消融治疗，进行治疗前和治疗后 2～3 个月，对患者及其同床伴侣进行 PSG 监测和量表调查，涉及的量表包括 ESS 评分、斯皮尔伯格的特质 – 状态焦虑量表、改良的贝克忧郁自评量表（BDI-Ⅱ），结果发现 SDB 患者的呼吸紊乱指数明显改善，从（13.16±10.76）分下降到（10.69±8.28）分（$P=0.043$），同时患者同床伴侣的 BDI-Ⅱ 评分也从术前的（12.69±7.66）分下降到（9.17±6.88）分（$P < 0.005$），主观感受明显好转，这对于 OSA 患者及其伴侣来说是共同获益的结局。

应用下颌前移口腔矫正器对 OSA 干预治疗：对 134 名经 PSG 诊断为 OSA，且 AHI > 10 次 / 小时的患者进行口腔矫正器治疗 1 年，主要在夜间睡眠时使用，1 年后使用问卷调查评估 OSA 患者及其伴侣睡眠状况，有 110 名 OSA 患者及 85 名患者同床伴侣完成了问卷调查，问卷调查内容包括总体感受、体力状况、精神状况、睡眠情况、白天和夜间的症状与 ESS 嗜睡评分。OSA 患者及其同床伴侣的总体感受均好转，70%～80% 的 OSA 患者和 55%～68% 的同床伴侣表示体力和精力有所好转。

从 Doherty LS 等的研究中可以看到 CPAP 干预治疗对 SDB 同床伴侣的影响。研究者选取了 55 对夫妻，各对夫妻中有一人是 SDB 患者，对其中的患者进行为期 6～8 周的 CPAP 治疗，对比治疗前后这些夫妻 ESS 评分、焦虑抑郁量表评分，结果发现 OSA 患者同床伴侣不仅嗜睡评分有所降低，而且焦虑状况、体力、心理状况、能力等均在患者治疗后有显著改善（$P < 0.05$）。SDB 患者平均 AHI 为（48.4±33.3）次 / 小时，其 ESS 评分从（12.9±4.4）分下降到（7.3±4.0）分（$P < 0.001$），卡尔加里睡眠呼吸暂停生活质量（SAQLI）评分从（4.1±1.0）分上升到（4.9±1.2）分（$P < 0.001$）；SDB 患者的同床伴侣的 ESS 评分从（7.4±6.1）分下降到（5.8±4.7）分（$P=0.02$），SAQLI 从（4.5±1.3）分上升到（5.1±0.9）分（$P=0.002$），睡眠效率从 74%（56%～80%）上升到 87%（64%～95%）（$P < 0.01$）。从这

些数据中可以看出，CPAP 治疗后不仅 SDB 患者的睡眠状况好转，而且其同床伴侣的夜间睡眠也得到改善，生活质量明显上升。

不管采用哪种治疗方式，只要 SDB 患者接受积极治疗，其同床伴侣的睡眠质量和精神状况均有不同程度的改善。部分依靠镇静、抗抑郁药物治疗的 SDB 患者的同床伴侣，在患者经过 CPAP 或其他方式治疗后，也可以明显减少辅助睡眠用药量，甚或停止用药。CPAP 等治疗可以明显改善 SDB 患者的睡眠质量、家庭关系，这一结果同样适用于患者的同床伴侣。还有研究者对 SDB 患者同床伴侣和配偶的生活质量、社会关系、家庭和谐等内容进行各个角度的分析，结果显示 OSA 患者同床伴侣比没有 OSA 患者的伴侣睡眠质量、生活质量明显降低，其抑郁、焦虑调查问卷的分数也较正常者高。而 CPAP 治疗后 OSA 患者及其伴侣的状况均有不同程度的提高。

以上的研究资料均来源于国外。在我国，由于家庭结构、生活习性、社会关系均与国外有着差异，OSA 患者的同床伴侣是否也有着相似的经历？目前国内并没有针对这部分人群的调查研究。既往医师多关注疾病本身和患者本人。但在临床工作中，OSA 患者夜间打鼾、呼吸暂停、憋气等症状的描述常常来源于患者的同床伴侣，其伴侣同时也会向医师诉说由于患者打鼾、呼吸不规则等常常严重影响他们的睡眠质量，导致其白天嗜睡、精神差，症状甚至比患者还要严重。随着患者治疗的好转，其未经任何治疗的伴侣症状也伴随着好转。SDB 患者同床伴侣出现各种睡眠和精神状况的改变主要与其夜间睡眠受影响有关，同床伴侣并非本身存在严重的睡眠呼吸问题，其主要问题是精神心理疾病而非 OSA。这是来自睡眠呼吸暂停疾病的一项附带伤害，因此需要重视对 SDB 患者的积极治疗，这不仅能减少睡眠呼吸暂停对患者全身多系统的不良影响，包括心脑血管危险事件、血糖血脂调节紊乱、内分泌功能障碍等，而且有助于改善 SDB 同床伴侣的睡眠和精神心理问题。

应关注围手术期阻塞性睡眠呼吸暂停患者管理问题

（1）围手术期 OSA 将会产生负面影响

OSA 常见于需要手术的患者，80% ～ 95% 伴有 OSA 症状的患者直到手术时其 OSA 仍未得到确诊。如果不采取必要的措施，许多 OSA 患者术后病情可能会恶化，发生很多严重的并发症，甚至威胁患者的生命。包括数百万患者的研究结果与分别包含 13 项研究和 17 项研究的两项荟萃分析结果表明，伴有 OSA 的患者术后出现并发症的风险会增加。

随着人口老龄化和肥胖症发病率的增加，OSA 的患病率今后可能会增加，加上需要手术治疗人数的增加，意味着患有 OSA 且需要手术治疗的患者数量将大幅度增加。

两篇独立荟萃分析报道在对确诊和未确诊为 OSA 患者的研究结果进行评价后得出结论，认为确诊为 OSA 的患者术后出现心肺不良反应事件的风险增加 2 ～ 3 倍。大多数文献表明存在 OSA 对围手术期患者的转归将产生负面影响。麻醉和外科手术对 OSA 患者呼吸功能均可能产生负面影响，导致患者术后出现心血管功能紊乱，如心房纤颤等。术前甄别 OAS 高危患者并制定相应的围手术期防范措施将有助于降低患者并发症的发生率。现已有证据表明，接受关节成形术等特殊手术的 OSA 患者应避免使用全麻，通过实施较好的 OSA 治疗和降低相关并发症的措施可以提高患者的长期生活质量。9 篇研究文献证明 OSA 患者术前、术中接受 CPAP 治疗可降低术后并发症的发生率和严重程度。某项荟萃分析表明接受 CPAP 治疗可使患者住院时间缩短 0.4 天 [CPAP 组（4±4）天，非 CPAP 组（4.4±8.0）天，P=0.05]。有大样本的回顾研究证明 CPAP 治疗对 OSA 患者具有肯定益处，其中一篇文献证明 OSA 患者术前接受 CPAP 治疗可明显降低发生心血管不良反应的风险（比值比为 0.34，95% CI：0.15 ～ 0.77，P=0.009）。另一篇文献表明未经治疗的 OSA 患者心肺并发症发生率明显高于接受 CPAP 治疗的 OSA 患者（校正后的风险比分别为 6.7% 和 4%，调整后的 OR 为 1.8，P=0.001），未经治疗的 OSA 患者的心肌梗死和计划外重复插管均明显增加（调整 OR 分别为 2.6/2.5，P 分别为 0.031/0.003）。

大量证据表明术前诊断 OSA 并给予 CPAP 治疗是非常重要的。从决定进行手术之日到确定手术日之间的这段时间应当对患者进行必要的筛查，麻醉科医师在围手术期应当对 OSA 患者进行诊断和治疗，而且治疗 OSA 不仅可以极大地减少术后并发症，还可以降低医疗卫生总体费用。总之，将 OSA 作为一种围手术期重要危险因素，术前科学地评估 OSA，尽可能给予 CPAP 治疗，术后对 OSA 患者进行监测和治疗，可以最大限度地降低患者手术后并发症发生率。

（2）不论实施的手术是否与矫正 OSA 有关，OSA 患者均应被列为麻醉高危人群

对于拟接受手术的患者进行常规术前 OSA 筛查，可以使大多数 OSA 患者得到确诊，还可以强化其防范意识，并通过适当的术前、术中和术后干预措施将其潜在风险降低到最低水平。

建议拟行外科手术的患者凡是遇到以下情况时均应想到 OSA 的可能：高度肥胖（BMI ≥ 28 kg/m^2），颈部粗短，小颌畸形和下颌后缩，咽腔狭窄或扁桃体中度以上肥大，腭垂粗大，严重或顽固性鼻腔阻塞，睡眠过程中反复出现中、重度打鼾并有呼吸暂停、晨起口干、白天嗜睡和难以解释的疲劳，难治性高血压，夜间心绞痛，不明原因的心律失常、心力衰竭，难治性糖尿病和胰岛素抵抗，脑卒中，夜间癫痫发作，阿尔茨海默病和认知功能障碍，不明原因的肾功能损害、性功能障碍、遗尿、妊娠高血压、子痫，不明原因的非酒精性肝损害、儿童身高和智力发育障碍、顽固性慢性咳嗽及咽炎，不明原因的肺动脉高压和肺心病，继发性红细胞增多症和血液黏滞度增高，难治性哮喘，不明原因的白天低氧血症和呼吸衰竭等。

有报道提示，若产妇、胎儿围手术期并发症与 OSA 相关，则应及时诊断和治疗，这对产科患者极为重要。前瞻性研究表明，孕期出现先兆子痫、妊娠高血压、妊娠糖尿病、哮喘、BMI $\geqslant 35\ \text{kg/m}^2$ 的孕产妇都是 OSA 高危患者。严重肥胖者（BMI $\geqslant 40\ \text{kg/m}^2$）当中 50% 患有 OSA，10% ～ 20% 有肥胖低通气综合征。

（3）术前筛查方法

大多数拟接受手术的患者是否患有 OSA 都没有得到确诊，而且术前没有充分的时间接受正规的 PSG 监测。既往有许多系统文献综述、荟萃分析和指南均推荐患者进行术前筛查，筛查的方法众多，因而如何科学地选择筛查手段显得格外重要。

选择 OSA 筛查工具主要考虑以下两点：可行性和可靠性。由于许多拟接受手术的患者可在手术前 1 ～ 2 天或手术当天接受筛查，所以最可行的筛查工具是调查问卷或简单的临床模型。调查问卷是最常用的筛查工具，其准确性适中，而临床模型需要用简单的临床测量方法检查患者的症状，其准确性优于调查问卷。目前，适用于 OSA 的调查问卷有 STOP-Bang、P-SAP 评分、柏林调查问卷和 ASA 检查表。

STOP-Bang 问卷是筛查手术患者的最有效的工具，也可以有效地筛查门诊患者和普通人群是否有患 OSA 的风险。术中患者 STOP-Bang 评分越高，其罹患中到重度 OSA 的可能性越大。STOP-Bang 评分 $\geqslant 2$ 分，同时伴有 BMI $\geqslant 35\ \text{kg/m}^2$ 或男性患者，其罹患 OSA 的风险较大。随着 STOP-Bang 评分诊断阈值的增加，其敏感性和特异性呈反比。在实际应用筛查工具时还应当再考虑到筛查工具对误诊和医疗成本的影响，确定筛查工具的阈值，权衡敏感性和特异性之间的利弊。阈值低，敏感性会提高，医疗资源利用率增加；阈值高，敏感性降低，假阴性率增加，但医疗资源利用率提高。在 OSA 患病率较低的人群中应当采用敏感性较高的筛查工具。没有一种筛查方法同时具有较高的敏感性和特异性，同时任何一种筛查方法都可能出现不同程度的假阳性和假阴性。目前尚无充分的证据推荐在术前使用 PSG 进行呼吸睡眠监测，因此在缺乏诊断性 PSG 的情况下，应当将阈值较高、筛查为阳性的患者的 OSA 严重程度假设为中到重度。采用 STOP-Bang 问卷进行术前筛查可将 OSA 患者早期甄别出来。STOP-Bang 评分为 4 分时，诊断重度 OSA 的敏感性为 88%；而当 STOP-Bang 评分为 6 分时，诊断重度 OSA 的特异性增加，但敏感性降低。凡是筛查出来的高危患者都应当进一步接受检查以明确其是否患有 OSA。

（4）诊断手段

① PSG 监测

整夜 PSG 监测是诊断 OSA 的标准手段，有：脑电图，多采用 C4A1、C3A2、01A2 和 02A1 导联；二导眼电图；下颌颏肌电图；心电图；口、鼻呼吸气流和胸腹呼吸运动；SpO_2；体位；鼾声；胫前肌肌电图等。正规监测一般需要整夜不少于 7 小时的睡眠。

②初筛便携式诊断仪检查

PM 监测也称为家庭睡眠监测或睡眠中心外睡眠监测，能够同时记录、分析多项睡眠生理数据，并方便移动至睡眠室外（如医院病房、急诊室、患者家中）进行睡眠医学研究和睡眠疾病诊断，相对于实验室标准 PSG，其监测导联较少，无须技术员值守，是更为简便、实用的检查方法。

A. 便携式睡眠监测的应用指证

经全面、综合的临床睡眠评估后疑有 OSA，在全面评估的基础上

PM 可代替 PSG 用于高度疑为中、重度 OSA 患者的诊断，但必须在具有相应资质的医务人员指导下进行。以下情况不宜应用 PM 进行监测：

• 患有神经肌肉疾病或充血性心力衰竭等其他严重疾病者。

• 怀疑合并中枢性睡眠呼吸暂停、周期性肢体运动障碍、失眠、异态睡眠、昼夜节律障碍或发作性睡病等睡眠疾病的 OSA 患者，不能将 PM 作为诊断评价的工具。

• 肥胖、低通气综合征、任何原因的清醒时血氧饱和度降低、长期或大量服用毒麻药和长期氧疗患者的 OSA 诊断。

• 老年 OSA 患者更易合并其他疾病，应谨慎使用 PM。

B. 不同级别 PM 装置的性能的比较

详见表 7。

表 7　不同级别的 PM 装置性能的比较

	1 级	2 级	3 级	4 级
脑电图	+	+	－	－
眼动电图	+	+	－	－
颏肌电图	+	+	－	－
心电图	+	+	+	－
呼吸气流	+	+	+	－
呼吸运动	+	+	+	－
脉搏氧饱和度	+	+	+	+
体位	+	+	+	－
胫前肌电图	+	+	－	－
技术员值守干预	+	－	－	－

C. PM 的优势

• 方便：PM 可以在一切不具备标准 PSG 监测条件的医院、疗养院、普通病房、监护室、宾馆或家中进行检查，缩短患者的等待时间。

- 简单：PM 的传感器少，易于佩戴，分析也相对简单。

- 实用：在家中进行 PM 对睡眠干扰小，更符合患者平时实际睡眠状况，也更易被接受。

- 经济：PM 价格相对低廉，人力投入较少，医疗成本更低。

D. PM 的局限性

- 误差：在睡眠实验室以外进行 PM，可能出现仪器故障、传感器脱落、错误操作等问题，如不能及时解决，造成监测数据丢失，失败率高。

- 局限：PM 仅限于睡眠呼吸疾病的诊断，对于其他睡眠疾病无诊断价值。即使是诊断 OSA，也可能低估 AHI。

- 风险：在睡眠实验室以外进行 PM 检查可能存在患者突发疾病（如心肺功能障碍、心律失常、哮喘等）和仪器故障（如用电安全和卫生消毒）等安全问题，可能造成医疗纠纷，需要健全完善的相关规程制度加以保障。

（5）诊断和鉴别诊断

①诊断标准

OSA 与患者手术中的风险和预后关系极大，因此麻醉科医师和相关的外科医师必须掌握 OSA 的诊断标准，主要包括病史、体征和便携式监测或 PSG 监测结果。临床有典型的夜间睡眠打鼾伴呼吸暂停、日间嗜睡（ESS 评分 ≥ 9 分）等症状，查体发现咽腔狭窄、扁桃体肿大、腭垂粗大、腺样体增生，AHI > 5 次 / 小时者可诊断 OSA；对于日间嗜睡不明显（ESS 评分 < 9 分）者，AHI ≥ 10 次 / 小时或 AHI ≥ 5 次 / 小时，存在认知功能障碍、高血压、冠心病、脑血管疾病、糖尿病和失眠等 1 项或 1 项以上 OSA 合并症也可确诊。

② OSA 病情分度

应当充分考虑临床症状、合并症情况、AHI 和夜间 SpO_2 等实验室指标，根据 AHI 和夜间 SpO_2 将 OSA 分为轻、中、重度，其中以 AHI 作为主要判断标准，夜间最低 SpO_2 作为参考（表 8）。

表 8 成人 OSA 病情程度与 AHI 和（或）夜间 SpO_2 的判断依据

程度	AHI（次/小时）	最低 SpO_2（%）
轻度	5～15	85～90
中度	16～30	80～84
重度	＞30	＜80

由于临床上有些 OSA 患者的 AHI 增高和最低 SpO_2 降低程度并不平行，目前推荐以 AHI 为标准对 OSA 病情程度进行评判，注明低氧血症情况。例如：AHI 为 25 次/小时，最低 SpO_2 为 88%，则报道为"中度 OSA 合并轻度低氧血症"。

③合并疾病

临床诊断时应强调 OSA 可能引起或加重下述疾病：高血压（夜间和晨起高血压）；冠心病、夜间心绞痛和心肌梗死；严重心律失常、室性期前收缩、心动过速、窦性停搏、窦房传导阻滞和房室传导阻滞；2 型糖尿病和胰岛素抵抗；夜间反复发生左心心力衰竭；脑血栓、脑出血；癫痫发作；痴呆症；精神异常，如焦虑、抑郁、语言混乱、行为怪异、性格变化、幻视和幻听；肺动脉高压、重叠综合征（COPD+OSA）和肺源性心脏病；呼吸衰竭；夜间发作的支气管哮喘；继发性红细胞增多和血液黏滞度增高；GERD；妊娠高血压或先兆子痫；肾功能损害；肝功能损害等。

OSA 患者术前、术中和术后使用麻醉剂、镇静药均会造成呼吸抑制，与 OSA 固有的病理生理改变叠加会造成某些不良后果，如缺氧性脑损伤，甚至猝死。

（6）OSA 患者的术前准备

①对 OSA 严重程度和围手术期风险评估

对 OSA 严重程度和围手术期风险评估包括病史回顾（向患者及其家属了解患者的睡眠情况），体格检查，应用 STOP-Bang 筛查高危人群，必要时进行 PSG 监测，结合患者的症状和 PSG 监测结果确定 OSA 的严重程度，进行动脉血气分析，注意血氧水平和有无 CO_2 潴留，并考虑手术部位、创伤程度大小和术后镇痛药物的应用，确定其围手术期的风险，制定详细的麻醉监测和术后镇痛方案。重度 OSA 患者、需要接受全身麻醉的胸腹腔手术和气道手术者，术后均需要有效镇痛，从而导致围手术期手术风险增加。

②气道评估

OSA 患者围手术期的主要危险在于如何保障气道通畅，可能出现的问题，包括麻醉诱导后插管困难，通气困难甚至不能维持有效通气，拔管后出现气道梗阻，术后给予镇痛药物和（或）镇静药物会加重原有的 OSA，从而导致严重缺氧和高碳酸血症。OSA 患者的术前气道评估是重点，需要认真评估和及时确定有无气道阻塞及其严重程度。

OSA 患者常肥胖并伴有上呼吸道解剖结构异常，这会给气管插管操作带来很大困难。全麻诱导和给予肌松药物可使上气道肌张力下降，呼吸道塌陷，声门暴露非常困难，使气道管理的难度进一步加大。麻醉医师对此应有充分的认识，在麻醉前应对患者的气道进行全面细致的评估，了解有无颌面部畸形，如小颌畸形、下颌后缩、舌骨位置异常；有无上呼吸道解剖学异常，如咽腔狭窄、扁桃体和腺样体肥大、舌体肥大。对拟行气管插管、全身麻醉的患者应精心设计气道处理方案，并准备好相应的气道处理设备。术前应向患者做好充分的解释，取得患者的理解和配合。

③重要脏器功能的评估

OSA 患者病情越重，重要脏器功能受累的可能性越大，围手术期的潜在风险也越大，因此应当对 OSA 患者的心血管、脑血管、呼吸系统和肾脏功能进行全面评估，并准备好相应的治疗对策。如对于已确诊为 OSA 或疑似 OSA，但尚未接受过 CPAP 治疗，以及伴有尚未控制的全身性疾病（如严重肺动脉高压）、静态低氧血症及其他心肺疾病导致的低通气的患者，术前应当对其进行全面的心肺功能专科评价。

④确诊后术前患者的处理

术前麻醉医师、外科医师和呼吸内科医师都应当为已确诊为或疑似为 OSA 的患者制定诊治方案，包括麻醉类型、麻醉药物、术后镇痛方案和监测手段，为减少并发症和确保患者最佳可能转归，必要时应进行适当的术前会诊。

OSA 患者对于各类中枢抑制药物均比较敏感，使用镇静药物或麻醉镇痛药物后有可能发生呼吸暂停、上呼吸道阻塞、过度镇静等危险，故术前应慎用，成人麻醉前用药可考虑静脉注射东莨菪碱或长托宁。应用镇静剂应在做好气管插管准备后，且需要密切监测 SpO_2 和通气状态。

如果条件允许，应当考虑根据睡眠监测结果在术前做好为患者进行 CPAP 通气的准备，包括在围手术期为患者准备好 CPAP 设备或将其使用的治疗装置携带到手术室中。OSA 患者应用麻醉剂、镇痛药和镇静剂可能诱发肺泡低通气，此时单用 CPAP 无法纠正其低通气，可改用 BiPAP 或 AVAP 通气。

若患者术前在镇静状态下曾接受过 CPAP 治疗，为了防止术中、术后出现严重 OSA 症状，尤其是术后监测患者频繁出现气道梗阻或严重气道梗阻，术前应当考虑给予 CPAP 治疗。当然这些干预措施和监测可能导致不良反应和医疗资源利用率增加，临床上应当权衡两者之间的利弊。如果患者预后佳或干预措施的有益作用明显超过其不良反应，则强烈推荐采取干预措施或提供治疗。相反，如果弊大于利，则不推荐实施治疗。如果整体治疗效果不确定，则推荐的强度为弱。推荐意见取决于患者的价值观和意愿，选择可以利用的医疗资源或实施干预措施的医疗机构。

（7）CPAP 治疗适应证和慎用或禁用指证

对于重度 OSA 患者，应考虑在术前开始进行 CPAP 辅助呼吸，如果患者无法耐受 CPAP 辅助呼吸或效果不佳者可改用其他形式的无创正压通气（noninvasive positive pressure ventilation，NIPPV）或 BiPAP。

治疗适应证：①中、重度患者（AHI ＞ 15 次 / 小时）；②轻度 OSA（AHI 5 ～ 15 次 / 小时），症状明显（如白天嗜睡、认知障碍、抑郁等），并发心、脑血管疾病和糖尿病等；③经其他治疗（UPPP、口腔矫正器等）后仍存在的 OSA；④OSA 合并 COPD 者，即"重叠综合征"；⑤ OSA 患者的围手术期治疗。

慎用或禁用指证：①胸部 X 线或 CT 检查发现肺大疱；②气胸或纵隔气肿；③血压明显降低（低于 90/60 mmHg）或休克；④急性心肌梗死患者血流动力学指标不稳定者；⑤脑脊液漏、颅脑外伤或颅内积气；⑥急性中耳炎、鼻炎、鼻窦炎感染未控制时；⑦青光眼。

（8）确诊为 OSA 后确定外科手术的时机决策

在临床决策过程中需要考虑的因素有很多，在缺乏充分证据情况下匆忙决策是不明智的，最终是如期手术还是延期手术需要因人而异，而且应当由外科医师和患者及其家属协商后做出决定。做出临床决策时要考虑到具体的伴发疾病、手术迫切性、手术类型、预期使用的阿片类药物、术后阿片类药物的不良反应等，这些均可能会影响到手术时机。

已确诊为 OSA，且部分接受 / 未接受治疗的或疑似 OSA 患者，如果其伴随的疾病已经得到了很好的治疗，且采取了降低术后并发症的有效措施，则可以按照计划进行手术。

如果患者未接受过 OSA 治疗，应当充分告知其术后可能出现并发症的风险，如由于疼痛时间延长、对麻醉药和（或）阿片类药物敏感性增强，可导致术后出现呼吸相关性不良反应，如重复插管和呼吸衰竭等，必要时应延期手术。

（9）OSA 患者的麻醉与插管

①麻醉药物

全身麻醉时可选用起效迅速、作用时间短的强效麻醉吸入药物、静脉麻醉药物和麻醉性镇痛药物，辅助中等作用时间非去极化肌松药物维持麻醉。手术结束时要确保患者及时清醒，各项生理反射恢复正常。区域阻滞包括局部浸润、外周神经阻滞或椎管内阻滞，与全身麻醉相比，如果其镇痛效果良好，则应尽量避免术中和术后使用全身性镇静药物，以保证呼吸道通畅。使用区域性阻滞时，如果需要合并使用镇静药物，应严密监测患者的通气和氧合状态，有时区域性阻滞复合深度镇静给 OSA 患者带来的威胁远大于气管内插管全身麻醉。对于手术创伤较大、操作复杂、出血多、伴有大量液体丢失及转移的手术和对患者呼吸、循环功能影响大的手术（如心、胸和神经外科手术），应以气管内插管为宜。

②气管内插管

A. 清醒镇静经鼻插管

完善的表面麻醉是顺利实施经鼻气管插管的关键，应选择患者感觉通气较好的鼻腔进行操作，所用导管应使用管腔较细、质地柔软的经鼻导管。经鼻插管进入有困难时应尽早使用纤维光导喉镜或气管镜引导。为减轻患者的紧张和恐惧心理，常常使用适当的镇静剂。如果患者应用镇静药物后出现缺氧、挣扎、牙关紧闭应立即给予丙泊酚和非去极化肌松药物，同时使用视频喉镜或喉罩引导插管，尽快建立人工通气道。

B. 快速诱导经口插管

对于没有呼吸困难和插管困难的患者，可行快速诱导经口插管。

C. 快速诱导经鼻插管

在有条件且技术熟练的单位，对确保无呼吸困难的 OSA 患者，在借助纤维支气管镜的情况下可行快速诱导经鼻气管内插管。

（10）OSA 患者术中监测和处理决策

镇静催眠药物、麻醉性镇痛药和肌松剂均能加重上呼吸道梗阻，甚至引起呼吸暂停，并能抑制低氧和高二氧化碳血症诱发的通气反应，从而加重 OSA，抑制 OSA 患者的唤醒能力，甚至危及生命，故对术中患者应予严密监测，保证机体必要的氧合水平，包括 SPO_2 正常和呼气末二氧化碳水平正常，同时持续监测心电图、无创血压，必要时进行血流动力学检测。

已有证据表明，CPAP 治疗可以减少 OSA 患者术后并发症，应当鼓励患者在住院期间（包括术前和术后）接受 CPAP 治疗，CPAP 治疗参数需要根据围手术期患者的变化，如面部水肿、上呼吸道水肿、体液丢失、药物治疗及呼吸功能的变化予以调整。改良面罩加热湿化器，鼻腔内皮质类固醇喷雾控制鼻充血等措施有助于提高患者依从性。

依从性差的患者如果突然停止 CPAP 治疗可以导致 OSA 复发，并出现相关症状和生理功能紊乱，因此应当尽量避免。

（11）术后监测和处理策略

建议患者在住院期间继续应用 CPAP 治疗，并根据围手术期患者的病情变化（如面部肿胀、上呼吸道水肿、液体丢失、药物治疗及呼吸功能的变化）调整呼吸机参数。

术后管理应当包括有效镇痛、维持氧合水平正常、注意患者体位和必要的监测。术后应激和术后疼痛将会影响到患者睡眠节律，术后早期 REM 期减少，随后代偿性增加，并可持续数日，使 OSA 患者更容易出现气道梗阻和致命性呼吸暂停。因此建议 OSA 患者至少手术当天应在 ICU 留观，尤其是接受术后镇痛和重度 OSA 的患者更应严密观察。

①术后保留气管内导管者

应根据 OSA 患者病情严重程度、BMI、麻醉诱导时面罩通气和气管插管的难易程度、手术时间长短和种类、手术结束时患者的恢复情况来决定术后是否需要保留气管内导管，并进行一定时间的机械通气。

凡是重度 OSA 患者，或轻中度 OSA 但具有明显呼吸困难、手术过程不顺利的患者，或术后可能出现出血或发生气道梗阻的患者，均应保留气管内导管，直至患者完全清醒，并在确保没有活动性出血、大量分泌物和上呼吸道水肿的情况下方可拔管。

A. 镇静镇痛

可给予保留气管内导管的患者足够剂量的镇痛镇静药物，如持续静脉点滴右美托咪定或舒芬太尼以缓解气管内导管的刺激，保证患者舒适。在拔出气管内导管前应停用镇静药物，使患者意识完全恢复，镇痛药物剂量也应逐渐减少到术后镇痛药物的最低有效剂量。

B. 呼吸管理

重点防治呼吸道梗阻和反流误吸，重症 OSA 患者术后在给以镇静镇痛后，往往会出现不同程度呼吸抑制，需要机械辅助通气以防止缺氧和 CO_2 潴留，当患者完全清醒且满足拔管的各项条件时应及时拔管。拔管后应密切观察 30 分钟，如果患者没有明显不适和低氧血症，即可在吸氧和监测 SpO_2 的条件下转入普通病房。应注意术后第 3 ~ 4 天患者可能会再次出现术前病态睡眠呼吸模式，出现 REM 睡眠期反跳和呼吸抑制，需及时处理。

C. 循环管理

术后应对患者的心血管功能进行仔细检测和治疗，收缩压应不高于 140 mmHg，心率不超过 100 次 / 分。

②术后早期拔出气管内导管者

A. 术后镇痛：OSA 患者使用阿片类药物后发生上呼吸道阻塞和呼吸暂停的危险很大，联合使用镇静药物与阿片类药物会使呼吸道阻塞和呼吸暂停增加。因此最好采取在切口周围注射长效局麻药物止痛的方法，推荐首选非甾体类抗炎药物镇痛，必要时再联合给予阿片类镇痛药物。采用外周神经阻滞剂镇痛和硬膜外自控镇痛是 OSA 患者术后镇痛的理想方法。凡接受术后自控镇痛的患者均需要严密监测打鼾、镇静水平、呼吸频率和 SpO_2。

B. 呼吸管理：术前使用 CPAP/NIPPV 呼吸治疗的患者或重症 OSA 患者，如果拔管后出现呼吸道梗阻或频发低氧血症，应再次给予 CPAP 或 BiPAP。重症 OSA 患者应予氧疗以维持满意的 SpO_2。

C. 患者应尽可能采取侧卧位或半卧位，避免仰卧位，以减少舌根后坠。

D. 大多数严重并发症多发生于术后 2 小时内，如果拔管后出现呼吸道梗阻或低氧血症，应在 ICU 内密切监测。对术后返回病房的患者应常规监测 24 小时，包括心电图、血压、SpO_2（持续高于 90%）。

（12）目前存在的问题、进一步解决问题的方法和开展研究的建议

目前 OSA 患者手术的安全性已经成为全球性的问题，但目前尚存在以下问题。

①缺少训练有素的医务人员进行 OSA 的筛查和鉴别。

②如何对 OSA 患者进行评价尚不十分明确。

③缺乏对 OSA 高危患者和确诊患者的监护与治疗指南。

④如何对具有 OSA 风险的患者实施适当的监测尚不明确。

⑤医务人员之间就 OSA 患者或 OSA 潜在风险因素问题缺乏交流和沟通。

⑥缺乏对 OSA 术后评价和治疗措施。

为此，笔者提出以下进一步研究的建议。

①如何更好地对此类患者进行风险评估？ OSA 患者具有哪些表型特征？可以确诊患者的特殊风险是什么？有无比 AHI 更好的睡眠呼吸指标可以确认围手术期风险？

②哪些确诊为 OSA 或疑似 OSA 的手术患者应当请专家进行术前评价和管理？哪些情况下应当延迟手术以便做好术前评价？

③除了术后恢复期需要进行监测外，哪些患者还可能需要持续监测？

④何时是围手术期实施 CPAP 治疗的最佳时间？

⑤围手术期实施 CPAP 治疗的最佳方式是什么？

⑥围手术期实施 CPAP 治疗的障碍是什么？

⑦术前筛查 OSA 风险的费用问题和成本效应问题。

目前最为关键和紧迫的问题是麻醉科医师和有关外科医师需要接受确诊或未确诊为 OSA 是否会增加患者术后风险的知识培训，应当警惕所收治的患者伴有 OSA 的可能性，并在计划手术前尽早进行 OSA 鉴别，以便有足够时间做好术前准备和分级。此外，睡眠呼吸内科专业医师如何参与这项工作，并充分发挥更大的作用也需要进一步探讨。

阻塞性睡眠呼吸暂停的总体治疗策略必须强调个体化

治疗 OSA 的主要目的是降低患者发生心脑血管疾病的危险性和病死率，减少生产和交通事故的发生，最终降低 OSA 相关多系统合并症的总患病率和病死率，改善和提高患者的生活质量。一切治疗手段和技术都应该围绕这个最终目标，力求以最小的损伤和不良反应取得最佳的治疗效果，这就是制定 OSA 治疗策略的基本出发点。

20 世纪 70 年代，OSA 早期和最初的治疗手段开始于气管切开和扁桃体摘除，这主要局限于当时对 OSA 发病机制的认识和治疗水平。其后，OSA 的治疗技术不断发展和完善，直至各个国家和不同地区根据不同程度的临床研究依据形成和制定了规范化的治疗指南。在指南的制定过程中越来越趋向于以循证医学研究结果为依据，使治疗策略更加科学，治疗技术不断更新。

哪些 OSA 患者需要治疗？面对一名具体的患者如何恰当选择治疗手段？目前为止，这两个问题还没有确切的答案和明确的标准。应该说并非所有的 OSA 患者都需要治疗，治疗的人群应该和治疗目的相一致。重度患者必须治疗，中度患者和日间有症状的轻度患者也需要治疗，易引发心脑血管疾病、影响生活质量和导致病死率增加的人群也需要治疗。当然，这里还涉及卫生经济学的问题，包括患者和医保部门可承受的经济能力。

OSA 治疗策略的制定应遵守循证医学的原则，合理地选择治疗措施，强调治疗的规范化和个体化。其中最重要的是必须密切结合每位患者的病因、发病机制，而且要考虑到各种治疗措施的可行性和患者的依从性。

自从 1981 年起，经鼻 CPAP 就成为 OSA 的一线治疗手段，但由于该治疗方法存在某些不良反应，某些患者不耐受，其应用受到一定限制。对于重度 OSA 患者，CPAP 治疗毫无疑问是唯一的选择，而中度 OSA 患者还可考虑其他治疗手段。对于轻度 OSA 患者，CPAP 并不是唯一的治疗选择，与口腔矫治器相比，CPAP 并无优势，口腔矫治器可能是更好的选择。

OSA 的治疗应当达到以下 3 个目标：①减少症状，改善生活质量。②最大限度地减少各种合并症。③降低病死率。为特定的患者选择特殊的治疗手段还应包括在实现上述目标的同时使治疗的不良反应控制在最低水平。

25. 阻塞性睡眠呼吸暂停的定义溯源

OSA 已被重新定义。白天嗜睡或注意力受损，加上每小时 5 次或更多的 AHI 发生即可诊断为 OSA。当 AHI > 15 次 / 小时即使没有症状时，也可考虑 OSA 的诊断。

基于流行病学资料，把 5 次 / 小时作为每小时发生事件频率的最低阈值。因为流行病学研究提示以 AHI < 5 次 / 小时作为阈值时观察到发生的健康危害，如高血压、嗜睡和机动车交通事故最少。此外，来自干预性研究的治疗提示轻、中度睡眠呼吸暂停患者治疗后白天的功能可能改善。

在确定治疗策略时，评估 OSA 的严重程度是最基本的。通常认为其严重水平的评定应当根据以下两个方面：白天嗜睡的严重程度和来自整夜监测的 AHI。严重级别的划分应当依据从重的原则，嗜睡被划分为轻、中、重度，睡眠相关性阻塞性呼吸事件的严重程度被分为以下几个级别：轻度 5 ～ 15 次 / 小时，中度 16 ～ 30 次 / 小时，重度 > 30 次 / 小时。

现在尚没有合适的前瞻性研究对于嗜睡的严重程度提供良好的评估标准。应当注意的是，睡眠呼吸障碍评分的定义可能会明显影响预后，比如低通气或脉氧饱和度定量，因此不同研究之间的比较会很困难，因为他们所依据的评分规则不同，AHI 可能会有很大的变化。

显然，从文献分析中可以看出脉氧减饱和度的水平对于 OSA 的病死率是一个重要的预测因素，特别是对于心血管疾病的预后更是如此。目前最常用的参数是 SpO_2 降低的次数、夜间平均 SpO_2、夜间最低 SpO_2 和 SpO_2 低于 90% 或 85%，SpO_2 低于某个数值持续的时间。目前尚不清楚采用哪一种参数更好。至于评估低通气时到底是采用 3% 还是 4% 目前还存在争议。

26. 重度阻塞性睡眠呼吸暂停的治疗策略

自从 1981 年以来，CPAP 已经逐渐变成 OSA 的重要治疗选择，其余的可供选择的手段非常少，重度 OSA 时才需要考虑上气道手术，但只能用于某些有选择手术指证的特殊人群。鉴于世界范围内肥胖越来越流行，减肥手术变得越来越普遍，减肥手术后 OSA 会有某些改善。有关资料提示，刺激舌下神经可能是治疗 OSA 的一种选择，口腔矫治器通常也可以考虑，但对于重度 OSA 患者来说，其疗效要逊于CPAP。

（1）CPAP：依从性、治疗持续时间和相关的后果评估

如前述，CPAP 仍然是 OSA 的一线治疗措施，然而治疗的依从性是一个关键问题。主要来自美国的几项研究结果证实 CPAP 治疗的

依从性较低，应用不规范。然而许多其他研究则发现其依从性较高（65%～80%），虽然在实验室内第一夜里使用后约有15%的患者拒绝再次应用，但在被说服后尚可接受这项治疗。有报道证实学者对初期研究结果一直存在争议，观察到的依从性差异可能仅仅反映了不同国家医疗技术和医学随访效率的不同。然而应用CPAP治疗出现的明显不良反应会影响到大多数患者。尽管CPAP治疗存在不良反应，但其依从性仍旧比较高的原因主要是其临床获益肯定，仅有1%的患者应用CPAP后没有主观上获益。

　另一个主要问题是应用CPAP的最佳持续时间。尽管几乎没有资料提出明确的时间阈值，但越来越多的资料表明每天晚上至少需要持续应用4～5个小时的CPAP才会起到更好的效果。EDS和白天功能状态，包括认知功能改变，高度依赖CPAP的治疗时间。在一项特殊性研究中，依据ESS评分、多次睡眠潜伏试验、睡眠问卷功能测量判断上述阈值，很难发现上述指标的进一步改善和夜间CPAP治疗使用时间相关。对于白天嗜睡的主观和客观评价结果而言，增加呼吸机使用时间与嗜睡恢复到正常水平之间存在剂量反应线性关系，对于血压和心血管疾病的病死率也是如此。Meta资料分析显示，应用CPAP时血压降低或多或少与增加CPAP使用时间相关。在无嗜睡的OSA患者中进行CPAP治疗1年会使血压发生小幅度下降，而且仅在那些每天晚上使用CPAP＞5.6小时的患者中才会产生效果。对大样本多中心队列研究资料进行评估时发现，CPAP治疗对心血管事件（高血压，非致死性心肌梗死，卒中，短暂性脑缺血，因不稳定性心绞痛、心律失常、充血性心力衰竭住院或因心血管病死亡）的影响并不显著，但在进行亚组分析时发现OSA患者每晚使用CPAP＞4小时则会有显著影响，这说明每夜治疗时间对于治疗效果是十分重要的。

　尚无法回答的问题是单独应用CPAP治疗能否解决OSA的长期不良后果，这对于那些尽管很好地应用CPAP但一直存在EDS的OSA患者确实是一个问题。对于高血压患者也应当考虑到这一点，就控制血压而言，抗高血压药物要比 CPAP 有效得多，尽管联用这两种治疗措施会更有效。此外，还发现对于某些特殊人群，如顽固性高血压患者进行 CPAP 治疗会有效地控制血压。有趣的是，在最后一项研究中，当 CPAP 治疗时间＞5.8 小时 / 每晚，血压会发生更大幅度的降低。

另一个需要考虑的问题是 CPAP 能否改善 OSA 相关的代谢性改变，这依旧是一个有争议的问题，待进一步探讨。几项随机对照试验结果显示，肥胖的 OSA 患者应用 CPAP 后代谢异常并没有显著改善，包括胰岛素敏感性。而其他人的发现与此相反，即 CPAP 对 EDS 可能也起到一定作用。

（2）上气道手术

打鼾和 OSA 患者通常反复发生因睡眠所致的咽部气道狭窄或塌陷，主要发生在口咽部和（或）下咽部水平，这个柔性节段的开张主要依赖于上气道解剖学和功能性改变。造成睡眠时上气道狭窄的主要解剖学因素是头颅面部骨性异常、舌体肥大和（或）咽部软组织增生，颅骨结构中最常见的改变是鼻部结构异常，如鼻中隔偏曲，下颌骨后缩，并伴有舌体后移，舌骨位置下移。患者的舌体和咽部软组织的体积通常大于正常人。而这些异常变化还会因为脂肪堆积、震动损伤造成的水肿和（或）反复发生的上气道塌陷而进一步恶化。最后，上气道的大小还依赖于肺容积，肥胖患者的肺容积缩小也会导致上气道口径变小。上气道解剖学的异常只能解释大部分年轻人和瘦弱人群 AHI 的变化，因为上述人群的上气道解剖学异常会发挥更大的病理生理作用，可能是选择外科手术治疗的潜在人群。而在肥胖和老年人中，其他因素，如上气道回缩力的改变、通气不稳定性、睡眠片段、上气道肌肉功能异常的影响可能更大。

UPPP 手术的目的在于扩大口咽腔气道面积，减少上气道这一特殊阶段的塌陷性能，成功率约为 40%。当采用比较宽松的成功率时（AHI 降低到 20 次 / 小时，较基线值减低 ≥ 50%），其成功率会高一些。治疗反应不佳者，其基线 AHI 通常较高，后咽部塌陷或狭窄可能是治疗反应不佳的一个因素。在这种情况下采用摄像技术或内镜检查无疑可以显示清醒时舌后区狭窄，甚至可以观察到呼吸暂停时舌体后缩，此时不应当进行 UPPP 手术。总之，到目前为止还缺乏充分证据表明 OSA 患者进行腭部手术具有明确的短期预后和长期治疗效果，这一点仍旧无法确定。因此 UPPP 手术的适应证应当局限于中度 OSA，而且推测有后咽部狭窄者，还应当记住由于手术会增加口腔漏气，UPPP 手术会影响 CPAP 治疗，并且降低患者能够耐受的最大压力水平。

据推测，上颌手术是唯一一种成功率较高的手术。总体来说，上、下颌骨切除术成功率很高（75% ～ 95%），这一点已被一项 Meta 分析所证实（平均成功率 86%）。然而在另一项 Meta 纳入的 627 名 OSA 患者中，绝大部分平均随访不足 6 个月（3.0 ～ 7.7 个月），在 3 个长期随访中只包括了 56 名患者，平均随访（43.7±29.5）个月，89% 的患者被认为外科手术成功，AHI 显著降低 [从（66.2±26.0）次 / 小时降低到（7.9±6.4）次 / 小时，$P < 0.001$]，其短期和长期效果并无显著差别。手术成功的预测因子包括年龄、术前 AHI 较低、上颌骨迁徙程度大、术前 BMI 较小，通过单因素或多因素分析证实下颌骨迁徙的程度并不是手术成功的预测因素。此外，一项研究采用随机对照试验比较了 50 例中度肥胖的重度 OSA 患者进行手术治疗和 CPAP 治疗的效果，在为期 1 年的随访中，研究者没有发现患者在 AHI 或嗜睡改善方面有何不同。上气道手术对于熟练的外科医师而言是安全的，但仍然不能除外患者会发生不良反应，如面部感觉异常，这种感觉异常是可以缓解的，但有 15% 的患者可能会持续 1 年之久。

（3）减重

60% ～ 70% 的 OSA 患者是肥胖者（BMI > 28 kg/m^2 或体重超过理想体重的 20%）。肥胖与 OSA 之间的关系虽然尚不十分清楚，不过这是一种可以识别的、最常见的危险因素。肥胖在很大程度上取决于基因，后者影响代谢水平、脂肪储存和饮食习惯，并且与自主神经、内分泌、下丘脑功能异常有关，局部脂肪分布更是如此，对于 OSA 的发病可能具有特殊的作用，在这种情况下与整体脂肪相比，身体和内脏脂肪的堆积具有更大的危险性。体重的增减对于睡眠呼吸障碍的严重程度具有显著影响，减重对于鼾症的频度和强度也有显著影响。体重降低时，咽部萎陷性降低，即可以影响到打鼾的频度和强度。体重降低不仅与 AHI 减少、咽部回缩力降低有关，还会与低通气近于完全消失有关，这时反映回缩力的临界压降到低于 –4 cmH$_2$O。一篇系统文献复习和 Meta 分析结果表明，已发表的证据提示通过生活方式和饮食干预进行减重，可使 OSA 相关参数改善，但还不能使其完全正常化。然而某些患者 OSA 参数的变化可能与 OSA 严重程度的降低相关。一项研究评估非常低能量的摄食对于减重的作用，干预组中平均体重比对照组低 20 kg，而 AHI 平均降低 23 次 / 小时。干预组中 30 例患者中有 5 例（17%）在限制饮食能量后疾病康复（AHI < 5 次 / 小时）；15 人（50%）转变为轻度 OSA（AHI 为 5.0 ～ 14.9 次 / 小时），而对照组除 1 例外，其他全部患者的 AHI 均维持在 15 次 / 小时或更高水平。对于对照组进行亚组分析表明，基线 AHI 水平会显著影响治疗结果，与中度 OSA 患者相比（AHI 15 ～ 30 次 / 小时），重度 OSA（AHI > 30 次 / 小时）患者的 AHI 改善程度更大（AHI –38/–12 次 / 小时，$P < 0.001$），尽管两组体重减低的水平相似（AHI –19.2/–18.2 次 / 小时，P=0.55）。这样似乎可以认为重度 OSA 患者可能是进行热卡限制措施的最佳适用人群。

一项研究比较了减重与 CPAP 治疗的效果。研究者随机选取了 181 例肥胖的中、重度 OSA 患者，血清 CRP 水平 > 1 mg/L，接受 CPAP 治疗后，实施减重干预或 CPAP 加上减重干预持续 24 周，发现减重可以显著降低 CRP 水平、胰岛素抵抗水平、血脂异常和血压水平，相反，CPAP 治疗对于 CRP、胰岛素抵抗、血脂异常改变并无显著作用，即使是对于治疗依从性很好的患者也是如此。然而对于 CPAP 治疗依从性好的患者而言，联合治疗组血压降低的幅度均比单纯减重组或单纯 CPAP 治疗组更大。

已有多项对照研究关注减肥手术，手术不仅对治疗 OSA 有效，而且对代谢结果和合并症也有效。然而，尽管 OSA 患者通过减肥手术降低了整体体重，但仍不能从根本上治愈睡眠呼吸暂停。有一项 Meta 分析表明，减重手术可以使平均 BMI 从 55.3 kg/m^2（95% CI：53.5 ～ 57.1）降低到 37.7 kg/m^2（95% CI：36.6 ～ 38.9），降幅达到 17.6 kg/m^2（95% CI：16.5 ～ 19.3），基线 AHI 从 55 次 / 小时（95% CI：49 ～ 60.3）最后降低到 16 次 / 小时（95% CI：12.6 ～ 19.0），降幅为 39 次 / 小时（95% CI：31.9 ～ 44.4）。研究者指出大部分 OSA 患者还是需要进行持续的 CPAP 治疗。此外，一项研究随机选取肥胖的 OSA 患者进行常规减重治疗，包括请营养师和内科医师规律会诊，必要时给予非常低的热卡饮食或减肥手术。与常规减重相比，进行减肥手术并没有使 AHI 发生具有统计学意义的降低。最后还应该说明，OSA 本身或 OSA 合并的深静脉血栓和功能状态受损都会使手术前后发生重要不良事件的风险增加，这强烈提示至少在术前或术后某个时期内需要对 OSA 做出诊断和 CPAP 治疗。

（4）刺激舌下神经

口腔矫治器通常更多被推荐用于中度睡眠呼吸暂停，而 OSA 患者的药物治疗仍旧十分有限或正处于研发过程中，不过仍旧可用于中度 OSA 患者。学者们一直在尝试采用选择性神经肌肉刺激疗法治疗睡眠呼吸障碍患者。几种正在试用的方法是：皮肤表面电极、肌肉电极、神经电极，将电极直接植入到第Ⅻ颅神经以预防睡眠时上气道塌陷。研究者试图通过将电极放置在皮肤上以刺激颏舌骨肌和颏舌肌，然而其结果令人失望。虽然开始时对 OSA 采用这种方法治疗尚有阳性结果报道，然而其后的进一步研究则提示上气道扩张肌需要高强度的刺激，长期应用会持续引起睡眠片段，之后便考虑直接刺激第Ⅻ对颅神经。对于第Ⅻ对颅神经进行刺激需要胸部肌肉同步化（协调），同时还需要对胸膜腔内压变化进行测量。最初研究报道显示有几项技术问题一直没有解决，当使用单侧刺激时有效率变化不定，然而近期逐渐增多的证据表明这可能是一项有价值的治疗措施。在一项随机对照试验的设计中（治疗维持组：治疗停止组为 1：1），12 个月后连续入选的46 例患者对这项治疗有反应，治疗停止组需要在这个时期至少 5 天关闭治疗装置，一直关闭到进行 PSG 监测，治疗维持组每晚持续应用这种装置。就 AHI 变化而言，治疗维持组与治疗停止组患者具有显著性差异（平均改变值为 16.4，$P < 0.001$）。最近有更多正在进行的研究评估这项技术的可行性、安全性和有效性。需要重视的问题是证实这项治疗的有效性，这一点对于选择适应证是十分紧要的。

27. 轻、中度阻塞性睡眠呼吸暂停的治疗策略

　　给轻、中度 OSA 进行定义是一件复杂的事，因为整夜氧减饱和度的幅度和疾病发作持续时间都很难评估，而这些都会影响到个体之间比较的效力。另外一个因素是每夜之间的变异性，这在轻度低通气时更为显著，特别是老年人更为明显。对于中、重度 OSA 预后的定义还应当考虑 EDS、白天的功能和心血管疾病后果。已有确凿的证据显示，轻、中度 OSA 患者常合并轻度 EDS 和功能损害。尽管还缺少AHI 与症状之间的线性关系，但这一点可以确定。无论是对于 EDS 的主观和客观评估，每一项变异率中只有10% ～ 15% 可以通过睡眠片段、AHI、呼吸努力或氧减指数的变化加以解释。然而所有的参数或多或少地均以类似的方式与 OSA 的严重程度相关，这就可能导致轻、中度 OSA 患者白天的症状少得多，认知缺损也是如此。然而，轻、中度 OSA 患者预后结果的评估可能与重度 OSA 患者不同，特别是可能存在注意力缺失，显著改变白天的功能而没有出现可以察觉到的主观嗜睡，这可能会影响到 OSA 患者开车的能力。心血管事件的后果也与OSA 严重程度有关，包括 AHI 和血氧饱和度下降的严重程度。对于一般人群或 OSA 患者而言，高血压、冠心病、夜间心律失常和卒中都是如此。此外还发现亚临床的血管病变标志物，如颈动脉内膜中层厚度

和脉搏速率也与之有关，然而心血管的变化并不局限于重度 OSA。从临床的观点出发，中度 OSA 患者消除呼吸暂停和低通气应该同时抑制打鼾和 EDS，附加后果还包括注意力缺失和早期心血管疾病的改变，最后一点，使用亚临床心血管病变标志物似乎是恰当的，因为已经显示其可以预示未来心血管疾病导致的死亡率，包括心肌梗死和卒中。

（1）CPAP 治疗

轻、中度呼吸暂停时应用 CPAP 会出现两种担忧：①患者可以接受 CPAP 的依从性如何？②按照早期定义，如果考虑到对于症状和预后评估的效力，如何与其他治疗措施进行比较。

Krieger 等在一组无呼吸暂停的打鼾和轻度呼吸暂停（RDI ＜ 15）患者中研究了长期应用 CPAP 的耐受性和平均使用频率，3 年中患者的耐受性 ＞ 60%，每天使用 CPAP 的平均频率为（5.6 ± 1.4）h/d。然而与对照组相比，虽然实际上出现显著改善，但轻度呼吸暂停组的依从性显著低于 Englleman 报道的结果（＜ 3 小时）。进一步研究依从性仍接近于 5 时 / 夜或更低，因此 Meta 分析结果显示平均依从性为 3.6 小时，这明显低于症状比较严重的 OSA 患者。

CPAP 对于治疗轻、中度 OSA 患者的症状有效吗？ Meta 分析结果提示 CPAP 可以显著降低白天主观的嗜睡评分 1.2 分（95% CI：0.5 ～ 1.9，P=0.001），还可改善白天客观觉醒水平（MWT）2.1 分钟（95% CI：0.5 ～ 3.7，P=0.011），但对白天客观的嗜睡评分没有影响。有两项作用效力比较小（＜ 0.3）的研究，作者得出结论认为 CPAP 治疗可使轻、中度 OSA 患者主观嗜睡评价和客观嗜睡评价发生较小的改善，但对嗜睡作用的临床意义有限。

一个更有争议的问题是 CPAP 治疗能否改变轻、中度 OSA 患者的心血管疾病预后。对此已有证据表明其对亚临床的心血管疾病标志物（脉搏速率、内皮细胞功能）有效，这个结论取决于样本数的大小。在随机对照试验中可以观察到显著的变化，如果按照严格的预后标准来说，即心血管疾病的病死率和死亡率，则缺乏有效的证据。进一步确定将来进行 CPAP 试验研究的样本数量，如将 CPAP 治疗者与不治疗者进行对比，需要随机样本约 2540 人才能不漏掉实际上心血管事件的减少，而要评估死亡率则需要超过 6000 人的样本。

（2）如何比较 CPAP 治疗与其他治疗措施的效果

已有几项随机对照试验对 CPAP 与其他治疗方式的优劣进行比较，对这些证据进行复习，虽然对于轻、中度 OSA 并无显著差异，然而如果按症状和基线疾病程度进行分层分析，则可发现与空白对照组相比，CPAP 可以显著降低 ESS 评分（平均差别为 –2.7，95% CI：–3.45 ～ –1.96），疾病基线严重程度最大的一组患者获益最大：症状严重组 MD –5（95% CI：–6.5 ～ –3.5），中度组 MD –2.3（95% CI：–3.0 ～ –1.6），轻度组 MD –1.1（95% CI：–1.8 ～ 0.31）。与对照组相比，CPAP 可以显著改善 MWT 结果（MD 3.3，95% CI：1.3 ～ 5.3），但对于 MSLT 没有显著作用。在中度症状组，CPAP 治疗与口腔矫治器相比，对于 ESS、MWT 或 MSLT 没有统计学意义的差别。研究者得出结论认为 CPAP 治疗对于有症状的中、重度 OSA 患者是一项有效的治疗措施，对于轻度的有症状者也可获益，对于轻、中度有症状者，口腔矫治器治疗可能也是一种治疗选择。一项研究比较了 CPAP 与口腔矫治器对于中、重度 OSA 的疗效 [AHI（25.6±12.3）次 / 小时]，虽然口腔矫治器对于内置生活质量问卷和 SF–36 的改善程度优于 CPAP，但这两项治疗措施均可使嗜睡、模拟驾驶表现、疾病特异性生活质量评分发生同等程度的改善。在心血管领域内有几项研究显示 CPAP 与口腔矫治器对血压与内皮细胞功能具有明显益处，但 CPAP 与口腔矫治器对于血压的作用几乎没有多大差异。

（3）药物治疗

大量的药物被用来研究治疗 OSA，但成功率极低，学者对于有效预防上气道塌陷药物的可行性一直存在疑问。首先，由于缺少可用于筛选药物的实验系统和动物模型，治疗 OSA 的药物研究一直受阻，加上 OSA 的表型特点目前仍旧不完善，都限制了药物研究中应用严格、标准选择患者的可行性。另外，用于定义 OSA 和疾病影响严重程度的标准似乎不够完整，这对于准确确定临床研究的终点效果是十分重要的。

　　大部分研究样本数较小，而且许多研究在方法学上还有局限性。有 6 种药物对于改善 OSA 的严重程度具有某些作用，其中 2 种可以改善白天症状。一项研究报道在 20 名睡眠呼吸暂停和过敏性鼻炎患者中，与对照组相比，经鼻吸入氟替卡松后 AHI 降低（23.3 次 / 小时、30.3 次 / 小时，），白天警觉性也有所改善。PSG 记录的 AHI 为 41 次 / 小时，而对照组为 54 次 / 小时。在另一项类似的研究中，给予 15 mg 的米氮平可使 AHI 改善 50%。然而一项大样本的随机对照试验并没有证实这一点。帕罗西汀也可使呼吸暂停下降 35%，但仅仅是在 nREM 睡眠期有效，其对低通气无效，在该研究中并没有改善白天症状。普罗替林是一种常用于治疗 OSA 的药物，几项研究报道其对 50% ～ 70% 的 OSA 患者有效，但因具有抗胆碱能方面的不良反应，其作用受到限制。

　　到目前为止，药物治疗对于呼吸暂停和低通气仍旧无效。然而对于现有重要的和潜在的目标药物的研究还不充分。脑干神经元代表了一种潜在的重要药物靶向。对于打鼾和 OSA 药物治疗的最根本目标是预防睡眠相关的咽部肌肉活性降低与减轻睡眠相关的气道狭窄和关闭，尽管针对相应神经元结构选择靶向药物是很困难的，但其对于增加上气道肌肉活性和改善睡眠结构可能非常有意义。一项验证原理研究显示了某种舌下钾通道靶向阻断药物在 nREM 期和 REM 期可以逆转上气道低张力，持续恢复颏舌肌张力，是一种有效的治疗策略。尽管近几年来对于某些潜在的备用药物正在进行二期研究，但仍旧缺乏能在睡眠期刺激上气道的合适的药物。目前已提出一种策略，应用动物模型，使用一种定位于上气道的特殊的钾通道阻滞剂可以产生剂量依赖性，从而抑制上气道萎陷性能，如应用 10 mg 的特殊药物（Aveo118）

可以预防实验性的上气道萎陷，对抗 –150 mbar 的负压长达 4 小时，然而这些还只是在正常志愿者和 OSA 患者身上应用该药物进行的早期研究，尚需进一步深入。至于睡眠结构问题可能需要考虑觉醒阈值，旨在促进通气稳定性，然而直到现在尚未证实其可行性，缺少其对减少睡眠呼吸疾病有效的证据。进一步发展则是期待联合治疗以改变 OSA 引起的后果或合并症，如 CPAP 或口腔矫治器辅以药物治疗，用于重度和轻、中度睡眠呼吸疾病。如前述，可能需要联合应用降压药物加上 CPAP 以控制血压。此外，适当应用 CPAP 治疗之后，残留有 EDS 仍旧相当普遍。在除外各种特殊原因和改善 CPAP 治疗持续时间之后，如果可行的话，还可应用觉醒刺激药物。运动和抗氧化、抗感染药物的作用都有待评估，以便与 CPAP 进行比较或与 CPAP 联合应用。

（4）减重

减重手术并非 OSA 患者的最佳选择，重度肥胖者通常合并重度 OSA；而对于中度 OSA 患者，手术减肥并非主要的靶向治疗措施，对于轻、中、重度 OSA 患者而言，减重手术还不如限制热卡饮食。抗抑郁药物或其他药物也被用于控制体重。已有少数随机对照试验比较减重与其他治疗方式的效果。在一项对于中度 OSA（AHI 21 次 / 小时）患者进行的相对小样本研究中，Lam 等将 CPAP 与口腔矫治器、保守措施，包括睡眠卫生保健，以及减重方案进行比较，患者被随机分入平行的研究组中观察 10 个月，就生理学、症状学和生活质量评估而言，CPAP 获得的治疗效果最好，而口腔矫治器效果较差，减重可以改善睡眠参数，但单纯控制体重并没有获得一致性作用。研究者测试了西布曲明对体重的影响和控制 OSA 的作用，其阳性结果表现为可以控制体重，抑制 OSA 和改善代谢，然而西布曲明已被欧洲市场除名，因为有资料显示其会增加严重的非致死性心血管事件，如卒中和突发心脏病。

（5）睡眠时的体位

打鼾者处于仰卧位时鼾声最响亮，已有明确的证据显示，非选择性、已确诊的 OSA 患者中大部分侧卧位时发生呼吸暂停的频率与仰卧位不同。体位性睡眠呼吸暂停综合征的定义是仰卧位时 AHI 是侧卧位睡眠时的 2 倍或 2 倍以上。在一组约 600 例患者的研究中，Oksenberg 等发现与非体位性睡眠呼吸暂停患者相比，体位性睡眠呼吸暂停患者 BMI 轻度降低，比较年轻，睡眠效率更好，慢波睡眠增多，入睡后较少醒来，微觉醒较少，AHI 较低，血氧饱和度下降较少，MSLT 时睡眠潜伏期较长，所有特点均符合中度睡眠呼吸暂停综合征。多因素回归分析显示 RDI（上限为 40）和 BMI 与体位性睡眠呼吸暂停发生率呈负相关，从患病率来说，这一点也得到了证实：轻度 OSA 患者（AHI 5～15 次/小时）中 49.5% 为体位性睡眠呼吸暂停，中度 OSA 患者（AHI 15～30 次/小时）中 19.4% 为体位性睡眠呼吸暂停，而重度 OSA 患者（AHI > 30 次/小时）中仅有 6% 为体位性睡眠呼吸暂停。

那么体位性治疗有效或可行吗？从 1980 年之后，学者就已经在研究治疗方法，与其他治疗方法相比较，此治疗方法在 6 个月后进行评估，最后这种疗法被写入到临床实践指南中：经过训练，使患者睡眠时采用侧卧位，并采用一种声音警示以避免仰卧位后，约 50% 的人能够长时间避免仰卧位。然而目前尚缺少标准化和新方法来设计适当的系统以保证 OSA 患者能够长时间保持侧卧位睡眠。可采用网球技术，即将网球放进一个宽松的布袋中，将布袋置于患者后背中心，当患者夜间转动身体至仰卧位，就会感受到网球的压力，之后本能地转为侧卧位。使用网球技术时，依从性约为 40%，治疗停止后 24% 的患者能够避免仰卧位睡眠。也曾使用其他的一些方法。研究者发现采用比较大的装置，如用泡沫包裹聚氯乙烯软管放置在后背可能比网球更实用，其有效性和可接受性、依从性均较好。至于有效性问题，一项随机交叉研究比较了中度 OSA[AHI（17±8）次/小时] 患者应用 CPAP 和体位治疗的效果，结果发现 AHI 和血氧饱和度均有差异，认为 CPAP 更好一些，但在两种方法治疗后，患者的症状、睡眠结构、警觉性客观评价、认知实验和生活质量并无显著差异。临床指南倾向采用体位性睡眠呼吸暂停的因素已如上述，如 AHI 较低，轻、中、重度 BMI 和年轻人。

（6）口腔矫治器

越来越多的证据显示口腔矫治器对于轻度 OSA 是有效的，与对照组相比，口腔矫治器可以改善主观嗜睡评分和睡眠呼吸障碍。CPAP 治疗似乎比口腔矫治器更能有效地改善睡眠呼吸障碍，然而这两种治疗策略在症状反应方面并没有显著差异。因此口腔矫治器可以推荐用于治疗轻度有症状的 OSA 患者和不愿意接受 CPAP 的患者。

应用口腔矫治器的禁忌证如下：缺少足够的牙齿支撑装置，牙周病，包括牙齿松动、活动性颞颌关节疾病。研究发现，连续纳入的 100 例患者中只有 34% 有禁忌证，主要为口腔疾病。此外，另一个亚组患者（16%）需要严密监督和随访，以免既往存在颞颌关节损害和口腔疾病恶化。

对于口腔矫治器治疗的不良反应、耐受性和依从性进行研究，常见的不良反应有：黏膜干燥（86%）、牙龈不适（59%）、唾液分泌过多（59%）和颞颌关节症状增多。然而这些并不会影响口腔矫治器的应用。

口腔矫治器治疗的依从性是一个需要说明的问题，这个问题的存在使其与 CPAP 难以比较，然而在长期使用过程中，超过 60% 的患者几乎每天晚上都在使用口腔矫治装置。口腔矫治器对于中度嗜睡和体重过高的 OSA 患者似乎是一种更有效的治疗措施，虽然其最终效力不如 CPAP，但成功的口腔矫治器可以非常有效地降低 AHI，而且与依从性好高度相关，70% 的患者倾向于应用这种装置。

总之，口腔矫治器可以应用于轻、中度 OSA 患者。还可以采用一些常规管理措施，如减重或体位治疗中、重度 OSA 患者，一开始可以采用经鼻 CPAP，尽管与口腔矫治器相比较，经鼻 CPAP 并没有系统地显示出更大的效益。

对于重度 OSA 患者采用 CPAP 无疑是一线治疗措施，只在有限的患者中，包括青年、非肥胖和治疗意向迫切者才需要考虑将上颌手术作为一种潜在的选择策略，特殊的上颌异常也应考虑在内。舌下神经刺激术是否可以作为一种重要的选择，还需要进一步研究。在患者对CPAP不能耐受的情况下，如果又不能进行上气道手术，应当考虑口腔矫治器，其对某些重度 OSA 患者也可能是有效的。对于轻、中度 OSA患者，笔者建议可选择下列策略。

①推荐 CPAP 治疗，至少应当确定在标准睡眠呼吸条件下 CPAP是否能够使源于睡眠障碍的症状得到缓解。然而应当记住，开始使用CPAP 治疗时可能会出现显著的安慰剂效应。

②如果患者可以接受的话，应提示应用口腔矫治器，特别是从口腔科的观点来说，口腔矫治器可以尝试用于初始治疗阶段或用于初始治疗应用 CPAP 失败的病例。

③关于 OSA 外科手术的适应证是很有限的。

28. 阻塞性睡眠呼吸暂停治疗的总结和展望

为 OSA 患者制定治疗方案时一定遵循个体化原则，一定要密切结合每一位患者的病因、发病机制、临床表现、合并症/并发症、患者治疗的意愿、可接受性和可能发生的不良反应等。控制体重是实施治疗和管理的基础，说来容易，但要落到实处并持之以恒则不那么容易。对于体位性睡眠呼吸暂停患者来说，实施体位疗法是一种经济、实用和有效的治疗方案，值得提倡。对于具备适应证的患者，可以尝试使用口腔矫治器。对于中、重度患者而言，进行 CPAP 治疗无疑是最基本的治疗选择，关键是如何规范使用和切实提高患者的治疗依从性。经过多年实践，大家对于外科手术治疗，特别是 UPPP 手术的远期疗效已经有了清醒的认识和客观的评价，关键则是必须严格掌握手术适应证。当然从长远来看，药物治疗仍旧是值得期盼和研究的。此外，从预防的角度来说，切实控制体重、尽早预防和治疗颌面畸形和口咽部疾病都是十分重要的。

从文献复习看我国阻塞性睡眠呼吸暂停治疗模式的演变

20世纪80—90年代至21世纪初，除部分接受无创通气治疗（主要是CPAP）外，相当大的一部分OSA患者均会接受手术治疗，其中主要是UPPP手术。如今OSA的治疗策略有了很大变化。2013年，美国内科医师学院发布了OSA治疗指南，强烈建议CPAP治疗应作为OSA患者初始治疗手段，而不是选择手术治疗。我们已经强烈地感觉到国内OSA的治疗模式在逐渐发生显著变化，尽快地了解并评估OSA患者治疗模式的变化趋势和规律，对于提升我国OSA治疗水平具有重大的理论意义和现实意义，为此笔者系统地查阅了2001—2016年这16年期间国内有关耳鼻咽喉头颈外科的三大系列杂志，检索统计分析这段时间发表的OSA研究内容方法的变迁，现将结果报道如下。

研究方法：通过中国知网，辅以手工检索查阅2001—2016年《中华耳鼻咽喉头颈外科杂志》《中国耳鼻咽喉头颈外科杂志》和《临床耳鼻咽喉头颈外科杂志》，找出3种杂志其中刊登的有关OSA的论文，系统分析这些论文的研究内容、方法、结论，根据题目和摘要将其分为以下6个方面。

（1）基础研究

这方面的内容相当丰富，大致可以归纳为以下几个方面：①应用 CT、MRI、纤维支气管镜等技术研究上气道，特别是口咽部解剖学的改变。②上气道的病理学改变，重点是验证机制。③相关的基因表达研究。④上气道的病理生理，包括肌肉、自主神经改变。⑤睡眠结构、脑电频谱等。⑥生化免疫学研究。⑦炎症和氧化应激。⑧呼吸中枢的改变。⑨动物模型。⑩其他。

（2）OSA 诊断和病情评估

这方面包括 PSG 检测、便携式睡眠监测、微动敏感床垫、问卷调查、鼾声测评、ESS 评分、脉搏传导、病例筛查、口腔测量、咽腔阻塞部位的定位、上气道压力测定、上气道 CT 测量、事件判断、误诊分析等。

（3）外科手术

应用外科手术治疗的重点是 UPPP 手术和改良式 UPPP 手术。其他外科手术治疗包括下颌骨牵引、舌体牵引、舌骨悬吊、颏舌肌前移、舌根梭形切除、双颌前移、硬腭截短与软腭前移、鼻腔扩容、鼻咽通道、鼻中隔矫正、等离子射频消融、激光手术等。

（4）其他治疗方法

如正压通气（CPAP、BiPAP）、阻鼾器、口腔矫治器、体位疗法、抗反流、治疗模式的探讨和综合疗效分析。

（5）学术进展

包括指南共识的介绍、学术进展、讲座、述评、流行病学调查、生活质量评估、特殊人群的 OSA 临床特点分析、OSA 合并症等。

（6）结果

表 9～表 11 大致可以显示出 2001—2016 年期间上述 3 种杂志刊发的有关 OSA 科研论文的概况，为了更清楚和清晰地反映这 16 年内

OSA 治疗策略的演变趋势，笔者将表 9～表 11 中有关 OSA 外科手术、内科治疗和基础研究项目的论文数量按年代加以整合，并汇成线条图（图 4），可以清楚地看出在 2001—2016 年，OSA 的基础研究项目的数量略有波动。而外科手术治疗，包括 UPPP 手术方面的论文数量呈现了两头低、中间高的形态，峰值出现在 2004—2010 年，而内科治疗呈现逐年增长趋势。

表 9　中华耳鼻喉头颈外科杂志 2001—2016 年发表 OSA 论文分类统计

年份（年）	UPPP（篇）	其他外科手术（篇）	内科治疗（篇）	诊断与评估（篇）	基础研究（篇）	其他（篇）
2001	1	0	1	1	0	0
2002	3	0	0	2	0	4
2003	0	2	2	0	1	3
2004	1	0	1	1	2	2
2005	2	1	0	1	2	4
2006	2	3	1	1	1	0
2007	4	0	0	4	3	2
2008	2	1	0	0	4	3
2009	1	6	2	0	5	4
2010	1	5	1	6	1	6
2011	1	2	0	2	1	1
2012	2	2	2	3	2	3
2013	0	0	0	1	4	1
2014	1	0	1	1	2	3
2015	2	0	1	0	2	3
2016	0	1	1	3	1	0
合计	23	23	13	26	31	39

表 10　《中国耳鼻喉头颈外科杂志》2001—2016 年发表 OSA 论文分类统计

年份（年）	UPPP（篇）	其他外科手术（篇）	内科治疗（篇）	诊断与评估（篇）	基础研究（篇）	其他（篇）
2001	0	0	0	0	0	1
2002	1	0	1	0	0	1
2003	1	1	0	0	0	1
2004	1	0	1	1	0	1
2005	2	9	0	1	5	4
2006	2	4	1	3	3	6
2007	1	1	0	0	3	2
2008	2	1	2	2	3	4
2009	2	1	1	0	1	0
2010	0	0	1	2	5	2
2011	2	3	0	8	0	3
2012	0	2	0	2	1	1
2013	6	1	3	1	2	0
2014	0	4	2	1	2	2
2015	1	2	1	3	3	1
2016	0	0	0	0	6	1
合计	21	29	13	24	34	30

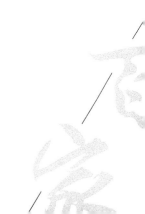

表 11　《临床耳鼻喉头颈外科杂志》2001—2016 年发表 OSA 论文分类统计

年份（年）	UPPP（篇）	其他外科手术（篇）	内科治疗（篇）	诊断与评估（篇）	基础研究（篇）	其他（篇）
2001	4	0	0	0	1	0
2002	2	1	1	0	3	0
2003	3	5	3	1	7	0
2004	1	5	2	0	7	0
2005	8	5	0	4	7	1
2006	5	4	0	2	9	2
2007	4	5	1	2	4	4
2008	6	7	2	4	8	5
2009	6	2	0	3	3	2
2010	3	2	1	2	11	3
2011	2	4	0	4	2	2
2012	2	1	0	4	5	7
2013	0	3	0	3	2	5
2014	1	6	3	4	5	3
2015	1	3	3	2	6	6
2016	0	2	7	4	7	6
合计	48	55	23	39	87	46

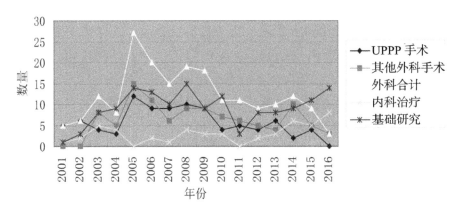

图 4 表 9～表 11 中有关 OSA 外科手术、内科治疗和基础研究项目的论文数量线条

21 世纪初，中华医学会耳鼻咽喉头颈外科学分会制定了《阻塞性睡眠呼吸暂停低通气综合征诊断和外科治疗指南》，不仅明确了 OSA 的治疗依据、标准，还制定了相应的外科手术指证和疗效判断标准。

中华医学会呼吸病分会睡眠呼吸障碍学组于 2002 年制定了我国第一个 OSA 诊治指南，2011 年又进行了一次较大的修订，明确指出无创通气治疗是成人 OSA 患者的首选治疗方法，并明确指出治疗的适应证、慎用的指证、CPAP 压力滴定、疗效判断，同时明确了口腔矫治器和外科手术的适应证。

2013 年，美国内科医师学院正式发布 OSA 治疗指南，强烈建议 CPAP 治疗应作为 OSA 患者初始治疗手段，提出所有确诊 OSA 的超重和肥胖患者均应积极减肥、控制体重。口腔矫治器可作为 CPAP 的替代治疗，而外科手术不能作为 OSA 的初始治疗。这一建议具有充分的循证医学证据，对 OSA 患者的治疗具有重大指导意义。

由于目前我国 OSA 患者常常就诊于不同学科，而不同学科的医师对不同治疗手段的适应证和禁忌证的理解和掌握尺度不同，在具体应用时缺乏明确的统一认识，难免会出现某些偏颇，甚至是误诊、误治。

客观地说，我国在一个很长的时期内，主要是 20 世纪 80—90 年代，乃至 21 世纪初的 2000—2010 年，相当多的 OSA 患者接受了外科手术治疗，特别是 UPPP 手术，尚未见有大样本、多中心的长期评估报道其远期效果如何。在我国 OSA 治疗工作中，外科手术，尤其是 UPPP 做得比较多，主要有以下几个方面的原因。

① OSA 患者确诊后住院手术治疗费用可以报销，而在家里进行 CPAP 治疗费用不能报销。

②长期以来受还原论的影响，无论是医师还是患者，均认为手术治疗可以取得立竿见影的效果，甚至认为可以根治，而内科治疗措施则相形见绌。

③虽然外科手术患者遭受的痛苦巨大，但历时时间短暂，而接受 CPAP 治疗比较麻烦和烦琐，还会出现一些不适应的情况，且需要长期佩戴，因而难以广泛推广。即使接受这种治疗的患者，其依从性也不高。

2001—2016 年这 16 年，国内 OSA 患者治疗模式经历了一个规律性变化。从 2001—2005 年外科手术方面的文章逐渐增多，特别是 UPPP 手术，而探讨正压通气的文章并不多。而中间阶段的 2005—2010 年，外科手术，尤其是 UPPP 手术报道明显增多，形成一个高峰，其后（2011—2016 年）则逐年减少，内科治疗特别是正压通气治疗和口腔矫治器治疗的研究报道逐渐增多，同时，相应的基础研究也逐渐增多，涉及的内容更为广泛和深入。

以下是笔者的几点思考与建议。

① OSA 的诊断、评估、治疗、随访涉及呼吸内科、口腔科和耳鼻咽喉科等几个学科，其治疗应该是一个系统工程，这就需要在整合医学观念的指导下相关学科密切配合协同工作，真正做到以患者为中心，避免各自为政，只有这样才能从根本上避免分科过细造成局限性甚至弊端。

②我们应当不断消除还原论思想的负面影响，正确认识 OSA 发病过程中组织结构改变与功能性变化之间的辩证关系，避免局限性和

片面性。相关的学科应当严格掌握手术指证，避免片面地扩大手术切除范围。术后应加强疗效评估和长期随访，特别应当做好围手术期的管理。

③努力争取医疗卫生行政机构的理解，尽快落实正压通气治疗的医疗经费报销问题，从根本上保证无创通气治疗的落实。

在整合医学观念指导下努力实现睡眠呼吸障碍的多学科协作

目前，临床医学学科的划分越来越细，多以疾病种类和诊疗手段等划分为不同专科，确实对医学的发展起到了巨大的推动作用，然而过细的分科存在很大的局限性。首先，人体是一个有机的整体，将其人为地、机械地割裂为许多互不联系的孤立局部，不利于医师对患者整体状态的把握和综合处理能力的培养。过细的专科分工导致专科医师对其他专科疾病的检查方法、诊断和治疗用药等知之甚少，甚至十分陌生。随着各个专科又细分为更细的局部，这种局限性的危害随着社会发展和时间的推移日益凸显出来。

其实医学科学本身应是一个完整的整体，医学乃至临床医学分解为许多独立的学科，并不取决于人体和疾病的本质，而是反映了人类认识疾病能力的局限性。在疾病治疗过程中，传统的现代医疗方法一直是将各种疾病作为相对独立的病变，各科分别进行治疗。然而任何器官的结构和功能的异常变化必然会通过神经、体液、内分泌等多种途径影响全身其他脏器的结构和功能。严格地说，人体中并不存在孤立的单一器官和系统的病变，换言之，任何器官的病变都是整个机体的疾病。临床医学研究的对象是人体的健康和疾病，一定程度的分割和分析是必要的，然而在此基础上更需要综合，否则我们对于人体健康和疾病的认识将不够完整，以这种不完整的认识去指导临床实践，将会出现头痛医头、脚痛医脚、治标不治本的局面。面对这种形势，身为呼吸内科医师必须跳出呼吸学科的小圈子，主动与相关学科的医师携手，研究各种呼吸系统疾病的发生、发展及其防控等问题。这方面要做的工作太多了，以睡眠呼吸障碍为例，睡眠呼吸暂停的危害性远不止于呼吸系统，还涉及心血管、内分泌、脑血管、泌尿生殖系统和儿科等多个学科，想要真正搞好睡眠呼吸暂停的防控工作就需要多个学科联合攻关。

　　睡眠呼吸暂停病因复杂，包括鼻甲肥大、鼻中隔偏曲、鼻部肿瘤、扁桃体肿大、腺样体增生等耳鼻咽喉科疾病；小颌畸形、下颌后缩、舌体肥大等口腔科疾病；向心性肥胖、甲状腺功能低下所致的黏液性水肿，脑垂体病等内分泌科疾病；呼吸中枢驱动性降低等神经内科疾病。目前认为睡眠呼吸暂停属于全身性疾病，可引发全身多系统、多脏器损害，包括引起或加重高血压（难治性高血压）、冠状动脉粥样硬化性心脏病、严重心律失常和慢性充血性心力衰竭等心血管疾病；引起呼吸衰竭和肺动脉高压乃至肺源性心脏病，尤其是同时合并COPD即重叠综合征，加重支气管哮喘等呼吸系统疾病；引起和（或）加重脑血管疾病、癫痫、阿尔茨海默病等神经内科疾病；引起和（或）加重 2 型糖尿病、胰岛素抵抗、脂类代谢异常等内分泌疾病；引起和（或）加重 GERD、肝功能损害等消化系统疾病；并与耳鼻咽喉科的听力下降、眼压增高，儿科的儿童发育迟缓甚至学习成绩下降，泌尿系统的夜尿增多、肾功能障碍、遗尿，生殖系统的性功能障碍等均有相关，毫不夸张地说，睡眠呼吸暂停几乎可引起各个系统不同程度的损害或疾病。

　　因此，睡眠呼吸暂停综合征需要综合治疗，既包括以控制体重、减肥、CPAP、BiPAP 为代表的内科治疗，也包括口腔矫正器、口腔手术矫正和以 UPPP 为代表的耳鼻咽喉科手术治疗等。这些都需要多学科共同协作，包括共同严格掌握多种治疗措施的适应证，制定科学的治疗方案，综合评估长期治疗效果，努力做到各司其职、各尽其能、各得其所。

多学科联手防控睡眠呼吸暂停已是大势所趋，2008 年美国心脏病协会 / 美国心脏病学会基金会联合发表了《睡眠呼吸暂停与心血管疾病科学共识》，此前国际糖尿病联盟流行病和预防小组 2007 年制定并发表了《睡眠呼吸紊乱和 2 型糖尿病关系的共识》，这些都标志着睡眠呼吸病学的发展进入了一个崭新的阶段。中华医学会呼吸病学分会睡眠呼吸障碍学组自成立以来，在睡眠呼吸暂停防控工作中一直强调并争取尽力做好多学科联合治疗，提高睡眠呼吸病学的整体水平，数年来不断尝试各种联合协作模式，包括与耳鼻咽喉科开设联合门诊，为患者进行一站式服务；举办不同规模的多学科学术研讨会论坛，如 2009 年 8 月初在太原召开的全国多学科睡眠呼吸障碍性疾病学术研讨会，与会 400 余名学者中除呼吸内科医师外，还有耳鼻咽喉科、口腔科、儿科、心内科和神经内科等各个学科的医师。自 2007 年起，睡眠学组以专题论坛形式连续多年参加长城心脏病学大会，2008 年该专题会场听众爆满，讨论踊跃，取得了意想不到的效果，不但加强了呼吸内科与心血管相关学科医师的联系，同时也极大地促进了睡眠呼吸病学的发展。经过 3 年多的努力，睡眠学组组织了来自不同学科的 60 余位专家编写的《睡眠呼吸病学》也于 2009 年 7 月正式出版，充分反映了多学科互相协作、共同攻关的精神和水平。睡眠学组先后分别与中华医学会心血管病学分会和中华医学会糖尿病学分会的同道共同起草和讨论了《睡眠呼吸暂停与心血管疾病专家共识》《阻塞性睡眠呼吸暂停与糖尿病专家共识》《阻塞性睡眠呼吸暂停相关性高血压临床诊断和治疗专家共识》《阻塞性睡眠呼吸暂停与卒中诊治专家共识》，会同部分妇产科专家对妊娠期 OSA 临床诊治的相关问题进行了充分的讨论，制定了《妊娠期阻塞性睡眠呼吸暂停低通气综合征临床诊治专家共识》，发表了一系列相应的述评和综述，进一步阐述这些问题，然而收效并不

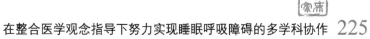

是很大。经过分析，我们认为主要的原因是 OSA 与上述各种相关疾病的诊治分属不同的临床学科，现代临床医学分科过细，每个学科只关注其学科相关疾病，对其他学科疾病知之甚少或漠然置之。特别是市场经济引入到医院后，逐利机制已经成为各种医疗行为的内在驱动力。很多学科不希望其他学科插手其专科疾病的诊治，担心别人抢了他的蛋糕或奶酪，这些问题严重阻碍了我国睡眠医学的发展，影响了OSA 和下游阶段疾病的防控，但目前很多人并没有认识到这个问题的普遍性和严重性。前几年笔者曾多次撰文呼吁在整合医疗观念下搞好OSA 与相关疾病的综合防治，然而反应不大，可谓和者盖寡，因此要想解决这个问题，必须另辟蹊径。我们有理由相信整合医学观念将会进一步推动睡眠呼吸障碍综合征的多学科协作。

当然，我们还必须看到这种协作还处于初级阶段，今后还有许多工作要做，首先应当进一步认识到整合各相关学科的必要性和紧迫性，努力消除各种壁垒和隔阂，一切为了医学科学和患者的根本利益，除了进一步搞好综合门诊，举办多学科学术论坛和经验交流会外，还应当将这种协作贯穿于日常医疗工作中，如临床诊断睡眠呼吸暂停时除了明确临床类型和病情程度外，还应有病因诊断、靶器官损害或合并症/并发症诊断，在进行睡眠呼吸暂停流行病学调查和评估临床疗效时也应充分考虑靶器官的损害情况，还应提倡联合攻关，联合申请科研课题和申报科研成果等。睡眠呼吸暂停的防控迫切需要多学科协作攻关，多学科联合攻关必将给睡眠呼吸疾病的诊疗和发展带来许多意想不到的效果。

总之，医学发展实际上是沿着整体医学→医学分科→医学整合的进程进行的，这也是发展的必然趋势。医学的分化在一定历史时期是合理的，也是必然的，但随着医学分科的高速发展，其局限性也逐渐彰显出来，现在和将来医学发展的趋势则是逐渐走向整合。尽管这种新的整体效应是由各个部分的作用综合产生的，但也不仅仅是各个组成部分的简单相加，对于在分化、分割状态下难以理解和解决或仅靠单一学科难以处理的问题，通过整合医学将可获得较好的解决办法。所以，整合医学是社会发展的需求，是历史发展的必然。医学的整合可以促进医学系统内部各组成部分的相互作用和相互联系，促进彼此互动、协同发展，产生 1+1 ＞ 2 的效益，并引起新的质的飞跃。

建设我国睡眠呼吸暂停分级医疗体系

睡眠呼吸暂停其实是一种古老的疾病，睡眠呼吸病学却不是一门陈旧的学科，我们必须看到目前睡眠呼吸病学所面临的困难。首先，睡眠呼吸暂停的诊断需要 PSG 监测，而最常用的治疗方式为 CPAP，这一方面说明了 OSA 的诊断和治疗独具特色，要求很高，可谓阳春白雪，这种特色势必会影响和束缚我国睡眠呼吸病学发展的速度和规模，致使大量的患者得不到及时的诊断和治疗，特别是基层的患者，严重影响他们的幸福和健康。

（1）目前我国 OSA 防控面临的挑战

目前我国的 OSA 患病率约为 4%，实际患病率不止 4%，随着肥胖人群的不断增多，OSA 患病率还会相应升高。睡眠呼吸暂停患者在睡眠过程中反复出现呼吸暂停和低通气，临床上患者表现为中、重度打鼾且鼾声不均匀，患者自觉憋气，甚至反复被憋醒，常伴有夜尿次数增多，晨起头痛、头晕和口咽干燥。由于夜间反复出现大脑皮层的觉醒和觉醒反应，正常的睡眠结构和节律被破坏，睡眠效率明显降低，白天出现难以抑制的嗜睡，记忆功能下降，严重者出现认知功能障碍，行为异常。由于夜间反复发生呼吸暂停和低通气造成 CIH、CO_2 潴留、交感神经兴奋性升高、全身氧化应激反应增强，而相应抗氧化能力不足，从而引发一系列严重的心、脑血管疾病，包括高血压、冠心病、复杂性心律失常、顽固性心力衰竭、卒中，还可引发代谢紊乱，加重 2 型糖尿病和胰岛素抵抗。目前普遍认为 OSA 是一种全身性疾病，而且是多种慢性疾病的源头疾病，同时还是引发猝死，是造成 RTA 的重要原因，是一个广泛的社会问题。尽管 OSA 是一种全身性疾病，常常会以呼吸内科以外的症状表现出来，甚至呼吸内科以外的症状还有可能是主要症状。然而，由于其他学科医师对 OSA 缺乏足够的认识，常常会造成漏诊，丧失治疗良机，加之长期以来各大医院临床学科分科过细，科室之间沟通不充分，患者的转诊也不够流畅、快捷，这些都给 OSA 患者的防治带来了很多不便。多年来我们不断地思考这些问题，为什么制定了那么多专家共识，但相关学科的医师仍旧不够重视睡眠呼吸疾病呢？经过实践和思考，我们认为现代临床医学分科越来越细，科室之间沟通不通畅，甚至造成壁垒，加之医疗改革后不同科室存在逐利机制，这些都会严重阻碍睡眠呼吸病与其他相关呼吸病之间的整合，影响到 OSA 的诊断治疗水平，所以，整合睡眠呼吸病与其他疾病是一种必然的发展趋势，必须努力冲破现代医学分科过细的桎梏。

应当指出 OSA 并不是大城市人群特有的疾病，这种疾病并不专门青睐和惠顾城市人群，农村人群中打鼾、呼吸暂停也是屡见不鲜的，目前 OSA 在我国城乡是一种常见病、多发病。然而由于 OSA 的诊断需要特殊的医疗设备——PSG 监测，治疗又需要应用无创通气技术，而目前只有大、中城市三级医院或部分二级医院能对 OSA 进行规范的诊断和治疗，致使基层大量患者得不到及时有效的诊断和治疗，给人民健康造成了极大的危害和损失。同时由于长期以来这方面的医学科普工作做得不够广泛和深入，以致许多人错误地认为打鼾不是病，不需要进行系统检查和治疗，甚至错误地认为打鼾是健康幸福的标志。相关卫生管理部门对于 OSA 也缺乏正确的认识和必要的重视。

相比之下，基层医疗机构的医务人员不受专业分工的限制，每天接诊的患者可能患有多种疾病，其中就可能包括了 OSA，所以基层医疗机构的医务人员对于 OSA 的诊治既有责任，又有得天独厚的优势，完全可以且应当成为防控 OSA 一线的主力军。

（2）慢性病防控与基层 OSA 诊疗密不可分

慢性病目前已经成为严重威胁中国居民健康的重大公共问题。据 2020 年版《中国居民营养与慢性病状况报告（2020）》显示，2019 年中国慢性病死亡率为 685/10 万，每年因慢性病死亡的人数占总死亡比例为 88.5%，其中三大类慢病（心脑血管病、癌症、慢性呼吸病）死亡人数占总死亡人数的 80.7%，可见慢性疾病已经成为威胁我国人口健康的主要问题和医疗卫生资源消耗的大户，为此党中央已将我国城乡如何搞好慢病防控做出了具体的战略部署。据报道，目前中国慢性病确诊患者已超过 2.6 亿人，还不包括慢性呼吸道疾病患者。据报道，高血压患者中合并 OSA 的占 30%～50%，糖尿病患者中合并 OSA 的占 23%，卒中患者中合并 OSA 的为 50%～70%，因此目前认为 OSA 是高血压、糖尿病、卒中的独立危险因素。长期以来我国高血压、冠心病、糖尿病和卒中有效防控的效果不理想，其中的原因有很多，我们认为至少有以下两个原因：第一，忽视了与上述各种慢性病相关的独立危险因素——OSA 的有效防控；第二，比上一个原因更重要，上述各种慢病的防控并没有建立起真正有效的分级医疗体系，全国的大医院根本无法承担起各种慢性病的有效防控任务。

（3）制定基层 OSA 诊治指南

为了进一步提高广大医务人员及群众对于 OSA 的认识水平，提高其诊治水平，特别是提高基层医疗单位的诊治水平，我们组织了国内部分呼吸病专家并邀请部分在基层工作的呼吸内科医师共同讨论制定并发表了《成人阻塞性睡眠呼吸暂停基层诊疗指南（2018 年）》（以下简称基层版指南），为在我国广泛实施睡眠呼吸暂停的分级医疗初步创造了良好的条件。

这次制定的基层版指南共分 9 节，分别为 OSA 相关术语的定义、主要危险因素、临床特点、体检及常规检查项目、主要实验室检测方法、诊断、鉴别诊断、主要治疗方法和健康教育。

这次制定的基层版指南有以下几个特点。

①参加此次基层版指南制定的专家仍以睡眠呼吸病学组部分成员为主，同时邀请了数名在基层工作多年的呼吸内科医师，旨在使我们的基层版指南更符合我国基层医疗实践。

②我们充分考虑到基层医疗条件和基层工作的各级各类医师的专业水平，本次制定的基层版指南在 OSA 相关术语中删除了几条基层医师比较难以理解、实践中可能较少应用的条目，包括呼吸相关觉醒反应、呼吸努力相关微觉醒，呼吸紊乱指数、复杂性睡眠呼吸暂停综合征。今后大家在工作中如果对于这些问题感兴趣或实践中遇到这些问题，可以查阅 2011 年修订的《阻塞性睡眠呼吸暂停低通气综合征诊治指南》。

③考虑到基层医疗单位的工作条件，该指南在主要实验室检测方法一节删除了嗜睡的客观评估，简化了 PSG 监测相关介绍，主要介绍了初筛便携式诊断仪，并将便携式诊断仪作为基层医疗单位诊断 OSA 的主要手段。为了便于基层医师学习和应用，编者在指南附录中比较详细地介绍了便携式诊断仪的应用指证、禁忌证、技术要求、方法学、报道评估。有条件的医师或准备将来开展此项工作的医师可以进一步学习这部分内容。

④对于 OSA 的防控而言，准确的诊断是基础。这次制定的基层版指南特别强调基层医师必须强化诊断意识，并提出应当考虑到 OSA 的近 30 种情况。基层医疗机构的医务人员诊治 OSA 具有得天独厚的优势，应当成为防控 OSA 的主力军。关键是基层医疗机构的医务人员对于 OSA 要有充分的认识和足够的警觉性。建议临床工作中凡是遇到以下情况时均应想到 OSA：高度肥胖，颈部粗短，小颌畸形，下颌后缩，咽腔狭窄或扁桃体中度以上肥大，腭垂粗大，严重或顽固性鼻腔阻塞，睡眠过程中反复出现中、重度打鼾并有呼吸暂停，晨起口干，

白天嗜睡，难以解释的疲劳，难治性高血压，夜间心绞痛，不明原因的心律失常，顽固性心力衰竭，难治性糖尿病和胰岛素抵抗，卒中，夜间癫痫发作，阿尔茨海默病和认知功能障碍，不明原因的肾功能损害，性功能障碍，遗尿，妊娠期高血压，子痫，不明原因的非酒精性肝损害，儿童身高和智力发育障碍，顽固性慢性咳嗽和咽炎，不明原因的肺动脉高压和肺心病，继发性红细胞增多症和血液黏滞度增高、难治性哮喘、不明原因的白天低氧血症和呼吸衰竭等。这是本指南的一个要点，大家应反复学习，认真体会，并能用于指导自己的医疗实践，在实践中不断丰富之，使之更为全面和准确。

⑤由于大多数基层医疗单位缺乏 PSG 设备，所以在此次制定的基层版指南中进一步完善了简易诊断的方法和标准。简易诊断方法和标准用于基层缺乏专门诊断仪器的单位，主要根据病史、体检、SpO_2 监测等，其诊断标准如下：A.至少具有 2 项主要危险因素，尤其是肥胖、颈粗短或有小颌或下颌后缩，咽腔狭窄或有扁桃体 Ⅱ 度肥大，腭垂肥大，甲状腺功能低下、肢端肥大症或神经系统明显异常；B. 中、重度打鼾、夜间呼吸不规律，或有屏气和憋醒（观察时间应不少于 15 分钟）；C. 夜间睡眠节律紊乱，特别是频繁觉醒；D. 白天嗜睡（ESS 评分＞9 分）；E.SpO_2 监测趋势图可见典型变化、氧减指数＞10 次/小时；F. 引起 1 个或 1 个以上重要器官损害。符合以上 6 条者即可做出初步诊断，有条件的单位可进一步进行 PSG 或 PM 监测。

⑥ OSA 的治疗干预是本指南的重点，鉴于目前国内外 OSA 发展趋势，同时又考虑到基层的医疗条件，指南在 OSA 治疗中将控制体重列为治疗的第一要务，为此专门参照我国的肥胖诊治专家共识制定了以饮食控制、加强锻炼为主，辅以用药和手术治疗的全方位减肥策略。

⑦治疗一节的另一个亮点，也是 2011 年版的 OSA 诊治指南中没有的，即简要介绍了体位性 OSA 和侧卧位睡眠治疗，这一点在基层可能更适用些。体位性 OSA 的定义是仰卧位 AHI/ 侧卧位 AHI ≥ 2，或非仰卧位时 AHI 比仰卧位时降低 50% 或更多。对于这类患者，首先

应进行体位睡眠教育和培训，尝试教给患者一些实用的办法。现已研发出多种体位治疗设备，包括颈部振动设备、体位报警器、背部网球法、背心设备、胸式抗仰卧绷带、强制侧卧睡眠装置、侧卧定位器、舒鼾枕等，其疗效还有待今后进一步观察和评估。

⑧无论是在大城市三级医院还是在基层医疗单位，无创通气治疗都是最重要最基本的治疗手段，本指南在这方面介绍不多，因为 2011 年修订的诊治指南对此已有比较详尽的介绍，并且同时发表了有关无创通气在 OSA 治疗中应用的专家共识，可供大家参考。由于基层医疗单位既缺乏相应的治疗设备，又缺少专业技术人员的指导，所以如何在基层稳妥、安全地为 OSA 患者进行无创通气治疗是我们最为关注的一个大问题，需要大家齐心协力共同探讨和总结提高。

⑨本次制定的基层版指南的另外一个亮点是 OSA 患者诊治的双向转诊标准。

基层医疗单位向上转诊的 12 条指证，即如果遇以下情况建议向上级医院转诊以便确诊或治疗。A. 临床上怀疑为 OSA 而不能确诊者；B. 临床上其他症状体征支持患有 OSA，如难以解释的白天嗜睡或疲劳；C. 难以解释的白天低氧血症或红细胞增多症；D. 疑有肥胖低通气综合征；E. 高血压，尤其是难治性高血压；F. 原因不明的心律失常、夜间心绞痛；G. 慢性心功能不全；H. 顽固性难治性糖尿病及胰岛素抵抗；I. 脑卒中、癫痫、阿尔茨海默病及认知功能障碍；J. 性功能障碍；K. 晨起口干或顽固性慢性干咳；L. 需要进行无创通气治疗、佩戴口腔矫治器、外科手术而本单位不具备专业条件。上述这些指证不一定十分准确和全面，大家今后在临床中可以不断实践、总结提高。

三级医院向下转诊的指证：凡经三级医院确诊的 OSA 患者，并且已经为其制定出完整、规范的治疗策略，包括有效控制体重（明确目标体重和减重措施）、戒烟、限酒，适合 CPAP 治疗的患者经过压力滴定确定理想的压力并购置适宜的呼吸机，即可考虑转到相应的二级甚或一级医疗单位继续治疗。需要佩戴口腔矫治器和进行外科手术的患者应与相关医疗单位联系，将患者转诊到相关单位处理。

⑩最后一点是 OSA 的健康教育，虽然只有短短的 3 行字，但涵盖了健康教育的方方面面，这个问题既是目前我们工作的弱点、难点，更是我们学科发展的重点，希望大家多多关注这个问题。

基层版指南制定后先后在《中华全科医师杂志》《中国呼吸与危重监护杂志》上公开发表，并于 2015 年 6 月 19 日在北京举行了新闻发布会，其后国内约有 120 多家新闻媒体对此予以报道。据《中华全科医师杂志》检索，目前此项指南的点击率已达到 5679 人次，远远高于其他病种，说明此举意义重大。之后睡眠学组在全国多种学术会议上宣传介绍基层版指南，并且组织专家先后到北京市、河南省、山西省、河北省巡讲，并计划进一步扩大巡讲的范围以推动我国睡眠呼吸病学的广泛深入发展。

要想切实做好我国的睡眠呼吸暂停分级医疗还有很多工作要做，首先，需要制定一系列相关的政策。要想在我国基层有效地开展 OSA 的诊疗工作，最重要的是建立适合基层工作的诊疗体系，配置适合基层的治疗设备，建立符合基层特点的工作流程。其次，更重要的是培养一大批能够长期坚持在基层工作又熟悉睡眠呼吸疾病诊疗技术的医疗队伍。目前，从基层医疗单位向上级医院转诊相对比较容易，但一方面目前各城市三甲医院已经人满为患，不堪重负，转上来的患者怕也难以承受；另一方面三甲医院已经确诊并制定出明确的治疗方案的患者想要转回基层医院则会面临很大的困难，需要基层医疗单位具有相应的技术力量、经验和设备条件，而这些问题目前尚难以在短期解决，所以未来的任务还相当艰巨。总之，基层医师对于 OSA 的诊治既有重大的责任又有得天独厚的优势，完全可以而且应当成为防控 OSA 一线的主力军，所以，我们的口号是"以基层医师为主力军，以互联网为助推器，努力打造我国 OSA 的分级医疗体系，努力做好 OSA 的分级医疗工作"。

从跨学科研究中阻塞性睡眠呼吸暂停缺位问题看实施整合医学的必要性

　　睡眠呼吸暂停需要临床多学科联合防控，然而由于临床分科过细，各学科医师忙于自己专业范畴内疾病的诊治、防控，对睡眠呼吸暂停及其与相关学科某些疾病之间的关系知之甚少或不明不白，从而严重影响到睡眠呼吸障碍的早期诊断和整体规范治疗，这种局限性是否也存在于各学科的科研工作中？为了讨论这个问题，我们对 2014—2019 年中文期刊上发表的若干本应涵盖 OSA 而实际上忽略了这个问题的 124 篇论著进行了简要分析。

　　方法：选取 2014—2019 年公开发行的 34 种中文期刊，逐一阅读每一期目录，从中选出 124 篇应当包含 OSA 这一重要因素而实际上作者在研究计划和内容中没有考虑到的文章。重点阅读文章的论文摘要，必要时再阅读其前言、方法、结果和结论，在此基础上对每一篇文章进行简要点评，指出其存在的不足之处或局限性所在。

　　结果：从 2014—2019 年 6 年中共检索到 124 篇文献。其年代分布情况是 2014 年 12 篇，2015 年 16 篇，2016 年 16 篇，2017 年 35 篇，2018 年 22 篇，2019 年 23 篇。发表这些文章的杂志名称和论文数量如表 12。

表 12　与此有关的杂志名称和论文数量

杂志名称	篇数（篇）	杂志名称	篇数（篇）
中华医学杂志	6	中国卫生统计	1
中华内科杂志	1	中国全科医学	3
中华心血管病杂志	5	中国心血管杂志	3
中华高血压杂志	13	中国循环杂志	4
中华结核和呼吸杂志	1	中国慢性病预防与控制	9
中华消化杂志	2	中国实用内科杂志	2
中华肝脏病杂志	3	中国急救医学	1
中华肾脏病杂志	5	中国医师杂志	2
中华内分泌代谢杂志	10	心脏杂志	2
中华老年医学杂志	5	医学分子生物学杂志	1
中华老年心脑血管病杂志	9	上海医学	1
中华围产医学	1	国际心血管病杂志	1
中华急诊医学杂志	3	临床内科杂志	1
中华全科医学杂志	1	临床心血管病杂志	6
中华流行病学杂志	5	实用预防医学	6
中华预防医学杂志	1	临床误诊误治	1
中华实用儿科临床杂志	3	医学争鸣	1

这些论文涉及的研究方向范围较广，大体可以分为以下几种。

（1）高血压流行病学调查，包括患病率、高危因素等。

（2）高血压的昼夜节律。

（3）顽固性或难治性高血压。

（4）高血压与糖尿病。

（5）高血压与脑钠肽。

（6）高血压与代谢疾病生活方式。

（7）老年性高血压。

（8）肥胖相关问题，包括肥胖与高血压、肥胖与心血管疾病风险、肥胖与慢性肾病。

（9）妊娠期女性高血压、围绝经期高血压。

（10）原发性高血压患者使用 ACEI 药物效果。

（11）午睡与高血压。

（12）围生期心肌病。

（13）心肌肥厚、缺血、心律失常。

（14）心力衰竭。

（15）主动脉夹层。

（16）孕妇胰岛素抵抗和代谢紊乱。

（17）2 型糖尿病、胰岛素抵抗、左右心结构与功能。

（18）慢性肾功能衰竭的原因、反杓型高血压。

（19）慢性肾病血压透析与不安腿综合征，透析、肾功能和血压变化。

（20）非酒精性脂肪性肝病。

（21）多囊卵巢综合征。

（22）胃食管反流与房颤。

（23）特发性肺间质纤维化与睡眠呼吸紊乱。

（24）缺血性脑卒中与血压晨峰、睡眠时间。

（25）癫痫与驾驶。

（26）道路交通事故原因调查。

（27）疾病诊治共识治疗指南。

下面分别介绍若干篇论文摘要及其评论。

（1）上海市虹口区驾驶员人格倾向及其多发交通事故的影响因素分析

【摘要】

目的：分析驾驶员的人格倾向，揭示驾驶员多发交通事故的影响因素。方法：2011 年 6—8 月，对 1200 名参加正常验审的机动车驾驶员进行问卷调查，采用单因素分析和多因素非条件 Logistic 回归分析方法分析影响驾驶员多发交通事故的因素及其人格倾向。

结果：不同年龄、教育程度、婚姻状况、收入、血型的驾驶员交通事故多发情况不同。多事故驾驶员睡眠时间少于少事故驾驶员（t=2.595，P=0.010）；少事故驾驶员生活习惯好于多事故驾驶员（t=3.227，P=0.001）。少事故驾驶员驾驶行为好于多事故驾驶员（t=5.972，$P < 0.001$）。多事故驾驶员 E 得分低于少事故驾驶员（t=3.945，$P < 0.001$），但 P 得分高于少事故驾驶员（t= –3.125，P=0.002）。多因素非条件 Logistic 回归分析结果显示，有统计学意义的 8 个危险因素为血型、婚姻、是否违章、收入、年龄、平均每天开车时间、驾驶行为得分、E 维度得分。

结论：交通事故的多发与驾驶员的个性、认知、行为等因素有关，A 型血型、有过违章行为、收入高、年龄大、平均每天开车时间长、驾驶行为得分低、E 得分低的驾驶员更易多发交通事故。驾驶员多发交通事故虽然与其人格倾向有一定关系，但不明显，他们即使具有相应人格，也是属于正常者范围。

【关键词】

交通事故；人格倾向；驾驶行为；艾森克人格量表。

来源：《中国卫生统计》2014 年 6 月 31 卷 3 期。

【点评】

大量研究结果显示驾驶员打鼾和夜间发生睡眠呼吸暂停是发生交通事故，特别是高发事故的独立危险因素，其主要原因是驾驶员如果患有睡眠呼吸暂停，夜间正常睡眠节律遭到破坏，造成睡眠片段化，睡眠效率降低，白天就会出现嗜睡、注意力不集中、反应迟钝、认知功能损害等表现，如果开车就容易发生交通事故。同时研究也表明睡眠呼吸暂停患者由于睡眠片段、睡眠剥夺、长期反复 IH 损伤其认知功能，造成心理障碍乃至人格改变。因此如果本研究在实验设计时加入

BMI、打鼾、白天嗜睡评分或者 Bang-STOP 评分，其结果可能会更完整、更深入、更丰满。

（2）慢性肾衰竭患者认知损伤的评估与分析

【摘要】

目的：探讨慢性肾衰竭患者认知损伤的特点及其相关因素。

方法：招募南京地区 3 家三甲医院 2013 年 7—9 月肾内科门诊及住院治疗的临床确诊的 CRF 患者共 101 例，采用 Addenbrooke 改良认知评估量表（ACE-R）评估其认知功能，并与健康对照组（NC 组）进行横断面的比较分析。

结果：①CRF 组 ACE-R 水平 [（71.9±17.6）分] 与 NC 组 [（83.4±6.5）分] 相比差异有统计学意义（$P < 0.01$）；② ACE-R 各项认知指标中，CRF 组患者的视空间能力 [（11.5±3.2）分] 与语言流利性 [（7.0±2.6）分] 与 NC 组 [分别为（14.0±3.0）分和（8.7±1.9）分] 相比差异有统计学意义（$P < 0.01$），记忆力 [分别为（18.1±7.0）分和（21.5±3.6）分] 差异有统计学意义（$P < 0.05$）；③ CRF 患者的认知水平与患者肾小球滤过率水平呈显著正相关关系（$R=0.614$，$P < 0.01$），与患者患病年数呈负相关关系（$R=-0.492$，$P < 0.01$）；④从 ROC 曲线及曲线下面积可以看出，ACE-R（AUC=0.68）识别 CRF 认知损伤的敏感度明显高于 MMSE（AUC=0.576），差异有统计学意义（$P < 0.01$）。

结论：①在相同年龄、背景、教育水平、基础疾病条件下，CRF 患者较肾功能正常者表现出显著全面认知功能损伤，其中，视空间、执行功能、远期记忆和逻辑判断能力的损伤尤为显著，瞬时和延迟记忆、注意力和定向力、语言能力也表现出不同程度的下降；② CRF 患者认知功能损伤的严重程度与患者肾功能损伤的严重程度密切相关；③ ACE-R 量表评估 CRF 患者认知功能水平的敏感性显著优于 MMSE。

【关键词】

慢性肾衰竭；认知损伤；量表。

来源：《中华医学杂志》2014 年 9 月 9 日 94 卷 33 期。

【点评】

作者的研究结果显示在相同年龄、背景、教育水平、基础疾病条件下，CRF 患者与肾功能正常者相比，出现全面认知功能损伤，其中远期记忆力、逻辑判断能力损伤尤为显著，瞬时和延迟记忆、注意力、定向力、语言能力也出现不同程度下降，并且发现 CRF 患者认知功能损伤的严重程度与其肾功能损伤的严重程度密切相关。

国内外大量研究结果表明睡眠呼吸暂停可以造成患者认知功能损伤，表现为记忆力、判断力、注意力、定向力降低。同时也有许多研究发现睡眠呼吸暂停低通气综合征会造成不同程度的肾功能损伤，而慢性肾功能障碍患者中 OSA 患病率明显高于普通人群。因而强调必须关注肾功能损伤与 OSA 之间的关系。本研究设计中如果加入 BMI、打鼾，有条件再监测一下 AHI、SpO_2 等指标，其结果可能会更加全面和深刻。

（3）非杓型血压的临床特点及相关因素分析

【摘要】

目的：研究非杓型血压的临床特点和相关因素，以提高非杓型血压的知晓率和治疗率。

方法：选择原发性高血压或其他心脏疾病并发原发性高血压，并排除严重并发疾病的患者。收集临床资料，并行血生化、心电图、心超等辅助检查。所有患者进行 24 小时动态血压监测，将夜间平均血压与白天比较，无下降者为反杓型血压组，下降超过 10% 为杓型血压组，下降不超过 10% 为非杓型血压组，并分析其临床特点。

结果：共 55 例入选，所有患者均为高血压 Ⅱ 级或 Ⅲ 级，杓型血压者 19 例（35%），非杓型者 22 例（40%），反杓型者 14 例（25%），广义非杓型血压共 36 例（占 65%）。不同血压节律组间比较，年龄、冠心病史、脑卒中史、血浆尿素氮及夜间收缩压、舒张压差异有显著性。

Logistic 回归提示冠心病史、脑卒中史、血浆尿素氮增高为血压昼夜节律异常的影响因素。

结论：住院高血压病患者中非杓型血压的发生率较高，冠心病、脑卒中、血浆尿素氮增高的患者是非杓型血压的相关因素。

【关键词】

高血压，原发性；杓型；非杓型；临床特点；相关因素。

来源：《心脏杂志》2014 年 26 卷 2 期。

【点评】

作者旨在研究非杓型血压的临床特点及其相关因素，结论认为住院高血压患者中非杓型血压发生率占 65%，其中冠心病、脑卒中、血浆尿素氮增高的患者是非杓型血压的相关因素。

睡眠呼吸暂停与心血管疾病专家共识中指出：高血压患者中 30% ～ 50% 合并睡眠呼吸暂停，而睡眠呼吸暂停患者中 50% ～ 80% 血压升高。这部分高血压又多半为非杓型或反杓型。本研究一个缺陷是入组的高血压患者没有除外 OSA。同时在相关影响因素中没有包括 OSA，如睡眠打鼾、白天嗜睡评分，而 OSA 又与冠心病、脑卒中、肾功能损害关系十分密切，结论不够完整。

（4）不同阶段慢性肾脏病患者动态血压变化规律研究

【摘要】

目的：探讨不同阶段慢性肾脏病患者动态血压的变化规律。

方法：选择 2012 年 7—12 月广西医科大学第四附属医院住院及门诊收治的 CKD 患者 149 例，根据肾小球滤过率分组，GFR ≥ 60 mL/（min·1.73 m²）为早期组（$n = 46$）、15 mL/（min·1.73 m²）≤ GFR ＜ 60 mL/（min·1.73 m²）为中期组（$n = 54$）、GFR ＜ 15 mL/（min·1.73 m²）为晚期组（$n = 49$）；将该院同期 30 例体检健康者作为对照组。分别测量各组受试者诊室血压及 24 小时动态血压，记录相关指标进行比较分析。

结果：149 例 CKD 患者中，诊室血压升高 58 例（38.9%），

24 小时动态血压升高 74 例（49.7%），非杓型血压 91 例（61.1%）。4 组受试者诊室血压升高、动态血压升高及非杓型血压发生率比较：晚期组均高于中期组，中期组均高于早期组，早期组均高于对照组（$P < 0.05$）。日间平均收缩压、日间平均舒张压、夜间平均收缩压、夜间平均舒张压比较：晚期组均高于中期组，中期组均高于早期组，早期组均高于对照组（$P < 0.05$）。夜间血压下降率比较：晚期组均低于中期组，中期组均低于早期组，早期组均低于对照组（$P < 0.05$）。

结论：CKD 患者中高血压发生率较高且控制不良，不同阶段 CKD 患者的血压升高程度及非杓型血压发生率随着肾功能减退逐渐升高。

【关键词】

肾功能不全，慢性；肾小球滤过率；血压监测，便携式。

来源：《中国全科医学》2014 年 17 卷 13 期。

【点评】

作者研究不同阶段慢性肾脏病患者动态血压变化的规律，发现 149 例 CKD 患者中 38.9% 出现血压升高，其中 61.1% 为非杓型。作者认为不同阶段 CKD 患者血压升高程度及非杓型血压发生率随着肾功能减退而逐渐升高。

已有研究结果显示慢性肾功能损伤（减低）与 OSA 之间关系十分密切。换言之，CKD 患者中 OSA 患病率明显高于普通人群。而 OSA 也可以造成慢性肾功能不全。同时研究也显示 OSA 合并高血压或者慢性肾功能不全患者中高血压的昼夜节律多为非杓型、反杓型。研究慢性肾脏病患者的血压变化，包括昼夜节律改变时应当考虑到 OSA 这一重要环节。

（5）血压晨峰与进展性缺血性卒中的相关性研究

【摘要】

目的：探讨血压晨峰与进展性缺血性卒中（PIS）的相关性。

方法：选取 2012 年 10 月—2013 年 10 月本院神经内科收治的急

性缺血性卒中患者 240 例，根据欧洲进展性卒中研究组对进展性卒中的诊断标准，将患者分为进展性卒中组及非进展性卒中组。对患者导致 PIS 的相关危险因素进行单因素及多因素分析，并比较血压晨峰升高患者与非血压晨峰升高患者中 PIS 的发生率。

结果：240 例急性缺血性卒中患者中，进展性卒中组 72 例（30%），非进展性卒中组 168 例（70%）。进展性卒中组患者血压晨峰值、平均动脉压、血浆纤维蛋白原水平及高脂血症、发病 1 周内感染、颅内动脉狭窄、颈内动脉狭窄、心房纤颤发生率均高于非进展性卒中组（$P < 0.05$）。血压晨峰升高患者 PIS 的发生率高于非血压晨峰升高患者 [55%（44/80）与 17.5%（28/160），$X^2 = 8.929$，$P = 0.003$]。进一步以是否发生 PIS 为因变量，经二元逐步 Logistic 回归分析，发现血压晨峰升高、血浆纤维蛋白原水平升高、颅内动脉狭窄及心房纤颤是 PIS 的独立危险因素（$P < 0.05$）。

结论：血压晨峰升高的缺血性卒中患者 PIS 发生率升高，而且血压晨峰升高是导致 PIS 的独立危险因素。

【关键词】

脑梗死；进展性缺血性卒中；颈动脉疾病；血压晨峰。

来源：《中国全科医学》2014 年 17 卷 21 期。

【点评】

作者报道了血压晨峰与进展性缺血性卒中的相关性。研究结果显示清晨血压升高（晨峰）的缺血性卒中患者发生 PIS 的概率高，而且发现血压晨峰升高是导致 PIS 的独立危险因素。Logistic 回归分析显示血压晨峰升高、血浆纤维蛋白原水平升高、颅内动脉狭窄及心房纤颤是 PIS 的独立危险因素。

已有研究结果显示 OSA 与缺血性卒中关系密切，而 OSA 患者的血压常呈非 / 反构型。虽然目前尚无证据表明 OSA 患者的非 / 反构型血压节律与血压晨峰是否有关，但两者之间可能具有内在联系。另外，OSA 常可引起血液凝集障碍，颅内动脉堵塞、狭窄，并与房颤关系密切。而本研究设计中忽略了 OSA 这一重要的环节。

（6）原发性高血压血压昼夜节律异常与肾损害的关系探讨

【摘要】

目的：分析探讨原发性高血压血压昼夜节律异常与肾损害的关系。

方法：选择 2012 年 6 月—2014 年 2 月我院收治并行 24 小时动态血压监测的原发性高血压患者 154 例，根据昼夜血压监测结果将其分为杓型组 51 例、非杓型组 64 例、反杓型组 32 例和深杓型组 7 例。观察比较各组患者血压昼夜节律异常情况，并对所有研究对象的尿微量白蛋白、血尿素氮、血肌酐和血尿酸进行检测。

结果：4 组患者日间血压比较无明显差异（$P > 0.05$），非杓型、反杓型和深杓型组患者夜间舒张压、收缩压均明显高于杓型组，反杓型组患者的 24 小时脉压差也明显高于杓型组（$P < 0.05$）。4 组患者在尿微量白蛋白、血尿素氮和血肌酐上有显著差异（$P < 0.05$），而在血尿酸上的差异则无统计学意义（$P > 0.05$）。

结论：原发性高血压血压昼夜节律异常与肾损害有关，非杓型、反杓型和深杓型高血压患者有发生早期肾损害的倾向。

【关键词】

原发性高血压；血压昼夜节律；肾损害。

来源：《医学分子生物学杂志》2014 年 11 卷 3 期。

【点评】

作者的研究旨在探讨原发性高血压患者血压昼夜节律改变与肾损害的关系。研究中发现全部患者日间血压无明显差异，而非杓型、反杓型和深杓型组患者夜间舒张压、收缩压明显高于杓型组。反杓型组患者 24 小时脉压差也明显高于杓型组。结论证实原发性高血压患者血压昼夜节律异常与肾损害有关，非杓型、反杓型和深杓型高血压患者有发生早期肾损害的倾向。

尽管作者在方法中说明研究对象为原发性高血压，而非继发性高血压，但作者并没有说明是否真正除外了 OSA 引起的继发性高血压。

从研究结果可以看到 154 例患者中，非构型、反构型和深构型共 96 例，占 62.3%，据此推测这些患者很难除外由于 OSA 引起的继发性高血压。现在已知 OSA 患者血压昼夜节律常为非 / 反构型，尤其是合并高血压者。而 OSA 更容易造成肾功能损伤，尤其是具有非 / 反构型者损害更为严重，从这个角度上讲本研究是不够严谨的。

（7）336 例不同糖调节状态孕妇的胰岛素分泌、抵抗和其他代谢紊乱的比较

【摘要】

目的：比较妊娠期糖尿病（GDM）、妊娠期糖耐量异常（GIGT）和正常糖耐量（NGT）孕妇的胰岛素分泌、胰岛素抵抗、血脂和血压情况。

方法：336 例孕妇经 50 g 口服葡萄糖筛查试验（OGCT）后，1 h 静脉血糖（PG）≥ 7.8 mmol/L 者再行 75 g 口服葡萄糖耐量试验。GDM 组 76 例，GIGT 组 86 例，NGT 组 174 例。84 例 GIGT 孕妇再被分为 3 个亚组，即 1 h PG 异常（GIGT 1 组，24 例）、2 h PG 异常（GIGT 2 组，38 例）、3 h PG 异常（GIGT 3 组，22 例）。

结果：GDM 组和 GIGT 组的年龄、糖尿病家族史构成比、孕前 BMI、50 g OGTT 中 1 h PG、稳态模型胰岛素抵抗指数、三酰甘油、胆固醇、低密度脂蛋白胆固醇（LDL-C）均显著高于 NGT 组（P 均 < 0.05），胰岛素分泌功能指数（IFI）、高密度脂蛋白胆固醇（HDL-C）均显著低于 NGT 组（P 均 < 0.05）；GDM 组的稳态模型胰岛素抵抗指数、三酰甘油、胆固醇、低密度脂蛋白胆固醇均显著高于 GIGT 组（P 均 < 0.05）。GDM 组的收缩压、舒张压均显著高于 GIGT 组和 NGT 组（P 均 < 0.05）。GIGT 1 组的孕后体重增加量、稳态模型胰岛素抵抗指数均显著高于 GIGT 2 组和 GIGT 3 组（P 均 < 0.05）。

结论：与 NGT 孕妇相比，GDM、GIGT 孕妇均出现胰岛素分泌受损、胰岛素抵抗和更严重的血脂谢代谢紊乱，GDM 患者还会出现高血压。

【关键词】

妊娠期糖尿病；妊娠期糖耐量异常；胰岛素分泌；胰岛素抵抗；血脂；血压。

来源：《上海医学》2014 年 37 卷 4 期。

【点评】

作者在其研究中比较了妊娠期糖尿病、妊娠期糖耐量异常和糖耐量正常的胰岛素分泌、胰岛素抵抗、血压、血脂情况。结果显示与NGT 孕妇相比，GDM、GIGT 孕妇均会出现胰岛素分泌受损、胰岛素抵抗、严重的血脂代谢紊乱，GDM 患者还会出现高血压。

应当指出：OSA 与糖尿病，包括胰岛素抵抗关系密切；同时还与脂代谢障碍、高血压关系密切。而妊娠期由于各种复杂原因可以引起高血压、糖尿病、胰岛素抵抗、代谢综合征。本研究如果考虑到妊娠期 OSA 这一重要环节，检测一下 GDM、GIGT 孕妇中有多少人有鼾症或 OSA，再分析一下这些变量与胰岛素分泌水平、胰岛素抵抗、血脂代谢水平和高血压的关系，其结果会更有说服力。

（8）绝经后女性高血压患者血压水平与雌激素、糖化血红蛋白的相关性

【摘要】

目的：探讨绝经后女性高血压患者血压水平与雌激素及糖化血红蛋白（HbA1c）水平的关系。

方法：选取 2011 年 3 月—2012 年 3 月在四川省人民医院体检中心体检的绝经后女性高血压患者 408 例，根据血压水平分为 1 级、2 级、3 级高血压组，每组 136 例；同时入选同期体检正常血压的绝经后女性150 名为对照组。采取放射免疫分析法测定血清雌激素，高压液相离子交换色谱层析法测定 HbA1c，同时检测其他生化指标。比较各组雌激素和 HbA1c 差异；采用 Logistic 回归筛选平均动脉压的影响因素。

结果：随着血压的升高，雌激素水平降低，而 HbA1c 升高。与对照组比较，1 级、2 级、3 级高血压组雌激素［（219.7 ± 64.4）（161.2 ±

57.2）（ 87.8 ± 47.2 ） 比（ 298.8 ± 70.3 ）pmol/L] 较 低， 而 HbA1c
[（ 5.3 ± 0.5 ）%、（ 5.6 ± 0.6 ）%、（ 6.0 ± 0.4 ）% 比（ 5.0 ± 0.7 ）%]较高（均
$P < 0.05$ ）。相关分析结果显示，雌激素与收缩压、舒张压和 HbA1c 呈
负相关（分别 $r = -0.641$ 、 -0.487 和 -0.773 ，均 $P < 0.01$ ）。Logistic
回归结果显示，雌激素和 HbA1c 是平均动脉压独立的影响因素（均
$P < 0.05$ ）。

结论：绝经后女性高血压患者血清雌激素水平下降，HbA1c 水平
升高；雌激素和 HbA1c 是平均动脉压独立的影响因素。

【关键词】

绝经后女性；高血压；雌激素；糖化血红蛋白。

来源：《中华高血压杂志》2014 年 22 卷 10 期。

【点评】

本文作者通过研究绝经后女性高血压患者血压水平与雌激素、糖
化血红蛋白的关系，得出结论认为绝经后女性高血压患者血清雌激素
水平下降、HbA1c 水平升高，两者是平均动脉压的独立危险因素。

流行病学研究结果显示：绝经后女性高血压发病率明显升高，同
时还发现生育期女性 OSA 患病率明显低于男性，而进入绝经期后女性
OSA 患病率明显升高，以至于与男性没有明显差异。同时大量研究结
果显示：OSA 与糖尿病、胰岛素抵抗关系密切。本研究应当考虑到绝
经期后血压变化、HbA1c 水平变化与 OSA 的关系。

（9）反杓型血压对慢性肾脏病患者靶器官损伤的影响

【摘要】

目的：探讨中国慢性肾脏病患者反杓型血压与靶器官损害的关系。

方法：选择 2010 年 5 月—2014 年 4 月中山大学附属第三医院肾
内科的 CKD 患者 1 116 例为研究对象，使用携带式动态血压计监测动
态血压，收集血压及相关临床指标等资料，彩色超声检查评价心脏结
构和功能改变。

结果：CKD 患者中反杓型血压占 23.39%，非杓型血压 46.95%，

杓型血压 27.15%。与杓型及非杓型血压患者相比，反杓型血压患者左室质量指数显著增高（$P < 0.0083$），肾小球滤过率和左室舒张功能显著下降（均 $P < 0.0083$）。多因素回归分析结果显示，反杓型血压是 CKD 患者肾小球滤过率下降和左室质量指数增加的独立危险因素；年龄、血红蛋白及合并糖尿病是反杓型血压的独立影响因素。

结论：反杓型血压是中国 CKD 患者常见的血压模式之一，反杓型血压患者靶器官损伤更显著。

【关键词】

肾功能不全，慢性；血压监测，便携式；靶器官损伤；反杓型。

来源：《中华肾脏病杂志》2014 年 30 卷 12 期。

【点评】

本文多因素回归分析结果显示：反杓型血压是 CKD 患者肾小球滤过率下降、左室质量指数增加（舒张功能下降）的独立危险因素，而年龄、血红蛋白、合并糖尿病是反杓型血压的独立影响因素。因此认为反杓型血压是我国 CKD 患者中最常见的血压模式之一，反杓型血压患者的靶器官损害更严重。

如果慢性肾病患者的血压昼夜节律是非杓型或反杓型，尤其是血压明显升高时，则有理由怀疑是否合并 OSA。OSA 与慢性肾病和肾功能损害的关系十分密切，可以引起肾小球滤过率下降。同时 OSA 又很容易合并红细胞增多症、2 型糖尿病及胰岛素抵抗。根据上述分析，如果本研究中再加入 OSA 相关指标，如 AHI、SpO_2 等，则有可能深化慢性肾病血压昼夜节律及其靶器官损害关系的研究。

（10）肥胖对初诊 2 型糖尿病患者血清 β 抑制素 2 及胰岛素抵抗的影响

【摘要】

目的：探讨肥胖对新诊断 2 型糖尿病（T2DM）患者血清 β 抑制素 2 及胰岛素抵抗的影响。

方法：选取 2012 年 6—12 月在某医院内分泌科就诊的新诊断

T2DM 肥胖患者 30 例（T2DM 肥胖组，BMI ≥ 28 kg/m²）、新诊断 T2DM 非肥胖患者 30 例（T2DM 非肥胖组，BMI < 24 kg/m²）、体检健康者 30 例（对照组）。检测 3 组受检者空腹血清 β 抑制素 2 水平及其他实验室检查指标，计算胰岛素抵抗指数、胰岛 β 细胞功能指数和胰岛素敏感性指数。多组间均数比较采用方差分析，β 抑制素 2 相关因素分析采用 Spearman 相关分析。

结果：对照组、T2DM 非肥胖组、T2DM 肥胖组血清 β 抑制素 2 水平依次降低 [（341.5 ± 14.4）ng/L、（332.4 ± 17.7）ng/L、（319.1 ± 15.8）g/L，$P < 0.05$]。BMI 与胰岛素抵抗指数呈正相关，与胰岛素敏感性指数呈负相关（$P < 0.01$）；β 抑制素 2 与 BMI、胰岛素抵抗指数呈负相关，与胰岛素敏感性指数呈正相关（$P < 0.01$）。

结论：肥胖是影响 T2DM 患者血清 β 抑制素 2 水平及胰岛素抵抗的重要因素；肥胖的 T2DM 患者血清 β 抑制素 2 水平较体质量适中的 T2DM 患者降低，且胰岛素抵抗进一步加剧。

【关键词】糖尿病，2 型；肥胖；β 抑制素 2；胰岛素抵抗。

来源：《中国全科医学》2014 年 17 卷 11 期。

【点评】

本文作者旨在研究肥胖程度对初诊 2 型糖尿病患者血清 β 抑制素 2 及胰岛素抵抗水平的影响。结果显示，肥胖是影响 2 型糖尿病患者血清 β 抑制素 2 和胰岛素抵抗的重要因素。肥胖的 2 型糖尿病患者血清 β 抑制素 2 水平明显低于非肥胖的 2 型糖尿病，而胰岛素抵抗程度明显高于后者。

目前已知 2 型糖尿病主要病理因素为胰岛素抵抗，并且与肥胖相关。但是大家又知道肥胖是引发 OSA 的独立危险因素，而 OSA 又与 2 型糖尿病、胰岛素抵抗密切相关。按理说作者在这项研究中应当考虑到 OSA 这一重要因素，即除了按 BMI 分组外，还应按有无 OSA 进一步分组研究肥胖、OSA、糖尿病与血清 β 抑制素 2、胰岛素抵抗的关系，若如此其结果可能会更丰满、更完整。

（11）2 型糖尿病合并非酒精性脂肪性肝病的代谢相关危险因素分析

【摘要】

目的：探讨 2 型糖尿病（T2DM）及其合并非酒精性脂肪性肝病（NAFLD）的代谢相关危险因素。

方法：选取 2012 年 10 月—2013 年 7 月住院的 T2DM 患者 389 例，其中单纯 T2DM（T2DM 组）204 例，T2DM 合并 NAFLD（T2DM+NAFLD 组）185 例。收集两组患者的临床资料；检测血脂、肝功能、尿酸；行口服葡萄糖耐量、胰岛素释放及 C 肽释放试验，以改良胰岛素 C 肽指数 [HOMA-IR（CP）] 和全身胰岛素敏感指数（ISI-comp）评估胰岛素敏感性，以改良胰岛素 C 肽分泌功能指数 [HOMR-islet（CP）]、早期胰岛素分泌功能指数（△I30/△G30）、修正的胰岛 β 细胞功能指数（MBCI）和葡萄糖处置指数（DI）评估胰岛 β 细胞功能。组间比较用 t 检验和重复测量因素方差分析，非条件二分类 logistic 回归分析筛选 T2DM 合并 NAFLD 的危险因素。

结果：与 T2DM 组比较，T2DM+NAFLD 组的体质量指数、甘油三酯、ALT、AST、γ-谷氨酰转移酶、尿酸水平均升高，年龄、高密度脂蛋白胆固醇水平均降低（P 均＜ 0.05）；糖负荷后 30 min、60 min、120 min、180 min 的血糖水平均升高，分别为（10.88 ± 2.87）mmol/L 对比（12.18 ± 2.79）mmol/L、（14.65 ± 3.69）mmol/L 对比（15.99 ± 3.12）mmol/L、（16.56 ± 5.11）mmol/L 对比（17.65 ± 4.29）mmol/L、（13.92 ± 5.10）mmol/L 对比（14.71 ± 4.91）mmol/L，t 分别为 –3.32、–3.46、–2.81 和 –2.02，P 均＜ 0.05；糖负荷后 60 min、120 min 的胰岛素水平升高，分别为（28.62 ± 23.51）μIU/mL 对比（36.91 ± 33.47）μIU/mL、（36.36 ± 25.60）μIU/mL 对比（44.38 ± 34.95）μIU/mL，t 分别为 –3.46 和 –3.35，P 均＜ 0.05；糖负荷后 30 min、60 min、120 min 的 C 肽水平均升高，分别为（2.74 ± 1.70）ng/mL 对比（4.30 ± 6.51）ng/mL、（4.17 ± 2.49）ng/mL 对比（5.19 ± 2.96）ng/mL、（6.08 ± 2.79）ng/mL 对比（6.76 ± 3.10）ng/mL，f 分别为 –4.97、–3.29 和 –2.19，P 均＜ 0.05；

改良胰岛素 C 肽指数升高，为（1.505 ± 0.004）对比（1.507 ± 0.005）（$t=$ −2.208，$P < 0.05$）；修正的胰岛 β 细胞功能指数和葡萄糖处置指数均降低，分别为（4.68 ± 4.31）对比（3.83 ± 2.41）和（35.40 ± 71.83）对比（15.37 ± 13.93）（t 分别为 2.365 和 3.73，P 均 < 0.05）。Logistic 回归分析结果显示，体质量指数、糖负荷后 30 min C 肽水平、ALT 和尿酸是 T2DM 合并 NAFLD 的独立危险因素（OR 分别为 1.208、2.08、1.041 和 1.005，P 均 < 0.05）。

结论：有 NAFLD 倾向时，T2DM 的发病年龄较早；合并 NAFLD 的 T2DM 患者较单纯 T2DM 患者胰岛素抵抗和胰岛功能受损更明显，糖、脂代谢紊乱程度更严重。

【关键词】2 型糖尿病；脂肪肝，非酒精性；危险因素。

来源：《中华肝脏病杂志》2014 年 22 卷 8 期。

【点评】

作者系统地研究了 2 型糖尿病合并非酒精性脂肪性肝病的代谢相关危险因素。结果显示：具有 NAFLD 倾向时 2 型糖尿病发病较早；合并 NAFLD 的 2 型糖尿病患者比单纯 2 型糖尿病患者胰岛素抵抗和胰岛素功能受损更明显，糖脂代谢紊乱程度更严重。

已知 OSA 与 2 型糖尿病、胰岛素抵抗关系十分密切。近年来研究结果也显示 OSA 是造成 NAFLD 的重要病因。因而本研究中除了考虑到 2 型糖尿病外，还应当考虑到所研究的对象中有无 OSA，并进而研究 OSA 对于 NAFLD、胰岛素抵抗的影响。

（12）2 型糖尿病患者肝脏脂肪含量与肝病结局的相关性研究

【摘要】

目的：分析 2 型糖尿病患者肝脏脂肪含量（LFC）随糖尿病病程的变化，探讨其与肝病结局的关系。

方法：采集 435 例住院 2 型糖尿病患者的病史资料、生化指标、肝脏质子磁共振波谱（^{1}H-MRs），计算非酒精性脂肪性肝病（NAFLD）纤维化评分（NFS）。

结果：在新诊断 2 型糖尿病（NT2DM）患者 NAFLD 检出率显著高于已诊断 2 型糖尿病（PT2DM）患者（92.7% 对 82.2%）（$P < 0.05$），并有更高的 LFC（27.97%±16.88% 对 19.44% ± 15.54%，$P < 0.01$）。LFC 随糖尿病病程的增加而减少，校正性别、年龄、BMI、口服降糖药、降脂药、注射胰岛素等因素后，LFC 与糖尿病病程呈线性负相关（r_s=-0.233，$P < 0.01$）；多元线性逐步回归分析显示，LFC 与 BMI、白蛋白、谷丙转氨酶呈线性正相关，与糖尿病病程线性负相关。NT2DM 患者中可排除进展性肝纤维化（NFS < -1.455）的 NAFLD 比例显著高于 PT2DM 患者（26.3% 对 15.5%，$P < 0.05$）；而进展性肝纤维化的 NAFLD 患者（NFS > 0.676）中 PT2DM 所占比例显著高于 NT2DM（79.2% 对 20.8%，$P < 0.05$）；NFS 与糖尿病病程呈正相关（r_s=0.236，$P < 0.01$）。发生进展性肝纤维化的 NAFLD 患者的 LFC 显著降低，且 LFC 与 NFS 呈线性负相关关系（r_s=-0.164，$P < 0.01$）。

结论：糖尿病病程是 2 型糖尿病患者 LFC 的独立影响因素。随着糖尿病病程的延长，肝脏脂肪含量的减少与 NAFLD 向进展性肝纤维化发展相关，预示不良肝病结局。

【关键词】糖尿病，2 型；非酒精性脂肪性肝病；纤维化。

来源《中华内分泌代谢杂志》2014 年 30 卷 1 期。

【点评】

本文作者分析 2 型糖尿病患者肝脏脂肪含量与糖尿病病程的关系，并且探讨其与肝病结局的关系，其结论是糖尿病病程是 2 型糖尿病患者肝脏脂肪含量的独立影响因素，糖尿病病程延长、肝脏脂肪含量减少与 NAFLD 向进展性肝纤维化发展相关。

近年来许多研究证实糖尿病是引发 NAFLD 的重要独立危险因素，并对其发病机制进行了一系列研究，并且提示由糖尿病引起的 NAFLD 有可能进而发展为肝脏纤维化，甚至肝癌。然而几乎同时又有不少研究证实 OSA 也是 NAFLD 的重要发病因素，而 OSA 又与糖尿病关系十分密切。2 型糖尿病、OSA 与 NAFLD 三者之间关系到底如何？

我们不仅应当分别研究 2 型糖尿病与 NAFLD，OSA 与 NAFLD 之间的关系，还应当统筹研究三者之间的复杂关系。

自 17 世纪列文·虎克发明显微镜之后，医学从宏观向微观迅速发展。整个医学分化为基础医学、临床医学和预防医学。基础医学，特别是解剖学、组织学等把人体分为若干系统，每个系统又细分为各种器官，每个器官又再分为若干组织，组织又分为细胞、亚细胞、分子（蛋白、DNA、RNA）。相应临床医学先是分为内、外、妇、儿、五官科（二级学科），内科后来又分为心血管、呼吸、消化、血液、神经、肾病、风湿免疫、老年科等（三级学科）。进入 21 世纪之后，许多三级学科又细化为病种，如呼吸内科又分为感染性肺病、慢性气道疾病（COPD、支气管哮喘）、间质性肺疾病、肺血管病、胸膜疾病、恶性肿瘤等。诚然，这种分化显著地促进了现代医学的进步，使人们对疾病的认识更加细致、深刻，诊断更加准确，治疗更加有的放矢。但必须承认这种一味分化而缺乏必要的整合，也给现代医学造成了显著的不良后果。首先是医师心中的整体观念逐渐淡薄，甚至消失。现在临床上专科医师的头脑中只有他所在专科的某些疾病的概念，对于专业以外的疾病概念十分模糊，甚至全然不知。他们对于人体各种疾病的认识越来越局限、片面，甚至形成管状视野，诊断思路狭窄，误诊率居高不下。治疗上满足于头痛医头、脚痛医脚，而且多半属于机械性还原论思维，治疗效果不佳。他们常将患者视为器官，疾病视为病变。这些都严重阻碍了现代医学的发展，具体表现为对于一些临床表现复杂的疾病诊治水平不高，对于疾病终末期的诊治缺乏全局观念，不会诊断和处理某些危重症。此外，对于机体免疫力和心理因素在疾病发展和康复中的作用认识不足。

前面我们简述了医学分科过细给临床工作造成的不良后果，那么这种分科过细是否也会给相应临床科研工作带来某些不良后果呢？这个问题几乎无人问津，因为科研工作的精髓一直强调课题立意要新，解决的问题要重点突出、明确，最忌涉及面太大、因素太多，这种观念从总体上是对的，但过分强调局部而忽视了整体则会引出一些不良后果。

多年来国内外大量的研究结果显示：OSA 是一种全身性疾病，可以造成全身多系统、多器官损害，包括冠心病、严重复杂心律失常、慢性充血性心力衰竭、高血压、卒中、2 型糖尿病、胰岛素抵抗、脂代谢紊乱、非酒精性肝损害、肝硬化、慢性肾功能衰竭、妊娠高血压疾病、子痫、性功能障碍、听力下降、眼底出血、认知功能损伤和心理障碍。此外，OSA 还与难治性哮喘、COPD、慢性咳嗽、肺血栓栓塞症、呼吸衰竭、恶性肿瘤关系密切。此外还会引起 RTA、航天事故等。所以我们必须全方位、多角度地认识 OSA 的发病、危害，而不能仅仅局限研究睡眠呼吸暂停本身，必须关注 OSA 对其他系统和器官的损害，因为后一个问题对人体的危害更严重、更持久。这就要求呼吸内科医师要提高对 OSA 的认识，重视其防控工作，与之相关疾病的学科医师也应关心 OSA 的防控，只有这样我们才能从总体上提高 OSA 的防控水平。

本文评析的这 124 篇论文均存在一个共同的缺陷，即在其科研设计中没有考虑到与其研究关系十分密切的 OSA 问题，看起来每个作者也都得出了某些研究结果，但这些结果是不完整、不丰满的。如果当初在科研设计时思路更开阔些，其结果可能会更丰满些。

鉴于临床分科过细的弊端，近几年大家都在呼吁实施整合医学，然而由于种种主、客观原因，临床医师对此反应冷淡，效果不显著。同样，临床分科过细的思维方式也会给科研工作造成一定的不良影响，我们应当深刻地认识到这一点。列宁曾经说过："要真正的认识对象，就必须把握和研究它的一切方面、一切联系和媒介"，我们绝不能完全地做到这一点，可是要求全面性将使我们防止错误、防止僵化。人体是一个完整的整体，无论是在健康状态还是在发病状态下均是如此，所以在临床和科研工作中必须学会全面地认识疾病的本质和发展规律，特别是善于抓住各种复杂现象之间的内在联系。

扫一扫，看本书文献

出版者后记
Postscript

科学技术文献出版社自1973年成立即开始出版医学图书，40余年来，医学图书的内容和出版形式都发生了很大变化，这些无一不与医学的发展和进步相关。《中国医学临床百家》从2016年策划至今，感谢600余位权威专家对每本书、每个细节的精雕细琢，现已出版作品近百种。2018年，丛书全面展开学科总主编制，由各个学科权威专家指导本学科相关出版工作，我们以饱满的热情迎来了《中国医学临床百家》丛书各个分卷的诞生，也期待着《中国医学临床百家》丛书的出版工作更加科学与规范。

近几年，中国的临床医学有了很大的发展，在国际医学领域也开始崭露头角。以北京天坛医院牵头的CHANCE研究成果改写美国脑血管病二级预防指南为标志，中国一批临床专家的科研成果正在走向世界。但是，这些权威临床专家的科研成果多数首先发表在国外期刊上，之后才在国内期刊、会议中展现。如果出版专著，又为多人合著，专家个人的观点和成果精华被稀释。为改变这种零落的展现方式，作为科技部主管的唯一一家出版机构，我们有责任为中国的临床医生提供一个系统展示临床研究成果的舞台。为此，我们策划出版了这套高端医学专著——《中国医学临床百家》丛书。

"百家"既指临床各学科的权威专家，也取百家争鸣之义。

丛书中每一本书阐述一种疾病的最新研究成果及专家观点，按年度持续出版，强调医学知识的权威性和时效性，以期细致、连续、全面展示我国临床医学的发展历程。与其他医学专著相比，本丛书具有出版周期短、持续性强、主题突出、内容精练、阅读体验佳等特点。在图书出版的同时，同步通过万方数据库等互联网平台进入全国的医院，让各级临床医师和医学科研人员通过数据库检索到专家观点，并能迅速在临床实践中得以应用。

在与作者沟通过程中，他们对丛书出版的高度认可给了我们坚定的信心。北京协和医院邱贵兴院士说"这个项目是出版界的创新……项目持续开展下去，对促进中国临床学科的发展能起到很大作用"。北京大学第一医院霍勇教授认为"百家丛书很有意义"。我们感谢这么多临床专家积极参与本丛书的写作，他们在深夜里的奋笔，感动着我们，鼓舞着我们，这是对本丛书的巨大支持，也是对我们出版工作的肯定，我们由衷地感谢作者的支持与付出！

在传统媒体与新兴媒体相融合的今天，打造好这套在互联网时代出版与传播的高端医学专著，为临床科研成果的快速转化服务，为中国临床医学的创新及临床医师诊疗水平的提升服务，我们一直在努力！

科学技术文献出版社